银屑病的中医研究

主　审：王　萍　邓丙戌

主　编：李　萍

副主编：赵京霞　王　燕

编　委：（以姓氏笔画为序）

王　宏　王明星　刘　欣　刘卫红　刘正荣

阮智通　孙丽蕴　李　雪　李宁飞　何　薇

张　璐　张会娜　张金超　陈维文　陈朝霞

周冬梅　周明学　底婷婷　胡　晶　徐雯洁

梁代英　韩旭阳　曾祖平　谢湘江　蒙玉娇

解欣然　翟春艳

中国中医药出版社

·北　京·

图书在版编目（CIP）数据

银屑病的中医研究 / 李萍主编 . —北京：中国中医药出版社，2018.8
ISBN 978-7-5132-5046-7

Ⅰ.①银… Ⅱ.①李… Ⅲ.①银屑病—中医治疗法—研究

Ⅳ.① R275.986.3

中国版本图书馆 CIP 数据核字 (2018) 第 130580 号

中国中医药出版社出版

北京市朝阳区北三环东路 28 号易亨大厦 16 层
邮政编码　100013
传真　010-64405750
山东德州新华印务有限责任公司印刷
各地新华书店经销

开本 710×1000　1/16　印张 16　字数 270 千字
2018 年 8 月第 1 版　2018 年 8 月第 1 次印刷
书号　ISBN 978-7-5132-5046-7

定价　118.00 元
网址　www.cptcm.com

社 长 热 线　010-64405720
购 书 热 线　010-89535836
维 权 打 假　010-64405753

微信服务号　zgzyycbs
微商城网址　https：//kdt.im/LIdUGr
官方微博　http：//e.weibo.com/cptcm
天猫旗舰店网址　https：//zgzyycbs.tmall.com

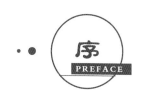

序

PREFACE

中医对银屑病的认识历史悠久，古籍中所记载白疕、干癣、松皮癣、粟疮、牛皮癣、白癣等病名与银屑病临床表现类似。早在一千多年前，《诸病源候论》就论述了此类疾病的病因、病机和症候，提出了"干癣……皆是风湿邪气，客于腠理，复值寒湿，与血气相搏所生"。此后，《圣济总录》《证治准绳》《医宗金鉴·外科心法要诀》等著作中也记载了对银屑病发病机理、症状及治疗的论述。

银屑病是中医治疗的优势病种，也是临床和科研工作者长期以来研究的重点课题。我国近现代著名中医皮外科泰斗赵炳南教授首先提出"内有蕴热，郁于血分"为银屑病的基本病机和"从血论治"的治疗法则，并将本病分为血热证、血燥证、血瘀证。著名的中西医结合皮肤科专家张志礼教授丰富和发展了赵炳南"从血论治"的内涵，提出"毒邪"也是重要发病因素，强调治疗时"解毒药"贯穿始终。李萍教授率领的研究团队在汲取名家经验的基础上，结合现代医学研究方法深入探讨银屑病"热"与"毒"的演变规律，进一步阐述了"血分蕴毒"的核心病机理论，为临床辨证治疗奠定了理论基础。

主编李萍教授是北京市中医研究所、银屑病中医临床基础研究北京市重点实验室学科带头人。她学识渊博，精勤不倦，敏锐干练，勇于创新。20世纪90年代，我们因共同参与张志礼教授主持的银屑病课题项目而结识。多年来，我们密切合作，曾圆满地完成了国家"十一五"科技攻关、北京市科委重大项目等课题。正值《银屑病的中医研究》一书付梓之时，我有幸拜读，先睹为快，受益匪浅。书中开篇介绍了银屑病的中医临床研究进展，中医古籍文献综述，核心病机的提出和相应的优化治疗方案，证候要素及诊断标准的研究等。病机理论研究部分详尽阐述了银屑病"血分蕴毒""燥湿互化"的病机理论。该书介绍了近十余年来她的团队所取得研究成果，包括组学技术在银屑病病证研究中的应用，动物模型、细胞模型的研究，理血解毒中药的现代研究，以期探索病机及治疗靶点。还介绍了改革制剂凉血活血胶囊、芩柏凝胶、紫草乳膏的制作及关键技术。

这部书是李萍主编及研究团队集体智慧的结晶，内容新颖，对银屑病中医临床理论研究有着新的思想、新的技术和新的成果。该书实用性强，信息量大，具有很高的学术价值，我愿将此书推荐给广大中医、中西医结合临床医生，科研人员和医学生。

首都医科大学附属北京中医医院皮肤科

王　萍

2018 年初春于北京

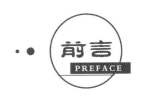

　　赵炳南老先生提出的"从血论治"银屑病得到了行业的广泛认可，在此理论指导下形成的临床指南在全国推广应用，取得了良好的临床疗效。赵老认为银屑病的病因是"血分有热"，而血分之热是由于因情志内伤，气滞化火，毒热伏于营血；或因脾胃失和，郁久化热，复受风热毒邪而来。若病久，阴血被热所耗伤，化燥生风或经脉阻滞，肌肤失养而致本病。根据临床证候将其分为血热证、血燥证，后人又补充发展为血热证、血燥证和血瘀证，形成了血分辨证的核心内容。

　　随着对银屑病血分辨证的深入研究，对于血分中的"热"的来源、演变和治疗方法需要深入研究；并结合先进的研究方法和手段，完善银屑病的现代病机理论，形成优化的治疗方案，是当今临床所迫切需要的内容。因此我们结合专家的经验和智慧，提出了银屑病"血分蕴毒"的病机理论，认为银屑病"血热"是病因，以禀赋和素体为根源，加之季节、地域、情志等多种因素而致体内"蕴热"偏盛，导致郁久而化"毒"，形成了"热从毒化，变从毒起，瘀从毒结"的病机演变规律，在此理论指导下的理血解毒治则和优化方案，成为临床治疗的重要遵循。

　　随着现代研究技术的进步，为中医药研究银屑病提供了手段和方法。研究团队结合现代的基因组、蛋白组、表观遗传学和代谢组学等技术，开展银屑病的证候要素、诊断标准、临床方案优化和随机对照研究，形成了银屑病的中医临床指南。同时将中医的病机与结合现代医学的病理生理变化相结合，构建了中西结合的银屑病病机理论，通过多种银屑病样动物模型、细胞模型，开展体内外的实验研究，进行系统的理血解毒中药的分子机制研究，揭示了银屑病"血分蕴毒"的科学内涵。对中药治疗银屑病的靶点也进行了深入的研究，形成了系统的疗效评价体系，为临床应用和药物开发奠定了科学基础。

我们团队是"银屑病中医临床基础北京市重点实验室",本书是近十年来团队承担的国家"十一五"科技攻关、国家自然基金、北京市科委重大项目等十余项临床基础研究的科研成果。在此怀念二十多年前跟随张志礼老先生开展研究的时光,张老在银屑病的学术上给我有很大的启发,尤其提出"毒"的概念。也感谢王莒生、邓丙戌、王萍教授一批前辈的带领和合作,使我们对银屑病的中医研究系统而深入,也感谢重点研究室团队的各位同仁的共同努力,才能凝结成集临床与基础为一体的研究成果。本书中的研究方法和手段具体、实用,可为中医、中西医结合研究的临床医生,科研工作者和研究生学习和借鉴。

由于研究一直在继续,我们仅将研究的初步成果进行总结,尚有很多不足之处,希望后续再版时得以完善。

北京市中医研究所　李萍

2018 年 1 月

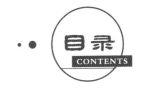

目录
CONTENTS

第一章 银屑病的临床研究进展

第一节 中医临床古籍对银屑病的认识

一、对银屑病病名的认识

古籍中有关"白疕"的描述与银屑病的典型临床表现最为接近，首都医科大学附属北京中医医院以赵炳南老先生为首的中医皮外科专家自 20 世纪 50 年代起将银屑病（牛皮癣）称为白疕风、白疕，此后，白疕作为中医病名相当于银屑病逐渐被国内中医界所认可，并于 1994 年被国家中医药管理局发布的中华人民共和国中医药行业标准所采纳。此外，与银屑病临床表现相似的疾病还有粟疮、银钱疯、牛皮癣、干癣、松皮癣、白癣等。

"白疕"一词较早见于《证治准绳》："遍身起如风疹、疥、丹之状，其色白不痛，但瘙痒，抓之起白疕，名曰蛇虱。"根据文义，白疕大约相当于白皮。在《外科大成》中白疕作为病名和症状同时使用："白疕肤如疹疥，色白而痒，搔起白疕，俗呼蛇风。"白疕单独作为病名使用开始于《医宗金鉴·外科心法要诀》："白疕之形如疹疥，色白而痒多不快，固由风邪客皮肤，亦由血燥难荣外。"后被《疡医大全》《彤园医书·外科图形脉证》《急救广生集》《验方新编》《外科证治全书》和《外科备要》所沿用。

"粟疮"见于《外科心法要诀》卷十三："（粟疮）形如粟粒，其色红，搔之愈痒，久而不瘥，亦能消耗血液，肤如蛇皮。"此后，《彤园医书·外科图形脉证》和《外科备要》均有类似记载。

"银钱疯"见于《疯门全书·麻疯三十六种辨症图说》："银钱疯，块如钱大。内红外白，刺之无血。白色如银，先发于身，后上面部，隐隐在内。"

"牛皮癣"较早见于《圣济总录》卷一百三十七："于诸癣中，最为顽厚邪毒之甚者，俗谓之牛皮癣。""干癣"较早见于《诸病源候论·卷五十六·治干癣诸方》："干癣，但有匡郭，皮枯索，痒，搔之白屑出是也。"此后，《外台秘要》《太平圣惠方》《普济方》《外科心法要诀》和《外科备要》所论"干癣"与《诸病源候论》同。

"松皮癣"见于《外科心法要诀》卷十四："松皮癣，状如苍松之皮，红白斑点相连，时时作痒。"为《外科证治全书》《彤园医书·外科图形脉证》《外科备要》引用。

"白癣"出自《疡医证治准绳》卷五："又有白癣，其状白色而痒。"

二、对银屑病病因病机的认识

大多数古代医家认为银屑病与风、热、湿等外感邪气有关，久则化为虫邪、毒邪，如《医宗金鉴·外科心法要诀》："此证（干癣、牛皮癣、松皮癣）总由风热湿邪，侵袭皮肤，郁久风盛，则化为虫，是以瘙痒之无休也。"《圣济总录》："于诸癣中，最为痞厚邪毒之甚者，俗谓之牛皮癣。"

外感邪气主要与人体血分相互作用而致本病，如《诸病源候论》："干癣……皆是风湿邪气，客于腠理，复值寒湿，与血气相搏所生。"《医宗金鉴·外科心法要诀》指出风邪可致血燥，不能濡润肌肤而发病，如"白疕……固由风邪客皮肤，亦由血燥难荣外"。《证治准绳》："又有白癣……此由腠理虚而受风，风与气并，血涩而不能荣肌肉故也。"

此外，亦有医家认为本病是由于心火内郁和风邪的相互作用而发病，日久则耗伤血液，如《医宗金鉴·外科心法要诀》论粟疮："凡诸疮作痒，皆属心火，火邪内郁，表虚之人，感受风邪，袭入皮肤，风遇火化作痒……久而不瘥，亦能消耗血液。"

三、对银屑病的辨证论治

虽然古籍中对本病治疗的记载多是辨病论治，而不是辨证论治，但是本病内治法和外治法有以下两个特点：①根据病期不同选用不同的内治方药："初服防风通圣散，次服搜风顺气丸"（见于《外科心法要诀》卷十四、《彤园医书·外科图形脉证》卷四）；②根据病情轻重，选择不同外用药："重者洗以海艾汤，常搽一扫光"（《彤园医书·外科图形脉证》卷四）。

（一）内治法

1. 风热壅盛，表里俱实证

本证多见于疾病初期，皮疹色红，多呈点滴状，瘙痒重，治疗方药选防风通圣散，瘙痒重者可选消风散。

（1）防风通圣散

本方首见《黄帝素问宣明论方》，为表里双解之剂，能疏风解表、泻热通便，《仁斋直指方论（附补遗）》卷三记载本方可治"大人、小儿风热疮疥及久不愈者，或生头屑，遍身黑鼾，紫白斑驳，或面鼻生紫赤风刺瘾疹，俗呼为肺风者"，后被《外科心法要诀》调整剂量后用以治疗白疕初起，《彤园医书·外科图形脉证》引用本方再次调整剂量后用以治疗白疕。

《外科心法要诀》卷三中防风通圣散的药物组成如下：防风、当归、白芍（酒炒）、芒硝、大黄、连翘、桔梗、川芎、石膏（煅）、黄芩、薄荷、麻黄、滑石各一两，荆芥、白术（土炒）、山栀子各二钱五分，甘草（生）二两，共为末。

加减方法："（粟疮）初服防风通圣散加枳壳、蝉蜕。"（《外科心法要诀》卷十三）

（2）消风散

《外科心法要诀》卷十三："（粟疮）血燥遇晚痒甚，夜不寐者，宜服消风散，外敷二味拔毒散。"

消风散组成：荆芥、防风、当归、生地黄、苦参、苍术（炒）、蝉蜕、胡麻仁、牛蒡子（炒、研）、知母（生）、石膏（煅）各一钱，甘草（生）、木通各五分。

用法：水二盅，煎八分，食远服。

2. 风湿内蕴，血虚风燥证

本证多见于疾病后期，治疗方药选为搜风顺气丸或神应养真丹。

（1）搜风顺气丸

搜风顺气丸用以治疗白疕首见《外科大成》卷四："白疕……宜搜风顺气丸、神应养真丹加白蛇之类。"并载本方"治三十六种疯，七十二般气，疯气脚气，恶疮下注，上热下虚，腰腿疼痛，四肢无力；一应男妇老幼，不问虚实，并宜常服；润三焦，和五脏，调肠胃，除风湿，疗瘫痪，言语謇涩，理肠风、便血除根"。

组成：大黄（酒浸，九蒸晒）五两，火麻仁（微火焙，去壳）、独活、郁李仁（滚水浸，去皮）、枳壳（麸炒）、槟榔、车前子（酒炒）、菟丝子（酒煮）、山药、牛膝（酒浸）、山茱萸（去核，酒浸）各二两，加羌活（一两）。

用法：上为末，炼蜜为丸，梧子大，每服三十丸，茶、酒任下，早晚各一服。

此方被《外科心法要诀》卷十四原方引用治疗白疕。《彤园医书·外科图形脉证》卷四治疗白疕所用"搜风顺气丸"较《外科大成》卷四中方去山茱萸，大黄减为二两，余药减为一两，加枣皮、防风各一两；上方被《验方新编》和《外科备要》所引用治疗白疕。

（2）神应养真丹

神应养真丹用以治疗白疕，见《外科大成》卷四："白疕……宜搜风顺气丸、神应养真丹加白蛇之类。"并载："神应养真丹治足厥阴肝经为四气所袭，脚膝无力，及左瘫右痪，手足顽麻，语言謇涩，遍身疼痛。"

《外科大成》卷四搜风顺气丸药物组成：当归、川芎、白芍、熟地黄（酒蒸，捣膏）、羌活、天麻、木瓜、菟丝子。

用法：等分为末，入前地黄膏，加蜜，丸桐子大。服法：每服百丸，空心，温酒盐汤任下。

3.痰湿内蕴证

本证见于病程日久，皮损如蛇皮，肥厚难退者，治疗可选皂角苦参丸或皂角化痰丸。

（1）皂角苦参丸

《外科心法要诀》卷十三："（粟疮）若年深日久，肤如蛇皮者，宜常服皂角苦参丸，外用猪脂油二两，苦杏仁一两捣泥，抹之自效。"此方后为《外科备要》所引。

皂角苦参丸组成：苦参一斤、荆芥十二两、白芷、大风子肉、防风各六两，大皂角、川芎、当归、何首乌（生）、大胡麻、枸杞子、牛蒡子（炒）、威灵仙、全蝎、白附子、蒺藜（炒，去刺）、独活、川牛膝各五两，草乌（汤泡，去皮）、苍术（米泔水浸，炒）、连翘（去心）、天麻、蔓荆子、羌活、青风藤、甘草、杜仲（酥炙）各三两，白花蛇（切片，酥油炙黄）、缩砂仁（炒）各二两，人参一两。

用法：共研细末，醋打老米糊为丸，如梧桐子大。每服三四十丸，温酒食前后任下。避风忌口为要。

（2）皂角化痰丸

《本草简要方》卷六："治粟疮作痒，日久肤如蛇虫，皂角化痰丸。"

皂角化痰丸组成：皂荚（木白皮，酥炙）、白附子（炮）、半夏、南星（炮）、枯矾、白矾、赤苓、人参各一两，枳壳（炒）二两。

用法：研末，生姜汁煮面糊，丸梧子大。每服三十丸，食后下。

4. 邪毒内蕴证

本病日久邪毒内蕴，治疗应以祛风解毒为主，如《圣济总录》卷一百三十七："治多年诸癣，医治不效者，乌蛇丸方。"

乌蛇丸方组成：乌蛇（酒浸去皮骨，炙）、天麻各二两，槐子半斤，附子（生，去皮脐，小便浸一宿）、白附子（炮）各一两，干蝎（炒）、白僵蚕（炒）、羌活（去芦头）、乳香（研）各一两半，苦参十两。

用法：上一十味，捣罗为细末，用生姜自然汁和蜜各一斤，熬成膏，入前药和捣，丸如梧桐子大，每服二十丸，空心温酒下，夜卧荆芥汤下。

（二）外治法

古籍记载本病的外治法有涂抹法、搽药法和熏洗法。代表的外治方药及用法如下：

1. 涂抹法

古籍中所记载的涂抹法治疗本病，大多以散方命名，但主要是指以散方为主要成分，与其他油脂调成软膏外用，少数情况下以散剂形式直接外用。这同现代对本病的外用药剂型的选择认识一致。常见的药方如下：

（1）黄连散方

《太平圣惠方》卷六十五："治干癣，搔之白屑起，黄连散方。"

黄连散组成：黄连（去须）一两，藜芦（去芦头）半两，川大黄一两，干姜（生，锉）半两，菌茹（一两），莽草（一两）。

用法：上件药，捣细罗为散，入猪脂一斤，以慢火煎成膏，滤去滓，收于瓷器中，先以新布揩拭疮上令伤，然后涂药。

（2）胡粉散方

《太平圣惠方》卷五十六："治干癣痒不止，宜涂胡粉散方。"

胡粉散组成：胡粉、黄连（去须）、蛇床子、白芨，以上各半两。

用法：上件药，捣罗为末，面脂调涂，湿即，干贴之。

（3）猪脂杏仁方

"以猪脂、苦杏仁等分共捣，绢包擦之（白疕），俱效。"本外治法首见《外科心法要诀》卷十四，后为《彤园医书·外科图形脉证》和《急救广生集》所引用。

（4）二味拔毒散

《外科心法要诀》卷十三："（粟疮）血燥遇晚痒甚，夜不寐者，宜服消风散，外敷二味拔毒散。"

二味拔毒散组成及用法："明雄黄、白矾各等分，上二味为末，用茶清调化，鹅翎蘸扫患处，痒痛自止，红肿即消。"

用法：共研极细，猪油调膏，烘热涂搽。或布包扎紧，通身搽之。

2. 熏洗法

是指将中药煎煮后，趁热熏洗患处的方法，也是目前中医治疗本病的常用外治方法。

《彤园医书·外科图形脉证》卷四："（白疕疮）重者洗以海艾汤，常搽一扫光。"

《彤园医书·外科图形脉证》卷六："海艾汤，洗油风燥痒，皮红光亮，一切风盛燥血。"

药物组成：海艾、菊花、藁本、蔓荆、荆芥尾、防风、薄荷、甘草、藿香、甘松，等分。

用法：煎汤，趁热熏洗数次。

3. 搽药法

是指涂抹药水治疗的方法。

《彤园医书·外科图形脉证》卷四："（白疕疮）重者洗以海艾汤，常搽一扫光。"

《彤园医书·外科图形脉证》卷六："一扫光，治诸疮，风湿痒痛癣疥瘰疬。"

药物组成：蛇床子、五倍子、苍术、槟榔、花椒各三钱，樟脑、雄黄、枯矾、硫黄各钱半。

制法：先研极细，大风子肉、杏仁各五钱，水浸透，尽捣如泥，猪胆汁一合，猪油一两煎溶，和诸药共捣成团，缝布袋装药扎口，烘热频频搽患处，或放杯内蒸溶搽之。

用法：共研极细，猪油调膏，烘热涂搽。或布包扎紧，通身搽之。

（周冬梅　陈维文　邓丙戌）

第二节 从"血分蕴毒"治疗银屑病的优化
方案的研究

一、寻常型银屑病"从血论治"的起源

中医古籍中对与银屑病表现类似的疾病的病机认识，认为是由外感邪气与人体之气血相互作用而致，如《诸病源候论》："干癣……皆是风湿邪气，客于腠理，复值寒湿，与血气相搏所生。"风邪可致血燥，不能濡润肌肤而发病，如《医宗金鉴·外科心法要诀》："白疕……固由风邪客皮肤，亦由血燥难荣外。"《证治准绳》："又有白癣……此由腠理虚而受风，风与气并，血涩而不能荣肌肉故也。"

1949 年后，赵炳南、朱仁康和金起凤等一批老专家提出，银屑病当"从血论治"。如赵炳南认为，银屑病或因情志内伤，气机壅滞，郁久化火，心火亢盛，毒热伏于血分；或因饮食失节，导致脾胃失和，气机不畅，郁久化热，复受外感风热毒邪而发病；若病久则导致阴血被耗，血燥生风或气行不畅，经脉阻滞，气血凝结，形成血瘀，导致肌肤失养而发病。首先提出"内有蕴热，郁于血分"为寻常型银屑病的基本病机和"从血论治"的治则，并将本病分为血热证、血燥证、血瘀证 3 型。朱仁康认为血热为本病的主因，平素血热，外受风邪，而致血热生风，风盛则燥，故皮肤潮红、脱屑；风燥日久，伤阴伤血，而致阴虚血燥，肌肤失养，故皮肤干燥，叠起白屑。把本病分为血热风燥、血燥证、血虚风燥 3 型。

二、寻常型银屑病"从血论治"的丰富和发展

"从血论治"是寻常型银屑病的主要辨证方式，但是在其应用过程中是不断发展丰富的，首先就是，本辨证方式可与其他辨证方式，如六淫辨证、脏腑辨证或（和）毒邪辨证相结合对银屑病进行整体辨证治疗，如朱仁康就首先提出治疗银屑病当"从血论治，诸法合用"，指出其他辨证治法如祛风、解毒等法均可应用于本病的辨证治疗过程中。金起凤则认为本病病因病机主要包括外邪侵袭、热蕴血分、热毒阻络、阴虚血燥四方面，将本病辨证分为血热、湿热、血

燥和血瘀4型。张志礼认为，除血热、血燥和血瘀证外，还可辨有湿热证和热毒证两证，认为前者多见于渗出型，后者则发病多由急性扁桃体炎或上呼吸道感染引起。徐宜厚认为银屑病外因多由风寒湿热燥毒诸邪，侵袭肌肤；内因多由禀赋血热，饮食不洁，情志内伤等。病初主要表现在血分变化，包括血热、血燥、血瘀等；病久则反映在脏腑功能上的盛衰，其中以肝、肾两脏最为突出。马绍尧认为本病主要由血瘀热毒所致，发病时治宜以凉血清热解毒为主，病久则活血化瘀解毒。这些均是对"从血论治"银屑病的有益补充。

刘爱民基于"审证求因"的思想，指出证候辨证应当注重证候成因与形成机制，对"从血论治"银屑病进行了进一步发展，认为经典的血热、血燥、血瘀辨证分型只强调了证候本身，而忽略了证候的成因和形成机制，提出血热证应当细分为"风热蕴毒入血证""积热入血证""肝经郁热入血证"和"湿热内蕴，热入血分证"4证；血燥证应当进一步辨为"热耗阴血证""血虚逢热化燥证"和"气血两虚，瘀热留滞证"3证；血瘀证当进一步分为"血热日久而瘀证""阴血亏虚，瘀热留滞证""外寒内热证"和"阳虚外寒证"4证，认为基于求因的细分辨证，可使遣方用药具有更强的针对性，可更切合本病的病因病机，从而能更准确地拟定治法、方药，从而提高疗效。

此外，对血分辨证的病机认识的发展，则体现在不同体质患者在应用"从血论治"银屑病时，应结合患者本身特点，进行适当调整、补充，如王坤等认为患者如出现阳虚寒凝，阳不制阴，寒气内盛，郁滞不通的证候时，如有冬季加重，伴神疲乏力、少气懒言、自汗、蜷卧嗜睡、脉虚弱无力，又兼有畏寒肢冷、四肢不温、腰背发凉、口淡不渴、尿清便溏、面白舌淡等，就应当在从血论治的基础上适当加入温阳通阳之品，以增强疗效。王宁等将临床中认为皮损局部无汗、有憋闷感等症状，且伴有形体肥胖、头晕头胀、肢体困重、血脂升高等特点的慢性斑块型银屑病患者，除具有血瘀证外，还有痰浊阻遏，营卫不和之兼证，当辨证为痰瘀互结、营卫不和之证，提出应当在寒热并用指导原则下以"温阳和营，凉血活血法"进行治疗。

三、寻常型银屑病"从血论治"的证候演变规律研究进展

寻常型银屑病的"从血论治"还要重视中医证型的转化与演变。主要是指，虽然血热证、血燥证和血瘀证3个证型是寻常型银屑病的基本证型，但是这3个证型不是一成不变的，随着病情的发展可以相互转化，如血热证可发展成血

燥证，血燥证可转变为血瘀证，血瘀证也可以转变为血热证或血燥证。

邓丙戌等通过大规模流行病调查发现，首先，血热证、血燥证和血瘀证是寻常型银屑病的 3 个基本证型；其次，这 3 种证候的分布与本病病期密切相关，即血热证多见于进行期，血燥证多见于退行期，血瘀证多见于静止期；最后，部分患者表现为三证的不稳定证型，如血热血燥证、血燥血瘀证、血瘀血热证或血瘀血燥证，其中血热血燥证的转变是最常见的转变类型。基于以上 3 点，并结合银屑病病期的发展顺序为进行期、静止期和退行期的特点，作者认为寻常型银屑病的 3 种基本证候之间存在着时相性，认为每一次发病初期为血热证，随着时间的延长，逐渐转化为血燥证或血瘀证，血热既是发病之始，又是病情转化的关键，如治疗不及时或不彻底，血分炽盛之毒热久之或耗伤营血，以致阴血亏虚，生风化燥而成血燥；或因毒热煎熬阴血日久，气血瘀结，以致经脉阻塞而转为血瘀证。

李隽等对华中地区 500 例寻常型银屑病的横断面调查发现，患者的主要中医证候为血瘀证、血燥证、血热证、血热血瘀证、血热血燥证、血瘀血燥证，这 6 种血病辨证的稳定和不稳定证候占所有病例的 91%，其中血瘀相关证候占所有病例的 57%，进行期的主要中医证候为血热证和血热血瘀证，静止期主要为血瘀血燥证和血瘀证，消退期为血燥证；而且病程越长，瘀、燥出现越多，据此推测银屑病中医证候具有时相性，即初发或复发患者初期表现为血热证，随着时间的延长或者皮损消退，或者演变为血燥证或血瘀证。

张广中等通过对北京地区 3 家中医医院 2651 例寻常型银屑病的横断面流行病调查研究发现，寻常型银屑病的证型以血热证最常见，其次为血燥证和血瘀证，证候分布与病期密切关联，血热证主要见于进行期，血燥证主要见于静止期和退行期，血瘀证主要见于静止期，体现病情严重程度的 PASI 评分值与银屑病证候分布也密切关联，随着病情程度的加重，即 PASI 值的升高，血热证和血瘀证所占的比例亦升高，而血燥证比例下降。据此作者认为银屑病的中医证候具有时相性，即初期表现为血热证，随着时间的延长或者皮损消退，或者演变为血燥证或血瘀证；血热证属易治证候，大部分预后良好；血燥证和血瘀证属难治证候，皮损消退缓慢，尤其是血瘀证，往往缠绵难愈，反复发作。

以上研究均基于横断面的调查研究，主要发现有：①血热证、血燥证和血瘀证是寻常型银屑病的 3 个基本证型；②证候的分布与病期相关，即进行期多以血热证为主，退行期多以血燥证为主，静止期多以血瘀证为主；③部分患者表现为不稳定证型，如血热血燥证、血燥血瘀证、血瘀血热证或血瘀血燥证；④病程越长，血瘀、血燥相关证候出现的越多；⑤病情越重，血燥、血瘀相关证候越多。基于以上5点，可以推测患者的基本证候变化具有时相性，初期为血热证，后期发展为血燥、血瘀相关证候，血热证病程相对较短、病情相对较轻，属易治证候，皮损消退较快，而血燥证和血瘀证病程相对较长、病情相对较重，属难治证候，皮损消退缓慢。

虽然如此，但是以上关于寻常型银屑病患者证型演变的时相型及病情严重程度的变化均基于大量病例横断面调查的预测，并不是病例的连续、长时间观测，因此该演变规律尚需严格的试验设计来验证其真实性。我们前期对160例患者8周治疗的连续观测发现，13.1%的患者在此期间发生了证候转变，第6周是最常见的转变时间，3个证型中的任意2个证型之间均出现了证型转变，其中最常见的转变情况是由血热证转变为血燥证，这对以上银屑病证候演变规律的推测进行了初步验证，提示了其发生的真实性，但具体内容需要进一步设计严格的研究来进行验证。

四、"血分蕴毒"核心病机的提出

研究古籍文献发现，古代医家认对本病的病名及病因病机论述并不统一，本病的病因主要有"风、湿、虫、毒"等，病机主要为"（各致病因素）客于腠理，与血气相搏所生"或"由风邪客于皮肤，血燥不能荣养所致"。通过对1949年后540篇相关文献研究发现，由于银屑病的基本临床表现是鳞屑性红斑，剥除鳞屑可以见到点状出血，这是血病的重要特征，因此血病辨证是银屑病最常用和最重要的辨证方法。血病辨证在银屑病的辨证体系中，习惯上称为"从血论治"，通过对20世纪北京地区中医名家银屑病辨证思路的总结和对近期对全国银屑病临床研究的辨证规律的总结发现，"从血论治"是本病的主要辨证方式。此外，两个不同单位独立的基于对1979~2010年以后文献的证候调查研究和华中、东北和北京3个不同地区的大规模临床流行病调查结果均发现，"从血论治"是寻常型银屑病最常用的辨证论治方法，血热证、血燥证和血瘀证是寻常型银屑病最常见的证候。我们在文献研究的基础上，通过总结当代著名中医皮科专家治疗银屑病的辨证特点及用药规律，在银屑病"从血论治"的基础上提出："血分蕴毒"是银屑病的核心病机，其病位在"血"，病性为"热、虚、瘀、毒"，银屑病的基本证型是"血热证""血燥证"和"血瘀证"，其对应的治法分别为"凉血解毒""养血解毒"和"活血解毒"。

五、"血分蕴毒"治疗银屑病的优化方案的研究

首都医科大学附属北京中医医院皮肤科前期研究总结了北京地区近、现代中医皮科名家对银屑病的辨证及用药规律，发现"从血论治"可以反映银屑病全过程的病证特点，在从血论治基础上，加强了解毒之力，初步总结出临床规范化治疗方案，多中心、随机、单盲临床疗效验证试验显示，该规范化方案与临床医师自行辨证施治疗效相当。在上述工作的基础上，首都医科大学附属北京中医医院皮肤科邀请本领域北京地区三家中医医院皮肤科专家，进行了5次论证和完善，进一步优化并规范了辨证治疗方案，形成以"辨血为主"论治银屑病的规范化治疗方案，即将寻常型银屑病分为血热证、血燥证、血瘀证三型，相应地给予凉血解毒汤、养血解毒汤、活血解毒汤治疗，本研究采用前瞻性、多中心、随机、双盲、对照方法，科学、规范地评价使用以上规范化方剂论治银屑病的临床疗效。

（一）研究方法

1. 患者来源

2009年7月~2011年7月来自首都医科大学附属北京中医医院、中国医学科学院北京协和医院、中国人民解放军空军总医院、中日友好医院、北京大学第一医院、中国中医科学院西苑医院等6家医院门诊的患者。

2. 西医诊断标准

根据《临床诊疗指南—皮肤病与性病分册》《临床皮肤病学（第3版）》制定。

3. 中医辨证标准

参考《中药新药临床研究指导原则》《中华人民共和国中医药行业标准—中医皮肤科病证诊断疗效标准》和《中医皮肤性病学》，并根据对前期的文献整理和临床流行病学调查结果，通过专家共识制定。

（1）血热证

主证：①新出皮疹不断增多，迅速扩大；②皮损潮红。

次证：①舌质红，舌苔薄白；②脉弦滑或数；③溲黄。

（2）血燥证

主证：①皮损淡红；②原有皮损部分消退。

次证：①舌质淡，舌苔少或薄白；②脉缓或沉细；③口干咽燥。

（3）血瘀证

主证：①皮损颜色暗红；②皮损肥厚浸润，经久不退。

次证：①舌质紫暗或有瘀点、瘀斑；②脉涩或细缓；③女性可有痛经。

证候确定：具备 2 项主证和其他任何 1 项或 1 项以上次证即可辨证分型。

4. 纳入标准

①符合西医寻常型银屑病诊断标准；②符合血热证、血燥证、血瘀证银屑病的辨证标准；③年龄在 18 岁至 65 岁；④签署知情同意书，志愿受试，知情同意过程符合 GCP 的规定；⑤皮损面积≤体表面积的 30%。

5. 排除标准

①辨证不明确或不属于血热证、血燥证、血瘀证银屑病者；②妊娠或哺乳期妇女，3 个月内有生育计划者；③近 1 个月内服糖皮质激素和 / 或免疫抑制剂类药物及维甲酸类药物或 2 周内外用糖皮质激素制剂、维甲酸类药物及维生素 D_3 衍生制剂；④合并有心血管、脑血管、肝、肾和造血系统等严重原发性疾病及精神病患者；⑤对研究药物过敏者；⑥正在参加其他药物临床试验的患者。

（二）治疗方案

1. 内服药物

1）凉血解毒汤：土茯苓 30g，生槐花 15g，紫草 10g，草河车 9g，生地黄 15g，白鲜皮 10g，赤芍 10g 等 10 味。

2）养血解毒汤：丹参 15g，当归 15g，生地黄 15g，麦冬 10g，玄参 15g，鸡血藤 15g，土茯苓 30g 等 10 味。

3）活血解毒汤：白花蛇舌草 30g，莪术 10g，鬼箭羽 10g，红花 10g，鸡血藤 30g，桃仁 10g，丹参 15g 等 10 味。

药物制备：上述所有药物均委托北京市中药研究所进行制作，以中药煎煮机进行煎煮。具体过程如下：把药材投入煮提灌中，加 8 倍量的水浸泡 30 分钟，第一次煎煮 50 分钟，第二次加水 6 倍量煎煮 50 分钟，合并药液过滤 160 目，浓缩，比重为 1.07，每瓶灌装 200mL，瓶装后辐射灭菌。

4）安慰剂：安慰剂（每瓶含普洱茶 37.34g，糊精 163.34g，淀粉 81.66g）制法：淀粉、糊精用少量水沏开，普洱茶用水煮沸，把沏开后的淀粉、糊精缓缓加入到煮沸的普洱茶中，不断搅拌，煮沸 50 分，过滤，即可。灌装完后辐射灭菌。

2. 药物服法

饭后半小时口服，早晚各一次，每次 100mL。

3. 合并用药

治疗组及对照组均于皮损处外用白凡士林，每日 2 次。

4. 疗程

8 周。

（三）疗效判定方法

1. 主要疗效指标

银屑病临床体征面积和疾病严重程度评分（PASI），观察内容包括患者用药前后的皮损面积、红斑、浸润及脱屑等指标。

2. 次要疗效指标

中医主要临床症状指标，参照《中药新药临床研究指导原则：试行》制定。其中不同中医证型的中医症状观察指标内容不同，血热证包括皮疹颜色、皮疹灼热感、瘙痒程度和心烦易怒程度等 4 项，血燥证包括鳞屑程度、瘙痒程度和口干舌燥程度等 3 项，血瘀证包括皮疹颜色、皮疹浸润程度、瘙痒程度和舌下络脉情况等 4 项，每个中医症状的评分按照从轻到重分为"0 分、3 分、5 分、7 分"，每个证型的中医症状积分为各项积分之和。

（四）疗效评价标准

计算公式（尼莫地平法）：[（治疗前积分－治疗后积分）/ 治疗前积分]×100%

临床痊愈：评分减少 95% 以上；显效：评分减少 60%~94%；有效：评分减少 30%~59%；无效：评分减少 <30%，或无变化，或增多。

（五）安全性指标

安全性指标包括：生命体征（体温、心率、呼吸、血压）、血、尿、便常规、心电图、肝功能（ALT、AST）、肾功能（BUN、Cr），以及其他可能出现的其他不良反应。

（六）分组方法

首先对患者按照血热证、血燥证、血瘀证三证型进行辨证分型，然后对符合纳入标准的每个证型的受试者按 2：1 对照原则随机分为试验组与对照组。

（七）随机以及盲法的实现

利用计算机软件，以分层、分组随机法，每组产生 120 个随机号，各中心按预期病例数进行分配。计算机统计软件模拟产生随机数字和相应的药品编码，然后由中心药房按此编码将治疗药和对照药进行分配包装，并准备相应编码的应急信件。最后将产生随机数的计算机程序和药品编码等随机分配方案进行隐藏，由专人保管。各中心指定专人负责分发试验药物，根据合格受试者就诊先后顺序和试验药物编码从小到大顺序逐例分发药物。

（八）统计方法

本研究的数据采用意向分析方法（ITT）。将其中未能观察到全部治疗过程的病例资料，用最后一次观察数据结转到试验最终结果（LOCF）。

所有的统计检验均采用双侧检验，P 值小于或等于 0.05 将被认为所检验的差别有统计意义，与筛选期基础值进行比较，采用配对 t 检验比较组内前后差异。两组治疗前后的变化采用方差分析（ANOVA）和 Wilcoxon 秩和检验进行比较，计数资料采用卡方检验。

（九）结果

1. 病例采集

病例采集自 2009 年 7 月至 2011 年 7 月 6 家参与单位医院皮肤科门诊的患者。各中心患者病例 CRF 表填写完成后，由各分中心两名不同录入员对数据进行先后两次录入南京中医药大学附属医院和南京海泰信息技术有限公司开发的临床研究数据采集与管理系统（http://www.njecdm.com/）。共 352 例病例入组，其中血热证组、血燥证组和血瘀证组均为 118 例，按照全分析集原则，最终纳入统计病例 350 例，其中血热证组 117 例（治疗组 78 例，对照组 39 例）、血燥证组 117 例（治疗组 79 例，对照组 38 例）、血瘀证组 116 例（治疗组 78 例，对照组 38 例），详见图 1-1。

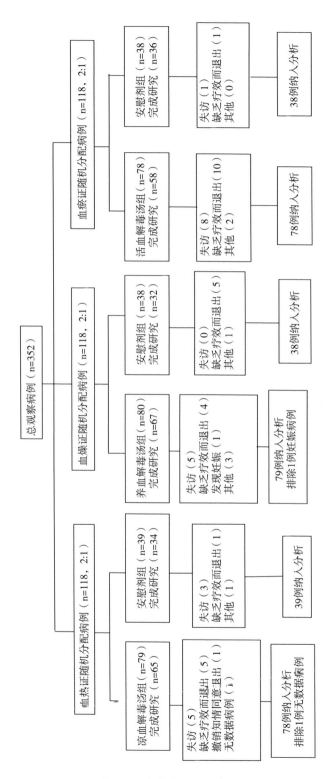

图 1-1　患者病例入组情况

2. 基线资料

分别对治疗前血热证组、血燥证组和血瘀证组中的治疗组和对照组的性别、是否有银屑病家族史、是否合并其他疾病史等内容进行卡方检验,对患者年龄、患病病程和入组时 PASI 评分及中医证候评分等内容进行方差分析,均提示两组的各项内容无统计学差异($P > 0.05$),具有可比性,详见表 1-1。

表 1-1 基线资料

	血热证组 (n=117)		血燥证组 (n=117)		血瘀证组 (n=116)	
	凉血解毒汤组 (n=78)	安慰剂组 (n=39)	养血解毒汤组 (n=79)	安慰剂组 (n=38)	活血解毒汤组 (n=78)	安慰剂组 (n=38)
性别 (男:女)	50:28	26:13	46:33	20:18	50:28	28:10
年龄 (Mean±Std)	36.78±13.35	34.85±11.48	35.97±11.73	41.53±12.43	41.65±12.50	42.26±14.21
病程 (年)	10.63±10.73	9.35±9.57	11.21±9.75	12.16±9.30	15.57±10.93	14.04±11.53
银屑病家族史 n (%)	26 (33.33)	11 (28.21)	22 (27.85)	8 (21.05)	23 (29.49)	11 (28.95)
合并其他疾病 n (%)	18 (23.08)	6 (15.38)	13 (16.46)	4 (10.53)	13 (16.67)	5 (13.16)
入组时 PASI 评分	10.14±6.94	9.96±5.86	9.92±7.02	9.55±5.42	14.94±8.34	12.66±8.57
入组时中医症 候评分	13.38±4.06	15.31±4.75	11.39±3.80	12.42±3.85	17.69±4.07	17.84±3.87

3. 疗效评价

(1) PASI 评分疗效分析

采用 PASI 评分作为评价标准,对 8 周治疗后凉血解毒汤治疗血热证的总有效率(痊愈率 + 显效率 + 有效率)为 69.23%,安慰剂对照组为 61.54%;养血解毒汤治疗血燥证的总有效率为 67.09%,安慰剂对照组为 44.74%;活血解毒汤治疗血瘀证的总有效率为 56.41%,安慰剂对照组为 63.16%;对以上三组与安慰剂对照组进行比较,采用卡方检验发现,凉血解毒汤和养血解毒汤均优于安慰剂对照组($P=0.003 < 0.05$; $P=0.027 < 0.05$)详见表 1-2。

表 1-2 PASI 评分疗效比较

证型	分组	痊愈 n（%）	显效 n（%）	有效 n（%）	无效 n（%）
血热证 *	凉血解毒汤组（n=78）	4（5.13）	29（37.18）	21（26.92）	24（30.77）
	安慰剂组（n=39）	2（5.13）	8（20.51）	14（35.90）	15（38.46）
血燥证 **	养血解毒汤组（n=79）	5（6.33）	25（31.65）	23（29.11）	26（32.91）
	安慰剂组（n=38）	0（0）	11（28.95）	6（15.79）	21（55.26）
血瘀证 ***	活血解毒汤组（n=78）	3（3.85）	19（24.36）	22（28.20）	34（43.59）
	安慰剂组（n=38）	1（2.63）	16（42.11）	7（18.42）	14（36.84）

卡方检验：* 血热证组，$X=-10.174$，$P=0.00327 < 0.05$；** 血燥证组，$X=5.334$，$P=0.027 < 0.05$；*** 血瘀证组，$X=0.480$，$P=0.550 > 0.05$。

（2）中医证候积分疗效分析

对 8 周治疗后中医证候积分进行比较分析发现，凉血解毒汤治疗血热证的总有效率为 43.0%，养血解毒汤治疗血燥证的总有效率为 37.2%，活血解毒汤治疗血瘀证的总有效率为 21.8%，对以上三组按照痊愈、显效、有效和无效与安慰剂对照组进行比较，采用 Wilcoxon 秩和检验发现，均无统计学差异（$P > 0.05$），详见表 1-3。

表 1-3 中医证候积分疗效比较

证型	分组	痊愈 n（%）	显效 n（%）	有效 n（%）	无效 n（%）
血热证 *	凉血解毒汤组（n=78）	1（1.3）	16（20.3）	17（21.5）	45（57.0）
	安慰剂组（n=39）	0（0）	7（18.4）	9（23.7）	22（57.9）
血燥证 **	养血解毒汤组（n=79）	1（1.3）	10（12.8）	18（23.1）	49（62.8）
	安慰剂组（n=38）	0（0）	5（12.8）	5（12.8）	29（74.4）
血瘀证 ***	活血解毒汤组（n=78）	1（1.3）	2（2.6）	14（17.9）	61（78.2）
	安慰剂组（n=38）	0（0）	2（5.3）	10（26.3）	26（68.4）

秩和检验：* 血热证组，$Z=-0.225$，$P=0.822 > 0.05$；** 血燥证组，$Z=-1.114$，$P=0.265 > 0.05$；*** 血瘀证组，$Z=-1.115$，$P=0.265 > 0.05$。

（3）不良反应发生情况

本研究治疗组共 235 例，对照组 115 例，共 350 例纳入统计学观察，其中治疗组有 10 例发生了 16 次包括肝功能异常、结膜炎、毛囊炎、上呼吸道感染、牙痛、咽炎等在内的不良反应，无严重不良反应发生，不良反应发生率为 4.26%，对照组有 3 例，发生了 3 次不良反应，分别为口腔溃疡、尿常规异常和上呼吸道感染，不良反应发生率为 2.61%，两组比较无统计学差异（*P*=0.332 > 0.05），详见表 1-4。

表 1-4　不良反应发生情况

项目	治疗组			对照组		
	例数	例次	发生率（%）	例数	例次	发生率（%）
合计	10	16	4.24	3	3	2.61
肝功异常	1	1	0.42	0	0	0.00
结膜炎	1	1	0.42	0	0	0.00
口腔溃疡	0	0	0.00	1	1	0.87
毛囊炎	1	1	0.42	0	0	0.00
尿常规异常	0	0	0.00	1	1	0.87
上呼吸道感染	7	11	2.97	1	1	0.87
牙痛	1	1	0.42	0	0	0.00
咽炎	1	1	0.42	0	0	0.00

不良反应发生率卡方检验：χ^2=0.585，*P*=0.332 > 0.05。

所有不良反应的发生中，仅"肝功能异常"1 例，经治医师判断为"可能"与口服药物有关，该例患者口服凉血解毒汤 8 周后谷丙转氨酶（ALT）升高至 50U/L（5-40U/L），谷草转氨酶（AST）升高至 60U/L（5-37U/L），由于患者肝功能指标轻度升高（未达到正常高值 1.5 倍），患者停服药物，注意休息，2 周后复查肝功能，均恢复正常。

（十）结论

中医对银屑病的研究历史悠久，古代文献中记载的"干癣""白疕""蛇虱""松皮癣""白壳疮"等均与本病类似。而"白疕"病名沿用至今，成为本病的规范中医病名。在继承和发扬前人经验的基础上，我科逐渐形成了"辨血为主，从血论治"的基本思路，"辨血为主"，主要是辨皮损，以皮损的颜色特点作为辨证的基础，符合中医的整体观及辨证观，非常直观，易于掌握，因此，这种辨证方式逐渐成为银屑病辨证的主流思路，逐渐被大多数医家认可。

"辨证"的目的是"论治"，确定了辨证思路，就要确定相应的方药。以往的银屑病治疗方药基本是医家个人经验的总结，治法治则更是繁多，缺乏大样本的临床研究，缺乏对照及统一的疗效评价体系，结果很难得到广泛认可，各种研究结果之间的可比性较差，因此妨碍了本病中医治疗方法的推广。因此，规范银屑病中医辨证治疗方案，有利于规范医疗行为，我们以北京地区赵炳南、朱仁康和金启凤等为代表的名老中医治疗银屑病的方药为基础，参合众多现代医家的经验方，经过多轮的专家共识，形成了治疗血热证、血燥证和血瘀证的3个基本方药，分别命名为凉血解毒汤、养血解毒汤、活血解毒汤。

凉血解毒汤适用于银屑病血热证，方中紫草、白茅根、生地黄、赤芍、槐花清热凉血活血，共为君药，针对血热内蕴病机，其中赤芍兼有活血作用，因血热壅盛，可造成脉络阻塞，另外寒凉太过，易造成脉络凝滞，故凉血同时应兼顾活血；槐花还具解毒之力，联合草河车、土茯苓、金银花清热解毒，共为臣药，针对毒伤血络病机；白鲜皮、苦参燥湿止痒，针对兼证病机，是为佐药。全方共奏凉血活血、解毒除湿之功。

养血解毒汤适用于银屑病血燥证，方中当归、鸡血藤、丹参、麦冬、玄参、生地黄养血滋阴润燥，针对血燥无以濡养肌肤，是为君药；土茯苓、草河车、板蓝根解毒，共为臣药；车前子利湿，是为佐药。全方共奏养血润燥、解毒除湿之功。

活血解毒汤适用于银屑病血瘀证，方中桃仁、红花、莪术、丹参、鸡血藤、鬼箭羽活血化瘀，为君药；白花蛇舌草解毒，是为臣药；病程日久耗伤气血，以鸡血藤、玄参养血滋阴，猪苓除湿，共为佐药；陈皮理气，气行则血行，是为使药。全方共奏活血养血、解毒理气之功。

本次研究采用了前瞻性、多中心、随机的研究方法，针对以上3个规范治疗方案进行研究，尽量减少偏倚，提高研究结果的可信度，对照采用安慰剂，能够更为客观地评价中医药治疗银屑病的疗效。从本研究的统计结果来看，虽然凉血解毒汤与养血解毒汤的疗效均优于对照组，但仅养血解毒汤的疗效与对照组比较有统计学差异。通过对患者不良反应发生的情况的监测发现，本研究制定的3个中药方剂均具有较高的安全性，不良反应发生率低，与对照组比较无统计学差异。

通过本次研究，虽然得到一些阳性结果，但也显示了此次研究的局限性，具体如下：

首先，中医治疗疾病的特点为辨证论治，分证论治应贯穿于疾病的整个过程，即应根据疾病的变化，随时调整治法，当出现证型变化或有兼证出现时，应随证加减用药，而本研究限于随机对照研究的要求，患者入组后治疗方案确定，在研究过程中不能变化，可能影响了疗效。因此，下一步对于疾病的中医治疗方案的研究，应充分考虑患者的病情变化与治疗方案的变化之间的联动性，设计出更符合中医治疗特色的临床研究方案。

其次，由于本病为难治性疾病，尤其是血瘀证多为顽固难愈型，本研究受研究方法的限制，仅采用口服中药汤剂治疗，未联合其他治疗，而临床中往往采取综合治疗方案，即内服药物联合外用药物或外治疗法，辨证治疗方案随证加减，提高疗效，今后应针对部分难治性银屑病进行综合疗法的研究。

再者，以中医证候总评分为标准评价 3 个中药方剂分别治疗 3 个证型的疗效，结果发现均与对照组比较无统计学差异，由于本评分标准以全身证候表现为主，考虑 8 周内服中药对患者的影响仍以皮损改变为主，尚未对患者全身证候产生大的影响。另一方面，也对今后在皮肤病的中医临床研究中，如何制定既能体现中医特色，又能具有较高的灵敏度的中医证候评价标准，提出了要求。

最后，由于本次研究的结果提示血瘀证的疗效并不理想，因此中药内服方剂还需进一步优化。本次临床研究的中药内服方案是在总结老专家经验的基础上，采用专家共识的方法制定的中药内服方，其制定方法也是中医经验传承的一次尝试。采取怎样的传承方法，才能不断提高中医临床疗效，也是中医传承的一个难题，需要逐渐进行尝试。

总之，本研究初步证实了中药内服治疗寻常型银屑病的疗效，提示不同证型疗效不同，下一步中医药治疗银屑病的临床研究，应进一步优化诊疗方案，采用更为适合中医药治疗特点的研究方法、更加敏感的中医证候评价标准进行疗效观察，以体现中医治疗特色，提高中医药治疗银屑病的疗效。

（周冬梅　陈维文　邓丙戌）

第三节　证候要素及诊断标准的研究

中医治疗银屑病有较好的疗效，而正确的辨证是取效的关键。目前对该病的中医诊断并没有统一的标准，多为各医家的个人经验，不利于中医诊疗的传承与发展。因此，银屑病辨证标准的研究成为中医治疗银屑病研究的热点和难点之一。

中医证候，是对疾病发生发展过程中某一阶段病理本质的反映，它以一组相关的症状和体征为表现，不同程度地揭示了疾病当前的病机。证候要素包括病位和病性两大类，是构成证候的最小单元。任何复杂的证候最终都可以拆分为独立的证候要素。证候要素彼此之间具有一定的组合规律。症即症状，包括自觉症状和体征，是中医诊断病、证的基本依据。

　　本研究团队在银屑病中医证候和证候要素的文献研究、临床研究、数据挖掘、专家问卷研究基础之上，初步制定了寻常型银屑病证候要素诊断标准。这为基于证候要素的中医辨证标准的研究提供了思路和方法，并为银屑病辨证标准的研究给出了具体的实例和数据支持。本章主要从寻常型银屑病的现代文献研究、临床研究、数据挖掘研究、专家问卷研究（Delphi 法）、基于证候要素的辨证标准五个方面来进行介绍。

一、现代文献研究

　　梳理文献发现，目前针对寻常型银屑病的研究多数停留在临床经验总结或疗效观察上，证候规范化方面的研究较少，同时缺少统一的辨证标准。因此在进行银屑病的证候和证候要素研究时，首先从现代文献角度对寻常型银屑病进行系统梳理，规范其证候名称、总结其常见证候的分布规律，以期为寻常型银屑病证候的规范化研究和辨证标准的建立提供依据。

（一）研究方法

1. 资料来源

　　文献检索分为电子检索和手工检索两个方面。电子检索过程如下：首先进入《中国学术期刊全文数据库》（CJFD）、《中国生物医学文献数据库》（CBMdisk）的检索界面，分别以"银屑病""牛皮癣""白疕"为检索词进行主题词检索，然后在检索结果中分别用"证候""辨证""辨证分型""辨证论治"为检索词在全文范围内进行二次检索，检索时间范围设定为 1986~2009 年。结果：通过电子检索获得题录 7156 条。手工检索过程如下：首先检索《中国科技期刊·中医药文献索引·外科卷·第四分册（1949–1986）》中涉及寻常型银屑病证候的文献题录；其次，对于电子检索无法找到全文的文献，根据其题录进行手工检索补充；最后，对于综述性文献，依据其参考文献查找原文献作为目标文献。结果：通过手工检索获得文献 516 篇。

　　用文献管理软件 Note express（NE）对文献题录进行管理、查重和精简。最后根据题录下载全文。结果共检索到寻常型银屑病证候相关文献全文 3572 篇，其中包括电子检索文献 3056 篇、手工检索文献 516 篇。文献检索采用 2 人独立背靠背方式进行，以确保检索结果的准确性和可重复性。

2. 资料选择标准

1）纳入标准：文献内容明确涉及寻常型银屑病的证候。

2）排除标准：①叙述了症状和病机，没有归纳证候名称的文献；②研究主题是银屑病的并发症、继发症、合并症的文献；③民族医药、科普类、食疗保健、体育锻炼、病例举例及动物实验研究类的文献；④研究内容为古代医籍中银屑病证候、症状的文献；⑤对于一稿两投的文献，仅收录其中资料最全面的一篇；⑥对于内容有雷同的文献，经判断为同一研究后，仅选择资料最完整的一篇。

3. 文献资料的提取

将文献中涉及的证候名称和证候诊断依据挑出，粘贴到 Word 文档中保存。同时附上该文献的题目、杂志名称、期刊号、页数、作者名称等文献信息。一篇文章成一段。挑选过程采用 2 人独立挑选原则。

4. 证候名称规范化与拆分

按照中医药学名词审定委员会颁布的《中医药学名词》和国家技术监督局发布的《中华人民共和国国家标准·中医临床诊疗术语证候部分》对文献报道中出现的中医证候名称进行规范，例如将"湿热之邪客于肝胆证"规范为"肝胆湿热证"；对于无法规范统一的证候则按照原文原貌予以保留，如"风火证"在以上两个标准中均无明确论述，按原貌保留；将原文中的兼夹证候和复合证候拆分为单个证候，如"肝火炽盛血热证"拆分为"肝火炽盛证"和"血热证"。

5. 数据库建立

利用 EpiData3.1 建立寻常型银屑病证候数据库，由两人分别独立进行数据录入，并对录入的数据进行一致性检验，核对修改至两个数据库完全一致。

6. 统计学分析

将核对修改一致后的 EpiData3.1 数据库导出为 SPSS 格式，应用 SPSS17.0 软件对证候、诊断依据等进行频次、频率统计分析。

（二）研究结果

1. 寻常型银屑病常见证候

在 173 种证候类型中，出现频率最多的前 10 位证候类型是（按照频率从高到低的顺序排列，下同）：血热证、血瘀证、血燥证、血虚风燥证、血虚证、湿热证、血热风燥证、风热证、热毒蕴结证、风热血燥证。

寻常型银屑病按照病情发展可以分为进行期、静止期和退行期三个时期，各个时期的证候分布如下：①进行期有证候类型 43 种，其中出现频率大于 10% 的证候类型为血热证；②静止期有证候类型 35 种，其中出现频率大于 10% 的证候类型有 3 个，分别为血燥证、血瘀证和血虚风燥证；③退行期有证候类型 24 种，其中出现频率大于 10% 的证候类型有 2 个，分别为血燥证、血虚风燥证。

文献中出现的证候根据其辨证方法不同可以归纳到不同的辨证体系。在全部 1704 个证候中，其证候命名是根据气血津液辨证的有 1329 个，其中出现频率在 10% 以上的证候是血热证、血瘀证和血燥证；其证候命名是根据病因辨证的证候有 251 个，其中出现频率在 10% 以上的证候是湿热证和风热证；其证候命名是根据脏腑辨证的证候有 56 个，其中出现频率在 10% 以上的证候是肝肾阴虚证；其证候命名是根据经络辨证的证候有 31 个，其中出现频率在 10% 以上的证候是冲任失调证；其证候命名是根据八纲辨证的证候有 24 个，其中出现频率在 10% 以上的证候是阴虚证、热证、阳虚证、阴血亏虚证；其证候命名是根据卫气营血辨证的证候有 13 个，其中出现频率在 10% 以上的证候是热毒入营证。

2. 常见证候要素分布

寻常型银屑病涉及证候要素 44 个，其中病位类证候要素有 21 种、病性类证候要素有 23 种。出现频率在 10% 以上的病位类证候要素有 3 个，分别是肝、肾、肌肤；病性类证候要素有 4 个，分别是血热、血瘀、风、血燥。

进行期有 22 种证候要素，其中出现频率大于 10% 的病位类证候要素是肌肤、气分、心、营分；病性类证候要素是血热、风、热（火）。

静止期有 23 种证候要素，其中出现频率大于 10% 的病位类证候要素是脾、肝、肾、肌肤；病性类证候要素是血燥、血虚、血瘀、风、燥。

退行期有 20 种证候要素，其中出现频率大于 10% 的病位类证候要素是肌肤、肝、脾、肾、胃、经、络；病性类证候要素是血燥、血虚、风、燥。

3. 常见症状分布

（1）常见症状总体分布

寻常型银屑病的症状包括皮损症状、全身症状、舌象和脉象四个方面共 226 种。其中皮损相关症状 75 种、全身症状（除舌脉症状外）104 种、舌象 29 种、脉象 18 种。出现频率在 3% 以上的症状如下：①皮损症状（10 个）：皮损呈点滴状、皮损鲜红、皮损暗红、皮损淡红、鳞屑厚、浸润肥厚、瘙痒、剧烈瘙痒、点状出血、新皮损不断出现，旧皮损扩大；②全身症状（8 个）：心烦、易怒、口干、口渴、咽干、便干、便秘、小便黄赤；③舌象（11 个）：红舌、暗舌、淡红舌、紫舌、淡白舌、舌生瘀点瘀斑、黄苔、薄苔、白苔、腻苔、少苔；④脉象（7 个）：细脉、数脉、弦脉、滑脉、沉脉、缓脉、涩脉；

（2）各个时期症状分布

取出现频数最多的前10个皮损症状、全身症状出现频数最多的前三个舌象和脉象为常见症状。寻常型银屑病各时期症状分布如下：

1）进行期：新皮损不断出现、旧皮损继续扩大、皮损颜色鲜红、瘙痒、点状出血、皮损发展速度较快、瘙痒程度剧烈、皮损呈点滴状、鳞屑数量多、同形反应、鳞屑颜色银白色；小便（黄）赤、心烦、便干、口干、口渴、易怒、便秘、咽干、咽（喉）痛、发热；黄苔、红色、薄苔；数脉、弦脉、滑脉。

2）静止期：皮损颜色淡红、浸润肥厚、皮损颜色暗红、瘙痒、旧皮损开始消退、新皮损很少或有少量新皮损出现、鳞屑附着较紧、鳞屑厚、鳞屑数量少、皮损经久不退；口干、皮肤干燥、咽干、头晕、全身症状不明显、乏力、失眠、面色无华、面色㿠白、食欲减退；薄苔、淡红舌、白苔；细脉、沉脉、缓脉。

3）退行期：旧皮损消退、皮损颜色淡红、瘙痒、无新皮损出现、皮损颜色暗红、鳞屑数量多、鳞屑数量少、浸润肥厚、鳞屑质地干燥、鳞屑易脱落；口干、咽干、便干、皮肤干燥、乏力、头晕、全身症状不明显、五心烦热、便秘、体倦；淡红舌、少苔、薄苔；细脉、沉脉、缓脉。

4. 常见证候与症状的对应关系

在所有证候中取出现频数最多的前10个证候为寻常型银屑病的常见证候，在各个证候中出现频数最多的前10个皮损症状、全身症状，出现频数最多的前三个舌象和脉象为常见症状，寻常型银屑病常见证候对应症状分布如下：

血热证：皮损鲜红、新皮损不断出现、旧皮损扩大、皮损发展速度快、点滴状、鳞屑数量多、鳞屑厚、全身泛发、鳞屑银白色、易脱落、片状；小便黄赤、心烦、便干、口干、易怒、口渴、便秘、咽痛、咽干、恶热；红舌、黄苔、薄苔；数脉、弦脉、滑脉。

血瘀证：皮损暗红、浸润肥厚、皮损经久不退、鳞屑厚、皮损呈斑块状、鳞屑附着较紧、瘙痒、皮损紫暗、皮损呈蛎壳状、瘙痒程度剧烈；口干、关节活动不利、面色晦暗、唇色青紫、关节肿痛、肌肤甲错、痛经、小便黄赤；暗舌、舌生瘀点瘀斑、紫舌；涩脉、细脉、缓脉。

血燥证：皮损淡红、旧皮损消退、鳞屑数量少、鳞屑附着较紧、浸润肥厚、瘙痒、新皮损很少或有少量新皮损出现、皮损呈钱币状、皮损融合、无新皮损出现；口干、咽干、皮肤干燥、全身症状不明显、五心烦热、便秘、便干、唇燥、头晕、失眠；淡红舌、少苔、薄苔；细脉、沉脉、缓脉。

血虚风燥证：皮损淡红、瘙痒、鳞屑数量多、鳞屑易脱落、皲裂、瘙痒程度剧烈、旧皮损消退、鳞屑质地干燥、鳞屑厚、皮损暗红；口干、皮肤干燥、便干、头晕、咽干、便秘、体倦、面色萎黄、食欲减退、神疲；薄苔、淡红舌、白苔；细脉、弦脉、缓脉。

血虚证：皮损淡红、新皮损很少或有少量新皮损出现、瘙痒、鳞屑质地干燥、皮损较薄、全身泛发、皮损呈斑块状、皮损暗红、鳞屑银白色、鳞屑数量多；口淡、头晕、面色无华、皮肤干燥、乏力、失眠、体倦、口干、食欲减退、面色苍白；淡红舌、少苔、薄苔；细脉、沉脉、弦脉。

湿热证：瘙痒、渗出/流滋、皮损位于腋窝、腹股沟等皮肤皱褶处、糜烂、基底潮红肿胀、脓疱、瘙痒程度剧烈、皮损位于下肢、皮损呈片状、鳞屑质地油腻、脘腹痞满、食欲减退、小便黄赤、乏力、口干、体倦、胸闷、口苦、带下量增多、下肢沉重；腻苔、黄苔、红舌、数脉、滑脉、弦脉。

血热风燥证：皮损鲜红、点状出血、瘙痒、新皮损不断出现、旧皮损扩大、皮损暗红、皮损发展速度快、瘙痒程度剧烈、皮损呈点滴状、鳞屑易脱落、鳞屑银白色；小便黄赤、口渴、便干、心烦、口干、便秘、咽干、咽痛、易怒、口苦；红舌、黄苔、薄苔；弦脉、数脉、滑脉。

风热证：皮损鲜红、瘙痒、新皮损不断出现、旧皮损扩大、皮损呈点滴状、皮损发展速度、鳞屑易脱落、瘙痒程度剧烈、点状出血、全身泛发、鳞屑银白色；小便黄赤、口干、口渴、咽痛、发热、便秘、心烦、口苦、咽干、便干；红舌、黄苔、薄苔；数脉、浮脉、弦脉。

热毒蕴结证：皮损鲜红、瘙痒、新皮损不断出现、旧皮损扩大、皮损暗红、鳞屑易脱落、全身泛发、瘙痒程度剧烈、皮损发展速度快、皮损呈点滴状、皮损淡红；发热、心烦、口干、口渴、便秘、小便黄赤、易怒、烦躁、神昏、口苦；红舌、黄苔、绛舌；数脉、弦脉、洪脉。

风热血燥证：点状出血、新皮损不断出现、旧皮损扩大、皮损鲜红、滴蜡

（薄膜）现象、同形反应、瘙痒、皮损呈点滴状、皮损淡红、鳞屑银白色、鳞屑厚；小便黄赤、心烦、口渴、便干、咽干、便秘、口干、唇燥、皮肤干燥；红舌、黄苔、腻苔；数脉、弦脉、滑脉。

（三）研究结论

我们从以上研究中发现，寻常型银屑病的常见证候是血热证、血瘀证、血燥证、血虚风燥证、血虚证、湿热证、血热风燥证、风热证、热毒蕴结证、风热血燥证；常见的病位类证候要素是血、肝、肾、肌肤；常见的病性类证候要素是血热、血瘀、风、血燥、热、血虚、燥、湿。寻常型银屑病常见证候以皮损症状和舌脉象为主要辨证依据，全身症状是其必要的补充。

文献报道中，疾病和证候的诊断不运用诊断标准的情况普遍存在；寻常型银屑病的中医证候、症状名称术语使用不规范现象普遍存在；寻常型银屑病的证候虽然复杂，但从证候要素的角度进行研究可以化繁为简，同时能为证候的规范化研究提供一定的依据。

二、临床研究

寻常型银屑病的临床辨证分型多种多样，为了更好地探讨寻常型银屑病中医证候的分布和演变规律，按照临床流行病学群体研究方法，采用现况调查、多中心、大样本研究设计，对寻常型银屑病中医证候分布和演变规律进行了探讨。

（一）研究方法

1. 资料来源

病例来自 2006 年 1 月 ~2008 年 1 月首都医科大学附属北京中医医院、中国中医科学院广安门医院、北京中医药大学东直门医院皮肤性病科门诊及住院的寻常型银屑病患者。

2. 纳入标准

1）符合寻常型银屑病诊断，依从性好，同意接受调查者。

2）寻常型银屑病病程分为 3 期。进行期：新皮疹不断出现，旧皮疹不断扩大，鳞屑厚积，炎症明显，周围有炎性红晕，痒感明显。静止期：病情保持在静止阶段，基本无新疹出现，旧疹也不见消退。退行期：炎症浸润逐渐消退，鳞屑减少，皮疹缩小变平，周围出现浅色晕，可遗留色素减退或色素沉着斑。

3）中医证候诊断依据《中医证候鉴别诊断学》，并参照赵炳南、朱仁康、金起凤等北京地区中医、中西医结合皮肤病专家银屑病的证治分型经验制定。

3.调查方法

设计银屑病中医辨证规范研究病例报告表，涉及患者一般状况、生活习惯、发病情况、诱发因素、中医四诊和皮肤病专科情况等内容。经预试验，由临床、中医证候、临床流行病学等多方面专家共同对预试验调查表进行修改及评价，最后确定正式调查表。

参加本次临床调查的医师需从事中医、中西医结合皮肤科临床工作3年以上；对所有参与临床调查的医师进行培训，培训的主要内容为调查表中所有内容的界定、中医传统四诊、对皮损和病情严重程度的判定、银屑病的辨证分型标准和调查表的准确填写等。被调查者要求合作良好，回答切题，记忆可靠。

4.统计学方法

利用 EPIINFO6.0 建立数据库，将全部调查资料以二次录入的方法输入数据库，采用盲法形式审查，对错漏项目尽量及时修改和补充，以保证数据库中数据的真实性和可靠性。

将锁定的数据库转化为 SPSS 数据库，用 SPSS12.0 软件包进行统计分析。计数资料用频数和构成比描述，卡方检验进行假设检验；计量资料用均值 ± 标准差表示，单因素方差分析进行假设检验。

（二）研究结果

共调查了 2651 例寻常型银屑病患者，在寻常型银屑病的中医证候中，血热证 1427 例（53.8%），血燥证 727 例（27.4%），血瘀证 480 例（18.1%），其他证候 17 例（0.6%）。另外，有 1448 名患者（55.2%）在基本证候的基础上伴有兼夹证，其中夹湿 618 例（42.7%），其他依次为夹热 34 例（23.5%）、夹瘀 227 例（15.7%）、夹毒 146 例（10.1%）、夹风 78 例（3.0%）、夹燥 38 例（1.4%）。

寻常型银屑病的三个主要证候为血热证、血燥证和血瘀证，这三个证型在不同病期的分布有差异，其中血热证以进行期为主，血燥证和血瘀证以静止期为主。

（三）研究结论

本次临床调查研究结果表明，寻常型银屑病以血热证最常见，其次为血燥证和血瘀证。证候分布与病期密切关联，血热证主要见于进行期，血燥证主要见于静止期和退行期，血瘀证主要见于静止期。说明银屑病中医证候具有明显的时相性，即初发或复发患者初期表现为血热证，随着时间的延长或者皮损消退，或者演变为血燥证或血瘀证。

银屑病发病原因复杂，病情变化多端，血热证、血燥证和血瘀证基本证候并不能反映全部病机。经调查，55.2%的患者伴有兼夹证，42.7%为夹湿，其他依次为夹热、瘀、毒、风、燥。因此，治疗时对兼夹证要仔细辨明，这样才能在选方用药时做到有的放矢，提高疗效。

三、数据挖掘

经过前期文献研究、临床调查研究，我们初步掌握了寻常型银屑病的常见证候和证候要素，但是这些研究都是事先已经有了证候判断的标准，而且每个辨证标准还很不一样，因此具有较大的主观性。因此我们尝试着将临床调查研究中得到的症状数据进行进一步的数据挖掘分析，即在不事先判断证候的前提下，根据症状之间自身的联系进行分类，从而比较客观地取得寻常型银屑病的症状群和证候、证候要素。在本研究中采用隐结构法这种数据挖掘方法。

用隐结构法研究中医证候的基本思想是运用隐结构的数据分析方法对临床采集的某病种的症状数据进行多维聚类分析，从而构建隐结构模型，再结合中医专业知识和专家论证，对数据分析的结果进行诠释，以确定该病种的证候、证候要素。其中，采集的症状数据是通过临床流行病学调查获取的、未经过医生事先辨证的数据，以保证良好的客观性。

分析隐结构模型的数据结果时，需要涉及两种变量，一种是可直接观察到的变量，即显变量（如中医症状）；另一种是不能直接观察到的需要通过综合分析得到的变量，即隐变量（如中医证候、证候要素、病机等）。隐变量与隐变量之间以及隐变量与显变量之间就构成了一个隐结构。在隐结构模型中涉及多个隐变量，根据每个隐变量可以对数据样本进行不同的划分，每个划分对应的不同类，就称之为隐类。隐结构模型诠释就是要基于应用领域专业知识，把握这些划分以及各个隐类的含义。

本研究采用隐结构法的数据分析方法，对寻常型银屑病的病人症状信息数据进行分析，获得寻常型银屑病的隐结构模型，结合中医专业知识进行隐变量和隐类分析后，提取寻常型银屑病的常见证候要素，并经过专家论证，初步建立证候要素和症状的对应关系，尝试为建立病证结合的寻常型银屑病辨证标准提供理论依据，同时为临床辨证论治提供帮助。

（一）研究方法

1. 资料来源

本次分析所用的症状数据共计变量 108 个，均来自于 2005 年 11 月 ~2008 年 11 月北京三家三级甲等中医院（首都医科大学附属北京中医医院、广安门医院、东直门医院）的门诊或住院的 2920 例寻常型银屑病病人的症状信息。仅涉及银屑病患者的皮损症状、全身症状、舌、脉信息等，不包含证候信息。

2. 数据库的建立和数据预处理

利用 Epidata3.1 建立寻常型银屑病临床信息数据库，将中医症状信息进行双人独立背靠背录入。根据目前的计算机运算能力，选择出现频率较高的 108 个症状（即 108 个显变量）进行隐结构法的数据分析；由于样本量相对较小，所有症状数据均采用二值变量（用 0 或 1 表示无该症状或有该症状）。

3. 数据的隐结构分析

利用孔明灯隐结构分析软件（香港科技大学研制）对基于临床调查的寻常型银屑病的症状数据进行多维聚类分析，建立隐结构模型，同时获取了显变量和隐变量的两两互信息曲线、累计互信息曲线及类概率直方图、表。

4. 对获得的隐结构模型进行诠释

隐结构模型构建后，结合中医专业知识对模型中的隐类及隐变量逐一进行诠释，进一步探讨这些内容在中医证候研究中的意义，归纳、提取寻常型银屑病的常见证候要素，并通过专家论证，总结证候要素对应的症状。

我们根据 5%~90% 原则来诠释隐变量。首先，我们要在众多显变量中选择最能反映隐变量特征的几个显变量，一般根据两两互信息曲线和累计互信息曲线来选择，选出的显变量对隐变量的互信息要尽可能的高，一般大于 5% 以上（表示两者之间关系密切），同时，选择的显变量要尽可能的少，这样显变量表达的含义才比较集中，才能在某一侧面反映隐变量的性质。但累计互信息尽可能保持在 90% 以上。第二，根据类概率分布图表来描述每个隐类的特征，从而分析每个隐类的含义。最后，根据每个隐类的含义来把握隐变量的含义。

下面以寻常型银屑病隐结构模型的隐变量 Y1 为例，示范隐变量和隐类诠释的方法和步骤。

（1）考察隐变量的信息曲线

隐变量 Y1 有两个取值，所以代表一个将寻常型银屑病患者分为两类的划分。把 Y1 的两个状态分别记为 s0 和 s1，而把 Y1 划分中的两个隐类分别记为 Y1 = s0 与 Y1=s1。Y1 的信息曲线如图 1-2 所示，在图中可见，前 7 个变量，即数脉情况（shuom 也即 X1）、咽红肿情况（yanhou 也即 X2）、舌有齿痕情况（ch 也即 X3）、舌体胖情况（shepang 也即 X4）、舌下络脉青紫或迂曲情况（sxlm 也即 X5）、面色黧黑情况（lihei 也即 X6）、束状发情况（hairoe 也即 X7）是与 Y1 关系密切的显变量，它们对 Y1 的信息覆盖度达到 87%。这表示，数脉情况等七个显变量反映出了隐类 Y1 = s0 与隐类 Y1=s1 之间的几乎全部区别。因此，可以说 Y1 代表的是一个基于数脉情况等七个显变量对寻常型银屑病患者所做的划分。

显变量和隐变量之间的关系紧密程度，可以用"互信息"来表示。图中的两两互信息，代表的就是显变量（如数脉情况 shuom）与隐变量（Y1）的关系紧密程度，数值越高表示关系越紧密。将其用曲线连接起来就形成了两两互信息曲线，图中用红线表示。显变量表达了多少隐变量的特征可以用累计互信息来表示，它显示了累积的显变量表达的隐变量特征的百分比，将其用曲线连接起来就形成了累计互信息曲线，图中用蓝线表示。

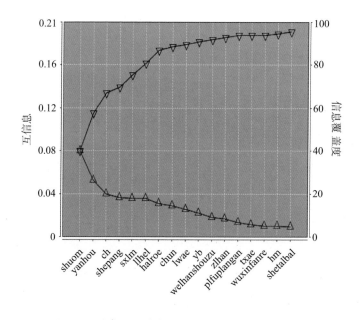

图 1-2　寻常型银屑病模型中隐变量 Y1 的信息曲线

（2）**考察隐类的类条件概率分布**

隐结构模型中隐变量所代表的划分是概率软划分，一个事物可能有一定概率属于某个类，同时也可以有一定概率属于另外的类。我们根据类条件概率分布表来分析每个隐类的特征，从而掌握该隐类的含义。隐变量 Y1 的两个隐类 Y1 = s0 和 Y1=s1 的类条件概率分布见表 1-5。

表 1-5　隐变量 Y1 的两个隐类 Y1 = s0 和 Y1=s1 的类条件概率分布表

X	P（X=1 ｜ Y1 = s0）	P（X=1 ｜ Y1 = s1）
X1	0.88	0.13
X2	0.92	0.28
X3	0.63	0.12
X4	0.62	0.13
X5	0.37	0.03
X6	0.29	0.01
X7	0.82	0.31

表中"P（X=1 ｜ Y1 = s0）"表示的是在隐类 Y1 = s0 中，某显变量 X 取值为"1"（即症状出现）的概率；而"P（X=1 ｜ Y1 = s1）"是在隐类 Y1 = s1 中，某显变量 X 取值为"1"（即症状出现）的概率。通过两两比较，发现所有七个症状（X1~X7）在 Y1 = s0 中出现的概率均较高，而在 Y1=s1 中，这七个症状出现的概率比较低，这是两个隐类的主要区别。

5. 结合中医理论进行初步诠释

隐类 Y1 = s0 中，数脉、咽红肿、齿痕、舌体胖、舌下络脉青紫或迂曲、面色黧黑、束状发这七个症状出现的概率较高，我们初步认为导致这七个症状出现的机制最有可能是热、湿和血瘀；而 Y1=s1 中，上述七个症状的出现概率均比较低，我们考虑与热、湿和血瘀的关系不大。

综上，我们认为 Y1 是基于数脉情况、咽红肿情况、齿痕情况等七个显变量把病例样本划分为了两个类，这个划分是热、湿和血瘀的一个侧面在症状上的反映。划分中的 Y1 = s0 这个类表现出热、湿和血瘀的概率较高，而另一个类 Y1=s1 则很少表现出热、湿和血瘀的症状。从 Y1 所反映的病机层面看，病位在血分（可以理解为构成证候的病位类证候要素），直接相关的病性为热、湿和血瘀（可以理解为构成证候的病性类证候要素）。

（二）研究结果

1. 寻常型银屑病隐结构模型中隐变量和隐类的情况

通过对 2920 例寻常型银屑病病人的 108 个症状变量（显变量）数据库进行隐结构模型的构建，共得到 43 个隐变量（Y0、Y1、Y2……Y42）。每个隐变量都对应着不同的状态，这种不同的状态就是隐类，例如，隐变量 Y0 对应着两个状态 s0 和 s1，Y0 就有两个隐类 Y0 = s0 和 Y0 = s1。因此，我们共得到了 111 个隐类，其中有 2 个隐类的隐变量是 23 个，有 3 个隐类的隐变量是 15 个，有 4 个隐类的隐变量是 5 个。结合类概率直方图、表分析，如果隐变量下属的隐类的出现概率同高同低，即表现的趋势一致，就只分析其中的一个隐类；如果隐变量下属的隐类表现趋势不一致，就分析每个隐类的含义来把握隐变量，这种情况往往是根据隐变量对病人进行分类，如皮损表现（红斑、鳞屑）的分类、舌色的分类等。

我们应用上文所述诠释隐变量和隐类的方法，对 111 个隐类和 43 个隐变量进行了逐一诠释，并结合专业知识，初步得到对寻常型银屑病证候 / 证候要素判断有阳性意义的隐类 54 个。对有阳性意义的隐类，我们进行了中医证候 / 证候要素的初步命名。

2. 寻常型银屑病中医证候／证候要素的提取

对有阳性辨证意义的隐类进行中医证候 / 证候要素的命名，也就是找到了中医症状和证候 / 证候要素的对应关系。在这 54 个有阳性辨证意义的隐类中，经过诠释后发现，有不同的隐类反映的是相同证候 / 证候要素的不同方面，如隐类 Y0=s1 中，唇色暗（显变量 chun）、舌下络脉青紫或迂曲（显变量 sxlm）对应的隐变量（相当于证候要素）是血瘀；而隐类 Y6=s0 中，舌质紫暗（显变量 shezian）对应的隐变量（相当于证候要素）也是血瘀。将这些隐类进行合并，并经过皮科专家的论证，可以提取寻常型银屑病的中医证候和证候要素及对应的症状，共有 9 项，具体如表 1-6 所示。

表 1-6　经隐结构法诠释的寻常型银屑病证候、证候要素及对应症状表

证候 / 证候要素	对应症状
（血）热	皮疹较多新出、同形反应、点状出血、束状发；阵发瘙痒；鳞屑银白色；点滴为主；细微鳞屑；片状鳞屑 舌质红、舌体瘦、舌苔薄黄、舌苔黄腻；数脉 咽红肿、形体瘦、喜冷饮、小便黄

证候 / 证候要素	对应症状
（血）瘀	束状发；轻度瘙痒；鳞屑银白色；暗红斑；钱币为主；地图为主；细微鳞屑；片状鳞屑 舌有瘀斑、舌下络脉青紫或迂曲、舌质紫暗；弦脉、涩脉 面色黧黑、面色晦暗、唇色暗、月经色暗
（血）燥	淡红斑、轻度浸润、细微鳞屑；束状发；鳞屑干燥；瘙痒剧烈；鳞屑银白色；钱币为主；环形为主；地图为主；片状鳞屑；细微鳞屑 舌质淡红、舌少苔、裂纹；细脉、沉脉 面色萎黄或苍白、爪甲色淡、月经色淡量少、月经不定期、经闭
（阳气）虚	细脉、沉脉 面色萎黄或苍白、神疲、唇色淡、语音低弱、喜热饮
阴虚	舌少苔 咽红肿、形体瘦、喜冷饮、小便黄、口干不欲饮、忧虑、少寐
湿	鳞屑黏腻；鳞屑淡黄色 舌苔白腻、舌苔黄腻、舌体胖、齿痕；滑脉 形体胖、头身困重、小便清长
肝火	心烦易怒、善太息、少寐、口苦
肾虚	腰膝酸软、关节疼痛
脾虚	舌体胖、齿痕 忧虑、少寐

（三）研究结论

1. 寻常型银屑病的常见证候要素

证候要素是构成证候的最小单元，包括病位类证候要素和病性类证候要素两大类。一般来说，临床上应用较多的证候多由两种或两种以上的证候要素组合而成，所以，证候要素较证候来讲不仅数量少，较容易规范和掌握，更能简明扼要地反映疾病在病位、病性方面的特征，是中医证候规范化研究的一条途径。

银屑病是一种慢性炎性、非感染性红斑鳞屑性皮肤病，其主要症状是鳞屑和红斑等局部皮肤的损害。中医认为斑的主要形成原理为热迫血溢或血失统摄，血不循常道溢于皮下而成；鳞屑是肌肤失于润泽而致，或因血虚或因津亏或因瘀血。红斑和鳞屑这两个主要症状的形成机理决定了寻常型银屑病的表现主要是血的异常。从本病的病机来看，银屑病的形成多由于血分热毒炽盛，生风生燥，肌肤失养所致。多由平素嗜食辛辣刺激动风之品，七情内伤或服药不当，加之肌肤当风，外受六淫之邪侵袭，以致血热毒邪结聚于人体，搏于皮肤，郁久化热，热入营血，导致营卫气血运行失常，气滞血瘀，久而形成血虚，生风生燥，肌肤失养而发病。因此，常见皮损为红斑、鳞屑，刮除鳞屑有点状出血。临床上治疗时也主要是以辨识血病的证候为主。本次的研究结果也进一步说明了这一点，形成的隐变量中涉及脏腑相关病位类证候要素的内容较少（主要有肝、肾、脾），而多数是与血分有关的病性类证候要素，如血热、血瘀、血虚、血燥等，因此，基于血病的基本证候（或证候要素）的辨识在该病的辨证中占有很重要的位置。

同时，根据表2的结果我们也可以看到，通过隐结构分析的方法确定证候／证候要素与症状的对应关系，在本研究中，（血）热、（血）瘀、（血）燥对应的症状包括皮损症状、全身症状及舌、脉等，比较全面；而（阳气）虚、阴虚、肝火、肾虚、脾虚等对应的症状并未涉及皮损症状，说明银屑病的辨证还应以血分辨证为主，而其他辨证方法（如阴阳辨证、脏腑辨证等）是有益的补充。通过证候要素之间的结合，可以比较全面地反映银屑病证候的全貌。

2. 隐结构法在寻常型银屑病证候／证候要素研究中的应用

隐结构法分析的是无监督、前瞻性数据，即数据的分析只有客观收集的症状信息，没有任何人的主观经验的加入和证候的判断。我们所提取的寻常型银屑病证候要素的结果是根据银屑病症状的内在联系自动聚集在一起的，相对于有监督的数据分析（事先进行证候的判断）来讲，隐结构法有较好的客观性。前瞻性的数据采集比回顾性的资料分析信息全面、资料完整，更好地体现了疾病的特点。

隐结构法的结果诠释，目前没有形成固定的原则和方法，本研究中采用的是 5%~90% 原则，从具体的分析结果可以看到，采用这种方法进行诠释，在大部分的隐类和隐变量的诠释中，显变量的选择体现了该隐类的大部分特征（即累计互相息达到了 80% 以上），并突出了重点，集中反映了隐类以及隐变量某一方面的信息，是诠释方法的一种有益尝试。

当然，在目前的研究状态下，隐结构法还有很多局限。如在建立的寻常型银屑病隐结构模型中，皮损症状、中医舌脉信息、全身症状这三方面的症状并没有很好地融合到一个隐变量下，而是有隐变量单独描述皮损症状，有隐变量单独描述舌、脉信息，有隐变量单独描述全身症状，考虑后期能否用加边或者特别选定症状重建模型来进行进一步的分析。此外，数据的诠释即证候／证候要素及其对应症状的分析需结合中医皮科专业知识，由专家论证来决定，存在一定的主观性。因此，下一步研究可深入探索数据诠释的原则和方法，如何建立判别式等来减少主观性，进一步诠释寻常型银屑病的证候要素及其内涵。

四、专家问卷

通过以上研究，我们已经初步掌握了寻常型银屑病的常见证候、证候要素和对应的症状，为建立基于证候要素的寻常型银屑病辨证标准奠定了良好的基础，下一步研究就是要通过专家问卷法（Delphi 法）进一步明确寻常型银屑病的主要证候和证候要素，为进一步建立基于证候要素的寻常型银屑病证候要素诊断标准提供依据。

专家问卷法（Delphi 法），是以专家为索取信息的对象，针对具体问题，结合专家在该领域的知识和多年累积的经验，进行综合判断分析，找出其中的规律，并将专家的意见汇总分析，找出共识部分的一种定性与定量相结合的研究方法。近年来，专家问卷法广泛应用于中医药学的研究，以达成某一领域的共识。

（一）研究方法

1. 资料来源

本研究的 46 份专家问卷均来自北京 6 家三级甲等中医医院的 46 位皮科专家。专家资格符合以下标准：①在北京市三级甲等中医院从事中医或中西医结合皮科临床工作。②具有副主任医师及以上临床技术职称。

2. 研制方法

1）专家问卷的制定和内容：在归纳、综合前期研究结果的基础上，参考现有的寻常型银屑病证候诊断标准，采用半开放式的形式，制订《寻常型银屑病常见证候、证候要素专家咨询问卷》。本专家问卷由卷首语、填表说明、咨询的条目及其评分表、专家信息、附件 5 部分内容组成。其中，寻常型银屑病常见证候和证候要素（病位类证候要素、病性类证候要素）采用"五分法"，即"非常常见""比较常见""常见""不太常见""无或偶见"的赋值分别为 5、4、3、2、1 分。问卷采用半开放的形式，在咨询的条目及评分表中多处设置可补充填写的空格，专家可依据临床经验进行说明和补充填写。

2）专家问卷的发放与回收：本专家问卷由专人送达各位专家并取回，限定专家在 2 周内填写完成并及时反馈。

3. 数据整理及统计学方法

1）应用 Epidata3.1 软件建立专家问卷数据库，数据录入采用双人独立录入，经核查、修正、确认无误后锁定数据库。并将数据导出为 SPSS 格式，应用 SPSS17.0 统计分析软件进行数据的分析。

2）专家的一般资料采用描述性统计分析。

3）专家意见的协调程度采用专家对证候、证候要素评分的变异系数进行评价，变异系数值越小，说明专家评价结果的分歧程度越小，专家意见的协调程度越高。

4）专家意见的集中程度用专家对证候、证候要素常见程度评分的均数、累积百分比（证候、证候要素常见程度中"常见""比较常见""非常常见"3 个等级评分的百分比之和）来反映。累积百分比的值越大说明其对应的证候、证候要素越常见。

（二）研究结果

1. 参加调查的专家情况

本次调查共发放《寻常型银屑病常见证候、证候要素及对应症状专家咨询问卷》46 份，回收 46 份，回收率（积极系数）为 100%，均为有效问卷。所调查专家均为北京市三级甲等中医院皮科（首都医科大学附属北京中医医院、中国中医科学院广安门医院、中国中医科学院西苑医院、北京中医药大学东直门医院、北京中医药大学东方医院）及中日友好医院皮科副高职称及以上的中医皮科专家。

参加调查的专家，年龄最小 34 岁，最大 79 岁，平均年龄 47.87±9.93 岁。其中副高职称的和正高职称的专家各占一半，各有 23 人。参加工作的年限最短 8 年，最长 53 年，平均工作年限 22.53±9.91 年。参加调查的专家学历均在本科以上，其中本科学历的有 25 人，占 54.3%；硕士学历的有 14 人，占 30.4%；博士学历的有 7 人，占 15.2%。完成问卷专家花时最少 10 分钟，最长 150 分钟，平均花时 44.66±25.16 分钟。

专家的权威程度用专家权威系数来表示，专家权威系数（Cr）一般由两个因素决定：一个是专家对指标的熟悉程度系数（Cs），一个是专家对指标做出判断的依据系数（Ca）。Cr=（Cs+Ca）/2。本研究中专家对指标的熟悉程度分为很熟悉、熟悉、一般、不太熟悉和很不熟悉五类，经计算 Cs=0.739；专家对指标做出判断的依据分为理论分析（占 30%）、实践经验（占 40%）、国内外同行的了解（占 20%）、直觉（占 10%）四个部分，经计算 Ca=0.754，故 Cr=0.747。一般认为，专家权威程度 Cr ≥ 0.70 则咨询结果可靠。以上结果显示，专家对本研究所涉及的领域的权威程度比较高，结果可信。

2. 寻常型银屑病证候分布情况

问卷中设置寻常型银屑病常见证候 10 个，分别是血热证、血瘀证、血燥证、血虚风燥证、血虚证、湿热证、血热风燥证、风热证、热毒蕴结证、风热血燥证。专家补充 33 个，补充增加的证候出现频次均在 1~2 次之间，其专家共识性不强，故不纳入本次分析。证候常见程度分为五级，其常见程度、专家意见协调程度和集中程度的结果详见表 1-7。

表 1-7 寻常型银屑病证候常见程度、专家意见协调程度和集中程度评价情况

名称	常见程度 n（%）					协调程度	集中程度	
	无或偶见	不太常见	常见	比较常见	非常常见	变异系数	均数	累积百分比（%）
血热证	0（0）	0（0）	4（8.70）	6（13.04）	36（78.26）	0.13	4.70	100.00
血瘀证	0（0）	6（13.04）	12（26.09）	18（39.13）	10（21.74）	0.26	3.70	86.96
血燥证	0（0）	7（15.22）	14（30.43）	16（34.78）	9（19.57）	0.27	3.59	84.78
血热风燥证	0（0）	9（20.00）	19（42.22）	9（20.00）	8（17.78）	0.30	3.36	80.00
湿热证	1（2.17）	11（23.91）	18（39.13）	12（26.09）	4（8.70）	0.31	3.15	73.91
血虚风燥证	1（2.27）	10（22.73）	19（43.18）	10（22.73）	4（9.09）	0.30	3.14	75.00
热毒蕴结证	0（0）	24（52.17）	14（30.43）	4（8.70）	4（8.70）	0.35	2.74	47.83
风热血燥证	3（6.67）	23（51.11）	11（24.44）	6（13.33）	2（4.44）	0.37	2.58	42.22
风热证	5（11.11）	22（48.89）	10（22.22）	8（17.78）	0（0）	0.37	2.47	40.00
血虚证	4（8.89）	28（62.22）	8（17.78）	5（11.11）	0（0）	0.34	2.31	28.89

备注：表中均数是指专家对各证候同意程度判定的均数。表中证候名称顺序按均数降序排列。

根据上表的数据，我们将累积百分比 ≥ 70% 且变异系数 ≤ 0.35 的证候作为寻常型银屑病的常见证候，确定寻常型银屑病的常见证候有 6 个，其具体内容及其累积百分比和变异系数分别是：血热证（100%，0.13）、血瘀证（86.96%，0.26）、血燥证（84.78%，0.27）、血热风燥证（80%，0.30）、血虚风燥证（75%，0.30）、湿热证（73.91%，0.31）。

3. 寻常型银屑病病位类证候要素分布情况

问卷中设置寻常型银屑病常见病位类证候要素 8 个，分别是血、肌肤、经络、肝、肾、脾、肺、表。专家补充 10 个，补充增加的证候出现频次除"心"出现 7 次外，其余均在 1~2 次之间，其专家共识性不强，故不纳入本次分析。病位类证候要素常见程度分为五级，其常见程度、专家意见协调程度和集中程度的结果详见表 1-8。

表 1-8　寻常型银屑病病位类证候要素常见程度、专家意见协调程度和集中程度评价情况

名称	常见程度 n（%）					协调程度	集中程度	
	无或偶见	不太常见	常见	比较常见	非常常见	变异系数	均数	累积百分比（%）
血	0（0）	0（0）	5（10.87）	3（6.52）	38（82.61）	0.14	4.72	100.00
肌肤	0（0）	5（10.87）	7（15.22）	8（17.39）	26（56.52）	0.25	4.20	89.13
肝	1（2.27）	5（11.36）	17（38.64）	12（27.27）	9（20.45）	0.29	3.52	86.36
脾	1（2.22）	9（20.00）	13（28.89）	13（28.89）	9（20.00）	0.32	3.44	77.78
肺	0（0）	12（26.67）	15（33.33）	11（24.44）	7（15.56）	0.31	3.29	73.33
经络	2（4.55）	15（34.09）	8（18.18）	15（34.09）	4（9.09）	0.36	3.09	61.36
表	2（4.44）	19（42.22）	12（26.67）	4（8.89）	8（17.78）	0.41	2.93	53.33
肾	3（6.98）	21（48.84）	12（27.91）	5（11.63）	2（4.65）	0.37	2.58	44.19

备注：表中均数是指专家对各证候要素同意程度判定的均数。表中证候要素名称顺序按均数降序排列。

根据上表的数据，我们将累积百分比 ≥ 70% 且变异系数 ≤ 0.35 的病位类证候要素作为寻常型银屑病的常见病位类证候要素，确定寻常型银屑病的常见病位类证候要素有 5 个，其具体内容及其累积百分比和变异系数分别是：血（100%，0.14）、肌肤（89.13%，0.25）、肝（86.36%，0.29）、脾（77.78%，0.32）、肺（73.33%，0.31）。

4. 寻常型银屑病病性类证候要素分布情况

问卷中设置寻常型银屑病常见病性类证候要素 11 个，分别是血热、血瘀、血燥、血虚、风、热（火）、湿、气虚、阴虚、阳虚、气滞。专家补充 12 个，补充增加的病性类证候要素出现频次均在 1~2 次之间，其专家共识性不强，故不纳入本次分析。病性类证候要素常见程度分为五级，其常见程度、专家意见协调程度和集中程度的结果详见表 1-9。

表 1-9　寻常型银屑病病性类证候要素常见程度、专家意见协调程度和集中程度评价情况

名称	常见程度 n（％）					协调程度	集中程度	
	无或偶见	不太常见	常见	比较常见	非常常见	变异系数	均数	累积百分比（％）
血热	0（0）	0（0.00）	1（2.17）	6（13.04）	39（84.78）	0.09	4.83	100.00
热（火）	0（0）	0（0.00）	9（20.00）	17（37.78）	19（42.22）	0.18	4.22	100.00
血瘀	0（0）	3（6.52）	8（17.39）	20（43.48）	15（32.61）	0.22	4.02	93.48
血燥	0（0）	2（4.35）	10（21.74）	19（41.30）	15（32.61）	0.21	4.02	95.65
湿	1（2.17）	10（21.74）	9（19.57）	20（43.48）	6（13.04）	0.31	3.43	76.09
风	1（2.22）	9（20.00）	20（44.44）	11（24.44）	4（8.89）	0.29	3.18	77.78
血虚	1（2.22）	18（40.00）	12（26.67）	10（22.22）	4（8.89）	0.35	2.96	57.78
阴虚	1（2.22）	15（33.33）	17（37.78）	9（20.00）	3（6.67）	0.32	2.96	64.44
气滞	3（6.52）	15（32.61）	17（36.96）	7（15.22）	4（8.70）	0.36	2.87	60.87
气虚	6（13.33）	26（57.78）	8（17.78）	3（6.67）	2（4.44）	0.41	2.31	28.89
阳虚	9（20.00）	32（71.11）	2（4.44）	1（2.22）	1（2.22）	0.38	1.96	8.89

备注：表中均数是指专家对各证候要素同意程度判定的均数。表中证候要素名称顺序按均数降序排列。

根据上表的数据，我们将累积百分比≥70％且变异系数≤0.35的病性类证候要素作为寻常型银屑病的常见病性类证候要素，确定寻常型银屑病的常见病性类证候要素有6个，其具体内容及其累积百分比和变异系数分别是：血热（100％，0.09）、热（火）（100％，0.18）、血瘀（93.48％，0.22）、血燥（95.65％，0.21）、风（77.78％，0.29）、湿（76.09％，0.31）。

5. 寻常型银屑病常见病位类证候要素对应症状

本次调查问卷共设置病位类证候要素及其对应症状3组，分别为"肝"及其对应症状6条、"肾"及其对应症状2条和"脾"及其对应症状8条。

经课题组讨论，以均数≥5.0且变异系数≤0.45为原则选择对常见证候要素具有辨证意义的症状，并以均数值和变异系数值两个指标来确定症状对相应证候要素的贡献度，也即均数值越大，变异系数值越小，该症状对证候要素的贡献度越大。以此可得出证候要素中不同症状对证候要素诊断贡献度的大小顺序。

病位类证候要素"肝"对应症状对其诊断贡献度大小的顺序为：心烦易怒、弦脉、胁痛、善太息、口苦。

病位类证候要素"肾"对应症状对其诊断贡献度大小的顺序为：腰膝酸软、关节疼痛。

病位类证候要素"脾"对应症状对其诊断贡献度大小的顺序为：便溏、舌有齿痕、纳呆、腹胀、舌胖大、舌苔腻、忧虑。

6. 寻常型银屑病常见病性类证候要素对应症状

本次调查问卷共设置病性类证候要素及其对应症状 7 组，分别为"血热"及其对应症状 18 条、"血瘀"及其对应症状 17 条、"血燥"及其对应症状 17 条、"血虚"及其对应症状 20 条、"阳虚"及其对应症状 7 条、"阴虚"及其对应症状 9 条和"湿"及其对应症状 7 条。

经课题组讨论，以均数 ≥ 5.0 且变异系数 ≤ 0.45 为原则选择对常见证候要素具有辨证意义的症状，并以均数值和变异系数值两个指标来确定症状对相应证候要素的贡献度，也即均数值越大，变异系数值越小，该症状对证候要素的贡献度越大。以此可得出证候要素中不同症状对证候要素诊断贡献度的大小顺序。

病性类证候要素"血热"对应症状对其诊断贡献度大小的顺序为：鲜红或红色极深斑、皮疹较多新出、点状出血、同形反应、舌质红、数脉、舌苔黄、点滴为主、咽红肿、小便黄、喜冷饮、口苦。

病性类证候要素"血瘀"对应症状对其诊断贡献度大小的顺序为：暗红斑、舌有瘀斑瘀点、舌质紫暗、舌下络脉青紫或迂曲、月经色暗、地图为主、唇色暗、涩脉、钱币为主、面色晦暗、弦脉、片状鳞屑。

病性类证候要素"血燥"对应症状对其诊断贡献度大小的顺序为：鳞屑干燥、淡红斑、舌少苔、细微鳞屑、口干、舌质淡红、细脉、皮疹消退为主、瘙痒剧烈、环状为主、鳞屑银白色、片状鳞屑、浸润、钱币为主、地图为主。

病性类证候要素"血虚"对应症状对其诊断贡献度大小的顺序为：面色萎黄或淡白、爪甲淡、月经色淡量少、细脉、舌质淡红、淡红斑、舌少苔、沉脉、鳞屑干燥、细微鳞屑、月经后期。

病性类证候要素"阳虚"对应症状对其诊断贡献度大小的顺序为：小便清长、喜热饮、面色萎黄或淡白、神疲、沉脉、唇色淡、细脉。

病性类证候要素"阴虚"对应症状对其诊断贡献度大小的顺序为：五心烦热、舌少苔、剥脱苔、舌红、形体瘦、数脉、喜冷饮、口干不欲饮、咽红肿、小便黄。

病性类证候要素"湿"对应症状对其诊断贡献度大小的顺序为：舌苔腻、鳞屑黏腻、头身困重、舌胖大、舌有齿痕、鳞屑淡黄色、形体胖。

（三）研究结论

专家问卷（Delphi 法）法是采取问卷的方式向被调查者征询意见的一种科学研究方法。这种研究方法以专家为调查对象，对多个专家或专家集体同时进行调查，既可以消除个别专家意见的局限性和片面性，又能获得专家共识。

专家意见的协调程度采用专家对证候、证候要素评分的变异系数进行评价。变异系数又称"标准差率"，即标准差与平均数的比值，是衡量各观测值变异程度的一个统计量。变异系数值越小，说明专家评价结果的分歧程度越小，专家意见的协调程度越高。专家意见的集中程度用专家对证候、证候要素常见程度评分的累积百分比（证候、证候要素常见程度中"常见""比较常见""非常常见"3 个等级评分的百分比之和）来反映。累积百分比的值越大说明其对应的证候、证候要素越常见。

经课题组讨论，本研究按照累积百分比 ≥ 70% 且变异系数 ≤ 0.35 的原则，确定了寻常型银屑病的常见证候为：血热证、血瘀证、血燥证、血热风燥证、血虚风燥证和湿热证；常见病位类证候要素为：血、肌肤、肝、脾、肺；常见病性类证候要素为：血热、热（火）、血瘀、血燥、风、湿。

将本研究结果与文献研究、临床调查研究进行比较，可以发现各研究结果中寻常型银屑病的主要证候、证候要素都比较一致。寻常型银屑病的常见证候还是以从血论治的血热证、血瘀证和血燥证为主，其常见的病位类证候要素和病性类证候要素也体现了这个特点。这个研究结果集中了专家的经验和智慧，又在一定程度上克服了个别专家意见的个体性、局限性，具有较好的可信度。

五、基于证候要素的辨证标准

经过文献研究、临床调查研究、数据挖掘分析、专家问卷研究，我们初步得到了寻常型银屑病的常见证候要素和症状之间的对应关系，下面我们将根据前期研究成果初步确定寻常型银屑病的证候要素诊断标准。

（一）研究方法

1. 指标的确定

1）证候要素指标：按照专家问卷确定的寻常型银屑病病位类证候要素，病性类证候要素作为寻常型银屑病证候要素辨证标准的证候要素指标。

2）症状指标：按照专家问卷中确定的寻常型银屑病常见证候要素对应症状作为辨证标准的症状指标。

2. 指标赋值的方法和原则

1）证候要素指标：在本研究制定的辨证标准中，证候要素指标本身没有分值，其分值通过对应症状获得。在某一证候要素中，其对应的若干症状的累加分值和就是该证候要素的分值。

2）症状指标：以众数、满分比、变异系数三个指标为依据，将寻常型银屑病常见证候要素对应症状对其诊断贡献度的数值转化成辨证标准中症状指标的分值。因为变异系数均在 0~0.45 之间，所以仅考虑众数和满分比即可。

赋值的基本思想采用扣分方法和等差原则（差值为 3）。具体方法为：①以症状对证候要素诊断贡献度的众数值为总分值，满分比 ≥ 30 相当于总分值。②满分比降低 1 级，则症状分值在众数值基础上减少 3 分。详细赋值原则见表 1-10。

表 1-10　证候要素对应症状对其诊断贡献度分值的赋值原则

众数	满分比（%）	赋值（分）	众数	满分比（%）	赋值（分）
10	≥ 30	10	6	≥ 30	6
	20~30（含20）	7		0~30	3
	10~20	4	5	≥ 30	5
9	≥ 30	9		0~30	2
	20~30	6	4	≥ 30	4
	0~20	3		0~30	1
8	≥ 30	8	3	≥ 30	3
	20~30	5		0~30	0
	0~20	2			
7	≥ 30	7			
	10~30	4			
	0~10	1			

备注：按照常见证候要素对应症状对其诊断贡献度调查结果设定众数和满分比的分级条件。

（二）研究结果

1. 初步确定寻常型银屑病证候要素辨证标准

（1）病位类证候要素对应症状诊断贡献度分值

病位类证候要素"肝"对应症状诊断贡献度分值分别是：心烦易怒 7 分、

弦脉 3 分、胁痛 4 分、善太息 2 分、口苦 2 分。

病位类证候要素"肾"对应症状诊断贡献度分值分别是：腰膝酸软 7 分、关节疼痛 2 分。

病位类证候要素"脾"对应症状诊断贡献度分值分别是：便溏 10 分、舌有齿痕 10 分、纳呆 7 分、腹胀 7 分、舌胖大 7 分、舌苔腻 2 分、忧虑 3 分。

（2）病性类证候要素对应症状诊断贡献度分值

病性类证候要素"血热"对应症状诊断贡献度分值分别是：鲜红或红色极深斑 10 分、皮疹较多新出 10 分、点状出血 10 分、同形反应 7 分、舌质红 5 分、数脉 3 分、舌苔黄 4 分、点滴为主 2 分、咽红肿 3 分、小便黄 3 分、喜冷饮 0 分、口苦 3 分。

病性类证候要素"血瘀"对应症状诊断贡献度分值分别是：暗红斑 10 分、舌有瘀斑瘀点 10 分、舌质紫暗 10 分、舌下络脉青紫或迂曲 6 分、月经色暗 2 分、地图为主 2 分、唇色暗 2 分、涩脉 4 分、钱币为主 2 分、面色晦暗 4 分、弦脉 2 分、片状鳞屑 2 分。

病性类证候要素"血燥"对应症状诊断贡献度分值分别是：鳞屑干燥 7 分、淡红斑 3 分、舌少苔 4 分、细微鳞屑 2 分、口干 2 分、舌质淡红 2 分、细脉 2 分、皮疹消退为主 2 分、瘙痒剧烈 1 分、环状为主 2 分、鳞屑银白色 2 分、片状鳞屑 2 分、浸润 2 分、钱币为主 3 分、地图为主 3 分。

病性类证候要素"血虚"对应症状诊断贡献度分值分别是：面色萎黄或淡白 7 分、爪甲淡 7 分、月经色淡量少 7 分、细脉 7 分、舌质淡红 7 分、淡红斑 2 分、舌少苔 1 分、沉脉 1 分、鳞屑干燥 1 分、细微鳞屑 1 分、月经后期 3 分。

病性类证候要素"阳虚"对应症状诊断贡献度分值分别是：小便清长 2 分、喜热饮 3 分、面色萎黄或淡白 4 分、神疲 3 分、沉脉 3 分、唇色淡 3 分、细脉 3 分。

病性类证候要素"阴虚"对应症状诊断贡献度分值分别是：五心烦热 10 分、舌少苔或剥脱苔 10 分、舌红 2 分、形体瘦 2 分、数脉 2 分、喜冷饮 2 分、口干不欲饮 2 分、咽红肿 2 分、小便黄 2 分。

病性类证候要素"湿"对应症状诊断贡献度分值分别是：舌苔腻 10 分、鳞屑黏腻 10 分、头身困重 7 分、舌胖大 5 分、舌有齿痕 7 分、鳞屑淡黄色 4 分、形体胖 2 分。

2. 寻常型银屑病证候要素辨证标准（初步）

因为病位类证候要素"肾"对应症状仅 2 个，且其分值和不足 10 分，无法构成辨证标准，故将其删去。

根据上述研究结果，初步形成寻常型银屑病证候要素诊断标准。

本证候要素诊断标准适用于寻常型银屑病，首先需满足寻常型银屑病的诊断标准，然后初步拟定寻常型银屑病的辨证标准如下：

（1）病位类证候要素"肝"

诊断依据：心烦易怒 7 分、胁痛 4 分、弦脉 3 分、善太息 2 分、口苦 2 分。

诊断条件：一项或几项症状的分值累加和 ≥ 10 分，则该证候要素诊断成立。

（2）病位类证候要素"脾"

诊断依据：便溏 10 分、舌有齿痕 10 分、纳呆 7 分、腹胀 7 分、舌胖大 7 分、忧虑 3 分、舌苔腻 2 分。

诊断条件：一项或几项症状的分值累加和 ≥ 10 分，则该证候要素诊断成立。

（3）病性类证候要素"血热"

诊断依据：鲜红或红色极深斑 10 分、皮疹较多新出 10 分、点状出血 10 分、同形反应 7 分、舌质红 5 分、舌苔黄 4 分、数脉 3 分、咽红肿 3 分、小便黄 3 分、口苦 3 分、皮疹点滴为主 2 分。

诊断条件：一项或几项症状的分值累加和 ≥ 10 分，则该证候要素诊断成立。

（4）病性类证候要素"血瘀"

诊断依据：暗红斑 10 分、舌有瘀斑瘀点 10 分、舌质紫暗 10 分、舌下络脉青紫或迂曲 6 分、涩脉 4 分、面色晦暗 4 分、月经色暗 2 分、皮疹地图为主 2 分、唇色暗 2 分、皮疹钱币为主 2 分、弦脉 2 分、片状鳞屑 2 分。

诊断条件：一项或几项症状的分值累加和 ≥ 10 分，则该证候要素诊断成立。

（5）病性类证候要素"血燥"

诊断依据：鳞屑干燥 7 分、舌少苔 4 分、淡红斑 3 分、皮疹钱币为主 3 分、皮疹地图为主 3 分、细微鳞屑 2 分、口干 2 分、舌质淡红 2 分、细脉 2 分、皮疹消退为主 2 分、皮疹环状为主 2 分、鳞屑银白色 2 分、片状鳞屑 2 分、浸润 2 分、瘙痒剧烈 1 分。

诊断条件：一项或几项症状的分值累加和 ≥ 10 分，则该证候要素诊断成立。

（6）病性类证候要素"血虚"

诊断依据：面色萎黄或淡白 7 分、爪甲淡 7 分、月经色淡量少 7 分、细脉 7 分、舌质淡红 7 分、月经后期 3 分、淡红斑 2 分、舌少苔 1 分、沉脉 1 分、鳞屑干燥 1 分、细微鳞屑 1 分。

诊断条件：一项或几项症状的分值累加和 ≥ 10 分，则该证候要素诊断成立。

（7）病性类证候要素"阳虚"

诊断依据：面色萎黄或淡白 4 分、喜热饮 3 分、神疲 3 分、沉脉 3 分、唇色淡 3 分、细脉 3 分、小便清长 2 分。

诊断条件：一项或几项症状的分值累加和 ≥ 10 分，则该证候要素诊断成立。

（8）病性类证候要素"阴虚"

诊断依据：无心烦热 10 分、舌少苔，剥脱苔 10 分、舌红 2 分、形体瘦 2 分、数脉 2 分、喜冷饮 2 分、口干不欲饮 2 分、咽红肿 2 分、小便黄 2 分。

诊断条件：一项或几项症状的分值累加和 ≥ 10 分，则该证候要素诊断成立。

（9）病性类证候要素"湿"

诊断依据：舌苔腻 10 分、鳞屑黏腻 10 分、头身困重 7 分、舌有齿痕 7 分、舌胖大 5 分、鳞屑淡黄色 4 分、形体胖 2 分。

诊断条件：一项或几项症状的分值累加和 ≥ 10 分，则该证候要素诊断成立。

本章节系统讲述了通过对寻常型银屑病中医证候和证候要素的文献研究、临床调查、数据挖掘分析、专家问卷研究等，客观、规范地初步建立了基于寻常型银屑病证候要素的辨证标准，为银屑病的辨证分型提供了客观量化的辨证依据，可以更好地为中医证候诊断、临床辨证施治服务。

（徐雯洁）

第四节　中西医结合治疗银屑病

辨证论治是中医药理论体系和医疗实践的指导原则和核心思想。在临床诊疗中，证候是立法遣方用药的依据。在银屑病辨证论治中，首都医科大学附属北京中医医院皮肤科以"从血论治"为基本辨证论治方法，并兼顾其他兼证进行辨证论治。

一、寻常型银屑病的中西医结合治疗

（一）西医外用药物治疗寻常型银屑病

1.润肤剂

（1）凡士林

凡士林可润滑及保护皮肤，对干燥、粗糙、角化增厚皮损具有滋润、软化角质功效。适用于进行期寻常型银屑病或红皮病型银屑病。

（2）维生素E霜

维生素E霜具有抗皮肤氧化作用，使细胞pH值保持稳定，增加细胞生存能力；保护成纤维细胞，抑制蛋白激酶活性，抑制胶原蛋白降解，软化角质层。性质缓和，无刺激性，保护皮肤。适用于轻度的银屑病患者，及进行期寻常型银屑病或红皮病型银屑病。

2.角质还原剂及角质剥脱剂

（1）水杨酸

具有角质离解和促皮渗透的作用，可清除皮损的鳞屑，缓解瘙痒、保护皮肤，治疗皲裂疼痛。1%~3%浓度有角化促成和止痒作用，反复应用可使角质层正常化；5%~20%浓度有角质松解和角质剥脱作用，将角质层中连接鳞屑的细胞间黏合质溶解，或降低角质层的pH值而提高水合作用，从而引起过度角化的角质层软化、松解、剥脱。用于鳞屑较厚的部位，如掌、跖及头皮等，及慢性斑块性银屑病皮损。

（2）煤焦油

煤焦油可阻止 DNA 合成及抑制银屑病过度增殖细胞的有丝分裂，使其向正常分化；麻痹感觉神经末梢，以缓解瘙痒；还有轻度的兴奋作用和刺激作用。1%~5% 浓度用作角质促成剂；10%~20% 浓度用作角质松解剂。可应用于各型银屑病，但急性进行期要慎用。

（3）黑豆馏油

5%~10% 浓度的黑豆馏油有角质促成作用，反复应用可使角质层正常化。10%~30% 浓度的黑豆馏油有角质剥离作用，适用于肥厚浸润性银屑病皮损。

3. 糖皮质激素

具有抗炎、抗增生和免疫抑制作用，还可使真皮血管收缩及抗细胞有丝分裂，从而治疗银屑病。起效快，但为暂时性缓解，常发生快速耐受或抵抗，长时间使用疗效降低。停药易反跳或转变成不稳定性银屑病。常将其应用于治疗抵抗或其他外用药效果差的部位，如头皮和手、足、局限性和消退期的少数皮损。

4. 维生素 D_3 衍生物

（1）卡泊三醇（calcipotriol）

卡泊三醇可抑制表皮细胞过度增生和诱导细胞分化，从而使银屑病皮损的增生和分化异常得以纠正；调节角质形成细胞和淋巴细胞分泌细胞因子而产生免疫抑制作用。适用于轻至中度斑块型寻常型银屑病，静止期及消退期为主。

（2）他卡西醇（tacalcitrol）$1，24(OH)_2D_3$

他卡西醇可抑制 DNA 合成和细胞分裂，抑制表皮角质形成细胞增殖，诱导表皮角质形成细胞分化。适用于寻常型银屑病。

（3）骨化三醇（calcitriol）$1，25(OH)_2D_3$

骨化三醇是维生素 D_3 的生物学活性形式，它不仅是体内的主要钙调节激素之一，对细胞的增殖分化及免疫系统都有重要作用。骨化三醇及其类似物作为一种新的免疫调节激素，在表皮的角质形成细胞、真皮的成纤维细胞、上皮细胞和激活的 T 淋巴细胞都已发现有它的受体。骨化三醇通过与其中的受体结合，影响角质形成细胞 DNA 的合成，抑制角质形成细胞增殖，诱导角质形成细胞的终期分化。适用于轻中度斑块型银屑病。

5. 维甲酸类外用药物

按其发展阶段及结构分为三代，第一代维甲酸为非芳香维甲酸，代表药物为全反式维甲酸，主要外用治疗银屑病；第二代药物为单芳香维甲酸，代表药物为依曲替酯和依曲替酸，为口服制剂治疗银屑病；第三代维甲酸为多芳香维甲酸，代表药物为乙炔维 A 酸、芳维 A 酸乙酯。

（1）全反式维甲酸（维甲酸、维 A 酸）

全反式维甲酸是维生素 A 在体内代谢的产物，可调节表皮细胞的有丝分裂和表皮细胞更新，促进上皮细胞的增生分化，促进角质溶解，抑制角蛋白的合成。适用于肥厚浸润性银屑病皮损。

（2）乙炔维 A 酸

即他扎罗汀，为维生素 A 类受体选择药物。可选择性地与维 A 酸受体的 β 和 γ 亚型结合，皮肤中主要是维 A 酸受体 – γ，故其生物学介导途径专一，可避免较广泛的药理作用而引起的副作用。抑制表皮角质形成细胞的增生，促进表皮正常分化，及促进炎症消退作用。适用于寻常型慢性轻度至中度斑块型银屑病。

6. 免疫调节药物

（1）他克莫司（tacrolimus，FK506）

他克莫司是大环内酯类的免疫抑制剂。抑制 T 淋巴细胞活化及增殖，与细胞内特异性受体结合，选择性作用 Ca^{2+} 依赖信号传导途径，使钙调磷酸化酶失活，以抑制依赖核因子活化的细胞因子的基因转录，抑制包括 IL-2、IL-3、IL-4、GM–CSF、TNF–α、IFN–γ 等在内的细胞因子产生，同时还能抑制组胺、5– 羟色胺及白三烯的释放，以抑制炎症反应。适用于中重度斑块型银屑病、顽固性严重银屑病。

（2）吡美莫司（pimecrolimus，ASM981，SDZ）

吡美莫司是具有抗炎活性的大环内酯类药物。具有特异性抑制炎性因子的释放、抑制 T 细胞活化、免疫抑制及免疫调节作用。较他克莫司与皮肤有更好的亲和性。适用于慢性斑块型银屑病。

7. 其他

（1）辣椒辣素（capsaicin）

辣椒辣素即顺 –8 甲基 N– 香草基 –6– 壬烯酰胺。为天然的植物碱。系神经介质阻断剂，可阻止皮肤中的致红斑原所诱发的轴突反射性血管扩张；耗竭皮损中的 P 物质，减少来自所有神经元（外周和中枢）的 P 物质；阻断痛觉从末梢向中枢神经传导，而达到抗炎作用。适用于寻常型银屑病。

（2）喜树碱

喜树碱是一种 DNA 拓扑异构酶抑制剂，可抑制 DNA 合成。抑制增生上皮细胞的有丝分裂，使棘层细胞增殖减慢，促进表皮颗粒层的生成，调节角质形成细胞代谢。适用于寻常型银屑病。

（3）二硫化硒

二硫化硒可抑制表皮油脂中不饱和脂肪酸过氧化，降低皮脂中脂肪酸含量；抑制头皮表皮细胞生长，抑制核分裂造成表皮细胞更替减少，起到抗皮脂溢出、减少头屑、抗细菌和抗真菌的作用。适用于头部银屑病。

（4）蒽林

又称地蒽酚，可通过被氧化而形成强反应性自由基复合物，抑制 DNA 的合成，具有抗角质形成细胞增生、诱导角质形成细胞分化及抑制炎症细胞趋化的作用。仅适用于治疗慢性斑块状银屑病。

（二）西医全身系统治疗寻常型银屑病

1. 抗生素

适用于伴有扁桃体炎或咽峡炎的急性点滴型银屑病，或发病前有上呼吸道感染的银屑病患者。

（1）红霉素

红霉素阻断细菌蛋白质的合成，对革兰阳性菌和部分革兰阴性菌有较强的抗菌作用。可用于因细菌感染所诱发的急性点滴状银屑病。

（2）青霉素

通过抑制细菌细胞壁合成而发挥杀菌作用。适用于因链球菌感染所诱发的急性点滴状银屑病。

2. 维生素类

维生素是机体维持正常代谢和功能所必需的一类低分子有机化合物。

（1）维生素 C

银屑病表现为表皮细胞生长加快，表皮细胞的有丝分裂指数增加。cAMP 的分解活性酶，即磷酸二酯酶的活性增加，可加速 cAMP 的分解，降低 cAMP 含量，引起表皮角质形成细胞过度增生。维生素 C 可通过参与肾上腺素的合成，激活腺苷环化酶，增加 cAMP 的生成；还可抑制磷酸二酯酶的活性，使 cAMP 的分解失活受阻，间接地增加 cAMP 的含量，以达到治疗的目的。适用于银屑病的辅助治疗。

（2）维生素 E

有抗氧化作用，使细胞、神经、肌肉免受自由基损伤；保护红细胞免于溶血，维持神经、肌肉的正常发育与功能；改善微循环；亦可能为某些酶系统的辅助因子。与维 A 酸类合用，可增加维 A 酸的吸收，并减少后者的不良反应。适用于银屑病的辅助治疗。

（3）叶酸

银屑病的发病机理与皮疹的形成，主要是由于表皮细胞的生长加快，表皮细胞的有丝分裂指数增加。叶酸能参与广泛生化代谢过程，特别是对 DNA 的合成与细胞分裂增殖起到重要作用。可补充银屑病患者细胞分裂代谢增快引起的血清叶酸水平降低。适用于寻常型银屑病的辅助治疗。

3. 维甲酸类药物

（1）依曲替酯（阿维 A 酯、tigason）

以全反式维甲酸的药物前体形式发挥作用，具有促进上皮细胞分化及角质溶解作用，不良反应较小。适用于严重的慢性斑块型、红皮病型、脓疱型银屑病，尤以对脓疱型银屑病效果更佳。

（2）依曲替酸（阿维 A 酸、阿维 A）

依曲替酸是阿维 A 酯在体内的活性代谢产物，生物活性强，疗效与阿维 A 酯相当，长期使用蓄积作用小，不良反应较阿维 A 酯轻。可使银屑病表皮细胞的增殖、分化及异常角化趋于正常。适用于红皮病型、脓疱型及严重的慢性斑块型银屑病。是红皮病型及脓疱型银屑病的首选用药。

（3）芳维 A 酸乙酯

芳维 A 酸乙酯可抑制角化过度，并具有角质溶解作用，使角化过程趋向正常，诱导细胞分化，抑制炎症反应和免疫反应。可用于对阿维 A 酸抵抗的严重患者，包括寻常型及关节型银屑病。

（三）窄谱中波紫外线（NB-UVB）光疗治疗寻常型银屑病

311nm 窄谱中波紫外线 UVB（NB-UVB）的通过诱导 T 细胞凋亡，引起强单一性的细胞毒性，能够透达真皮并在不导致皮肤灼伤的情况下释放出更多的能量；并使朗格汉斯细胞抗原呈递细胞功能受到抑制，使朗格汉斯细胞骨架和形态改变及表面标志丧失；还可明显抑制淋巴细胞增殖，降低 IL-2、IL-10、IFN-γ 等细胞因子的含量，从而对银屑病发挥治疗作用。

（四）中西医结合治疗寻常型银屑病

银屑病进行期辨证为血热证，发病急骤，新生点状皮疹迅速出现，旧有皮疹迅速扩大，皮疹鲜红，鳞屑较多，易于剥离，可见点状出血，同形反应常见，瘙痒相对较著，常伴有心烦易怒、口干舌燥、咽喉肿痛，便秘溲赤等全身症状。舌质红或绛，苔白或黄，脉弦滑或数。银屑病静止期表现以鳞屑干燥为主要特点时辨证为血燥证，病程日久，皮疹颜色淡红，皮肤干燥、脱屑。舌质淡红苔薄白或少，脉细或缓。银屑病静止期表现以浸润较著为主要特点时辨证为血瘀证，表现为大小不等的丘疹和斑块，皮疹红或暗红，较为肥厚、干燥，鳞屑或多或少。舌质红或有瘀斑，苔白或黄，脉弦或缓或涩。

北京中医医院皮肤科王萍、孙丽蕴等在应用窄谱中波紫外线（NB-UVB）光疗的基础上配合中药治疗，酌情加入白鲜皮、苦参、地肤子等清热止痒之药及沙参、麦冬、玄参等清热养阴之药，患者自觉干燥症状可有改善。

北京中医医院皮肤科王倩等以中药内服联合中药熏蒸的方法治疗寻常型银屑病，产生的蒸汽直接接触患者皮损部位，具有透皮吸收的作用；中药熏蒸疗法具有温热作用，可以改善局部的血液循环，促进炎症消退；熏蒸还可以促使鳞屑软化并清除；调节银屑病皮损处上皮细胞的异常角化及加快细胞功能恢复。与单纯口服中药相比，疗程仅 1 个月，PASI 评分及各单项分值均有显著降低。可以有效缩短银屑病的疗程，并有效避免内服药物的不良反应，如胃肠刺激、肝肾毒性等。

二、红皮病型银屑病、泛发性脓疱病型银屑病、关节病型银屑病等重症银屑病的中西医结合治疗

（一）西医全身系统治疗红皮病型银屑病、泛发性脓疱病型银屑病、关节病型银屑病等重症银屑病

1. 维甲酸类药物

（1）**依曲替酯**（阿维 A 酯、tigason）

该药以全反式维甲酸的药物前体形式发挥作用，具有促进上皮细胞分化及

角质溶解作用，不良反应较小。适应于严重的慢性斑块型、红皮病型、脓疱型银屑病，尤以对脓疱型银屑病效果更佳。

(2) 依曲替酸（阿维 A 酸、阿维 A）

此为阿维 A 酯在体内的活性代谢产物，生物活性强，疗效与阿维 A 酯相当，长期使用蓄积作用小，不良反应较阿维 A 酯轻。可使银屑病表皮细胞的增殖、分化及异常角化趋于正常。适应于红皮病型、脓疱型及严重的慢性斑块型银屑病。是红皮病型及脓疱型银屑病的首选用药。

2. 免疫抑制剂

(1) 甲氨蝶呤（MTX）

甲氨蝶呤通过抑制二氢叶酸还原酶，使二氢叶酸不能变成四氢叶酸，从而致胸腺嘧啶和嘌呤核苷酸生成障碍，导致 RNA、DNA、蛋白质合成障碍，抑制银屑病表皮细胞分裂、增殖；还具有抗炎及免疫抑制的作用。仅限于治疗严重的顽固性银屑病（皮损面积 >40%）、对其他传统治疗无效的银屑病，或由于特殊情况不适合应用其他传统治疗方法，及严重毁形性关节型银屑病和广泛分布的红皮病型、脓疱型银屑病。

(2) 巯唑嘌呤

巯唑嘌呤可干扰嘌呤代谢，阻断次黄嘌呤转变为腺嘌呤核苷酸及鸟嘌呤核苷酸，进而抑制细胞 DNA、RNA 及蛋白质的合成，产生细胞毒作用；通过抑制 T 淋巴细胞和 B 淋巴细胞的免疫功能，减少皮肤中朗格汉斯细胞和其他抗原呈递细胞的数量和亲和力，以增强免疫抑制功能。可用于甲氨蝶呤治疗无效者。

(3) 雷公藤多苷

雷公藤多苷具有免疫抑制作用，可抑制细胞免疫及体液免疫；通过拮抗炎症介质的释放，发挥抗炎作用；还可降低血液黏度，抑制血小板聚集以改善微循环。适用于严重类型的银屑病。

(4) 环孢菌素 A

环孢菌素 A 通过阻止胞质钙调磷酸酶的活化，抑制 IL-2 的产生和 T 细胞的活化，降低中性粒细胞趋化性，具有免疫调节作用。可用于常规治疗方法无效的严重寻常型、关节型、脓疱型及炎症明显的红皮病型银屑病。

（5）麦考酚酯（Mycophenolatemofetil，cellcept，霉酚酸酯，骁悉）

高效、选择性、非竞争性、可逆性的嘌呤合成抑制剂。可选择性地抑制 T、B 淋巴细胞的增殖，从而抑制 B 淋巴细胞抗体的形成和细胞毒性 T 淋巴细胞的分化；及抑制新血管的形成、黏附因子的表达等，阻断炎症细胞的浸润。适用于常规治疗方法无效的重症银屑病。

3. 糖皮质激素

糖皮质激素通过抑制中性粒细胞向炎症部位的趋化及抑制其吞噬和消化病原体的功能；稳定溶酶体膜，阻止水解酶的释放；抑制巨噬细胞向淋巴细胞递呈抗原，抑制淋巴细胞增殖和细胞因子产生等，发挥抗炎、抗过敏、免疫抑制的作用。还可抑制表皮细胞的 DNA 合成，遏制表皮细胞的过度增生，起到治疗银屑病的作用。

但如单纯应用，减量或停药后即可引起病情复发，再次控制则需加大剂量；周而复始，致用药量逐渐增大，副作用及合并症的危险性亦增加，最后导致严重后果。

因停用糖皮质激素后，皮疹可加重、反跳，甚至诱发严重类型的银屑病，故尽量不予应用。如系统应用，则需严格掌握适应证。仅用于红皮病型、急性泛发型脓疱型银屑病，在高热及中毒症状等严重情况下，且其他药物治疗禁忌、失败时；并需与其他相关药物配合应用。

4. 生物制剂

目前针对银屑病免疫发病机制中的某些关键步骤，研制出了不少具有靶位特异性的生物制剂，多数显示出良好的应用前景。就生物类型而言，主要有单克隆抗体、融合蛋白、重组人源细胞因子或生长因子等。就病因而言，主要有促使 T 细胞凋亡的阿法西普（elefacept，阿法赛特）；抑制 T 细胞活化或减少 T 细胞迁移的依法珠单抗（efalizumab，依法利珠单抗）；肿瘤坏死因子 -α（TNF-α）拮抗剂，如依那西普（etanercept）、英利昔单抗（infliximab，英夫利西单抗、英夫利昔单抗）、阿达木单抗（adalimumab）、戈利木单抗

（golimumab）、赛妥珠单抗（certolizumab）等；IL-12/IL-23拮抗剂，如优特克单抗（ustekinumab，乌司奴单抗、优斯它单抗）、布雷奴单抗（briakinumab，ABT-874）等。其中依那西普、英夫利昔单抗、阿达木单抗、阿法西普和优特克单抗是经FDA批准应用的5种生物制剂，主要适用于中至重度银屑病的治疗。IL-17受体拮抗剂如secukinumab、ixekizumab、brodalumab等也都进入第3阶段临床试验，目前是安全的；其他如JAK抑制剂托法替尼、磷酸二酯酶4（PDE4）抑制剂阿普司特对银屑病病情都有改善作用，目前仍在研究当中。

（二）中西医结合治疗红皮病型银屑病、泛发性脓疱病型银屑病、关节病型银屑病等重症银屑病

1. 中西医结合治疗红皮病型银屑病

红皮病型银屑病中医辨证为毒热炽盛证，因火热炽盛为毒，入于营血，煎灼肌肤而见周身皮肤弥漫潮红、浸润、水肿，大量脱屑或伴有渗出，常伴发热、烦躁、便秘、溲赤。舌质红绛苔黄，脉弦数。

北京中医医院皮肤科王萍、杨岚、王禾等治疗本病时辨证分2型。毒热炽盛证，治宜凉血解毒、活血除湿；阴虚血瘀证治宜滋阴活血、清解余毒。治疗后患者皮损面积、红斑、浸润、鳞屑较治疗前有不同程度改善。发热症状自治疗3~5天时开始改善，治疗7~10天体温基本恢复正常。实验室检查：白细胞增高者11例，中性粒细胞增高者13例，考虑与存在感染病灶有关；嗜酸性粒细胞增高者10例，与机体处于敏感状态有关，经治疗后恢复正常。总蛋白或/和白蛋白降低者12例，经治疗后正常。并对毒热炽盛型配合清开灵和鱼腥草注射液静点以加强清热解毒之功，血虚阴伤或血瘀型配合丹参注射液静点以加强养血活血之功。结果：82例中痊愈34例（41.5%），好转48例（58.5%）。平均疗程80天。

2. 中西医结合治疗泛发性脓疱病型银屑病

泛发性脓疱型银屑病是银屑病中较重的一个类型，病情严重、治疗困难、容易复发，严重影响患者的生活质量和生命。中医辨证为脓毒证，在水肿、灼热的潮红斑片上可见密集的粟粒大小脓疱，伴寒战高热、烦躁、大便秘结、小便短赤。舌质红苔黄腻或有沟纹，脉弦滑数。

北京中医医院皮肤科周冬梅对泛发性脓疱型银屑病 29 例进行临床分析表明，病情进展期辨证为湿毒蕴肤，以清热除湿、凉血解毒为法，方用解毒凉血汤加减；用水牛角、生地、白茅根、槐花、紫草、丹参清营凉血；土茯苓、苦参除湿解毒；金银花、连翘清热解毒；竹叶透营转气。病情恢复期或迁延期辨证为阴虚血热、湿毒未尽，以养阴清热、祛湿解毒为法；用南北沙参、石斛养阴；赤芍、生地清热凉血；金银花、蒲公英、板蓝根、草河车、白花蛇舌草清热解毒；薏苡仁除湿；土茯苓除湿解毒。经治疗体温正常，脓疱消退，红斑皮损消退，疗效较好，不良反应小，有报道远期效果亦好于西药治疗，在临床可作为首选。病情较重者，可加用免疫抑制剂，如雷公藤等。

刘蠡等在清热除湿、凉血解毒为法，方选解毒凉血汤加减的基础上，同时对患者均予西药补液配合治疗，并对其中高热患者以消炎痛片（25mg/ 次）口服或消炎痛栓（ 25mg/ 次）纳肛等方法对症的中西药联合的办法进行治疗，取得了良好的疗效。

3. 中西医结合治疗关节病型银屑病

关节病型银屑病，皮疹或轻或重，但病情变化与关节症状的轻重相平行。初期关节红肿热痛，后期畸形弯曲，多侵犯远端指趾关节。舌质红苔腻，脉弦滑。

关节症状按痹证辨证，北京中医医院皮肤科王禾、杨慧敏、王萍观察急性期多以风湿热痹为主，治以清热解毒除湿；中后期辨证为寒湿痹阻，治以温经散寒、解毒通络或养血活血、滋补肝肾、通络止痛；35.3% 的患者以单纯中药治疗取得满意疗效。一般 2~3 周皮损开始消退，关节症状有所缓解，如发热不退或关节症状不缓解的，加用消炎镇痛药或和雷公藤多苷。如皮损不缓解，关节疼痛持续甚至加重，为防止病情恶化及延缓关节组织的破坏，应联合应用 MTX，获效即减量并定期监测其毒副作用。

三、中西医结合治疗银屑病的优势和特色

银屑病是一种慢性、复发性疾病，病因和发病机制尚不清楚，目前仍以改善临床症状、延长缓解期、减少复发为目的。

在中西医治疗优化方案选择时应权衡利弊，既要考虑疗效，又要考虑可能

出现的毒副作用。要根据病情不同而定，综合分析患者的临床证型、病期、皮损面积、严重程度、体质、既往治疗等因素，采用中医或中西医结合治疗银屑病的方案，以达到安全有效、复发率低和改善患者的生活质量的目的。

（王萍　孙丽蕴）

第五节　理血解毒中药治疗寻常型银屑病的系统评价

　　银屑病是一种以皮肤为主要表现的常见、慢性、炎症性的多系统疾病，本病基本皮肤损害为红斑基础上覆有多层银白色鳞屑，银屑病在自然人群中的发生率为 0.1%~11.8%，不同人群存在差异。本病病程较长，病情易反复，缠绵难愈，严重时皮损泛发全身，伴大量脱屑、干燥、肥厚、瘙痒难耐，且由于其发病年龄较早，大多数患者在 40 岁之前发病，病情易反复，常伴随患者一生，因此本病给患者和社会带来较大的影响。

　　寻常型银屑病，中医称为"白疕"，病机为"血分蕴毒"，临床治疗多采用"从血论治""理血解毒"的原则，取得了一定的疗效。血分论治将银屑病分为血热、血燥、血瘀三型，治疗分别为凉血、养血、活血为主，根据血分蕴毒病机，在银屑病的治疗中金银花、连翘、大青叶等清热解毒药物的使用也很常见，在中医药被广泛应用于寻常型银屑病的治疗过程中，形成了大量的临床研究文献，尽管中医治疗银屑病应用广泛、临床试验繁多，但目前仍缺乏科学规范、循证医学证据等级高、符合中医特点的临床研究证据。因此，本研究以理血解毒为主旨，对目前中药治疗寻常型银屑病患者的随机对照试验（randomized controlled trials，RCTs）进行评价，以期客观评价理血解毒中药治疗寻常型银屑病的疗效和安全性。

一、资料与方法

（一）资料来源

　　以"SU= 银屑病 OR SU= 白疕 OR SU= 牛皮癣 OR AB= 银屑病 OR AB= 白疕 OR AB= 牛皮癣 OR KY= 银屑病 OR KY= 白疕 OR KY= 牛皮癣）AND（FT= 中

医 OR FT= 中药 OR FT= 中西医）AND FT= 随机 NOT（TI= 小儿 OR TI= 儿童 OR TI= 患儿 OR TI= 幼儿 OR TI= 新生儿 OR TI= 鼠 OR TI= 犬 OR TI= 兔"为检索式检索中国期刊全文数据库（CNKI）。

以"M=（银屑病 + 白疕 + 牛皮癣）+R=（银屑病 + 白疕 + 牛皮癣）*U=（中医 + 中药 + 中西医）*U= 随机 –T= 小儿 –T= 儿童 –T= 患儿 –T= 幼儿 –T= 新生儿 –T= 鼠 –T= 犬 –T= 兔"为检索式检索中文科技期刊全文数据库（VIP）。

以"主题 = 银屑病 or 主题 = 白疕 or 主题 = 牛皮癣）*（中医 or 中药 or 中西医）* 随机 ^ 题名 = 小儿 ^ 题名 = 儿童 ^ 题名 = 患儿 ^ 题名 = 幼儿 ^ 题名 = 新生儿 ^ 题名 = 鼠 ^ 题名 = 犬 ^ 题名 = 兔"为检索式检索万方数据库。

各个数据库检索时间范围均为从该数据库最早收录时间到 2016 年 12 月。

（二）文献纳入排除标准

1. 纳入标准

1）研究对象：初发和复发的寻常型银屑病患者，其诊断符合《临床皮肤病学》（南京科学技术出版社，2001）和《临床诊疗指南—皮肤与性病分册》（人民卫生出版社，2006）的标准。

2）干预措施：对照组为非中药、非外治法的治疗手段，常规给予甲氨蝶呤、迪银片、阿维 A 胶囊、复方氨肽素片等；试验组采用中药汤药治疗且汤药中血分类药物、解毒类药物各不少于 3 种或者不少于全部药物种数的 30%，药物功效的判断、分类以普通高等教育中医药类规划教材《中药学》第 6 版为参考。

3）结局指标：包括 PASI 评分、中医症状改善等。

4）研究类型：包括 RCTs、半随机对照试验（quasi–RCT），且不受语种及发表限制，无论是否采用盲法。

5）各文献报告基线数据完整，有观察人数、随访时间等指标。

6）试验组 / 对照组的样本量均≥ 30 例。

2. 排除标准

1）不相关的文献和重复的文献，凡是重复收录的，仅保留发表年份新近的、样本量较大的且信息全面的一篇。

2）其他药物或管理模式以及中药汤药联合其他药物治疗方面的文献。

3）动物实验、体外细胞试验等基础研究。

（三）文献质量评价和信息提取

纳入文献的质量按照 Cochrane Reviewer's Handbook 5.0 评价标准条目和工具进行评价。文献信息提取时，由两位评价者独立完成。不一致的地方则由第三位评价者进一步确定。使用自拟资料提取表提取资料。提取的主要信息包括：研究的一般情况、两组病人的基线情况和疾病状况、试验干预措施、主要结局测量指标、文献质量情况。整个过程使用 Noteexpress2 和 Epidata3.1 软件进行。

（四）数据整理与分析

利用 Excel2010 对 Epidata3.1 导出的所有数据进行整理，采用 Cochrane 协作网提供的 RevMan5.1 软件进行 Meta 分析。计数资料采用比值比（odds ratio，OR）为疗效分析统计量，各效应量分别给出 95%CI 估计，计量资料采用均数差（MD）及其 95%CI 表示。各纳入研究结果间的异质性检验用 χ^2 检验。当各研究间有统计学和临床同质性时（$P>0.1$，$I^2<50\%$），采用固定效应模型进行合并分析；反之则分析其异质性来源，对可能导致异质性的因素进行亚组分析，若研究间存在统计学异质性而无临床异质性或差异无统计学意义时，可采用随机效应模型进行分析，如果组间异质性过大或存在明显临床异质性时，采用描述性分析。

二、结果

（一）文献筛选结果

初检中文文献筛出中药治疗银屑病文献：CNKI 数据库 3008 篇、中文科技期刊全文数据库（VIP）738 篇、万方数据库 993 篇，各库合并并排除重复文献，剩余 3196 条。阅读全文最终纳入 42 篇文献，均为中文文献。文献筛选流程见图 1-3。

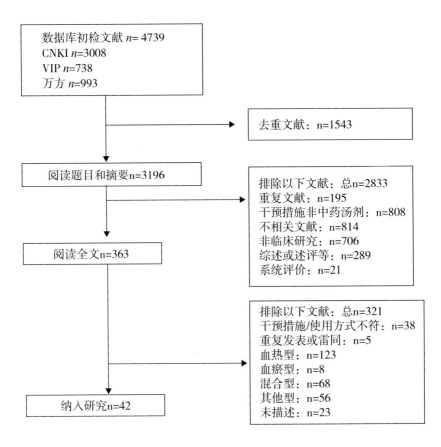

图 1-3　文献筛选流程图

（二）纳入研究的一般特征

42 个研究共纳入 4884 例受试者，试验组和对照组分别为 2640 例和 2244 例，最大样本量为 312 例，最小为 60 例，33 个研究与西药进行对照，9 个研究在西药的基础上加入中药方剂。详见表 1-11。

表 1-11　纳入研究基本特征表

纳入文献	样本量（T/C）	年龄（平均）（岁）	性别（男/女）	药物名称	药物组成	对照药	用药疗程	观察指标
马学伟 2009	80/40	T:13-68（43）C:15-66（47）	T:43/37 C:23/17	克银一号方	紫草、水牛角、红藤、蜈蚣、全蝎、赤芍、牡丹皮、当归、山豆根	阿维A胶囊	3 个月	3 个月有效率、EGF（表皮生长因子）
钱卫东 2014	38/36	3-38（23.1±2.6）	43/31	凉血润肤汤	赤芍、白鲜皮、生地黄、丹参、防风、蒺藜、土茯苓、大青叶、生地黄、生槐花、龙葵、牡丹皮、白茅根、甘草	阿维A胶囊	未提及	有效率

续表

纳入文献	样本量（T/C）	年龄（平均）（岁）	性别（男/女）	药物名称	药物组成	对照药	用药疗程	观察指标
董建平 2014	56/56	T:18-67 C:19-62	T:32/24 C:31/25	自拟方	金银花、白花蛇舌草、威灵仙、刺蒺藜、紫草、蝉衣、地龙、当归、牡丹皮、半夏、陈皮、黄连、厚朴	雷公藤多苷片、甲氨蝶呤	未提及	有效率
梁育 2015	30/30	T:14-60 （34.28±10.26） C:11-55 （33.46±10.12）	T:16/14 C:18/12	土茯苓青黛汤	土茯苓、青黛、金银花、甘草、菝葜、山豆根、贯众、紫草、地锦草、全蝎、蜈蚣、地骨皮、牡丹皮	迪银片	1个月	1个月有效率、PASI评分、TNF-α、AEGF
谢韶琼 2012	42/30	T:16-67（41.5） C:17-65（36.5）	T:22/20 C:16/14	凉血润肤汤	龙葵、生地黄、大青叶、土茯苓、白茅根、生槐花、牡丹皮、甘草	阿维A胶囊	12周	3个月有效率、PASI评分
马万里 2012	52/51	T:18-72 （39.04±18.58） C:18-74 （40.67±13.64）	T:28/24 C:26/25	银屑病方	土鳖虫、丹参、白花蛇舌草、青黛、生地黄、甘草	迪银片	12周	3个月有效率、PASI评分、血液流变学
薛芹 2012	60/60	T:21-66 （42±11.7） C:24-70 （44±12）	T:35/25 C:36/24	银屑合剂	金银花、野菊花、紫草、蒲公英、丹参、牡丹皮、白茅根、甘草、大黄、黄连	迪银片	12周	3个月有效率
王少英 2014	69/69	T:17-69 （38.8±2.9） C:15-71 （39.4±3.1）	T:34/35 C:32/37	凉血润肤汤	土茯苓、白茅根、大青叶、生槐花、生地黄、龙葵、甘草、牡丹皮	阿维A胶囊	12周	3个月有效率
李忠信 2004	40/40	T:12-55（36） C:12-56（35.5）	T:28/12 C:30/10	养血祛风汤+甲氨蝶呤	当归、生地黄、白芍、荆芥穗、金银花、紫草、白鲜皮、蝉蜕、乌梢蛇、川芎、甘草	甲氨蝶呤	1个月	1个月有效率
王雪林 2011	55/46	T:19-57 （35±10.2） C:19-59 （36.42±11.18）	T:30/25 C:29/17	银屑1号方+雷公藤多苷片	土茯苓、板蓝根、大青叶、白花蛇舌草、半边莲、蜂房、川芎、泽泻、车前草、地肤子、白鲜皮、生地黄、牡丹皮、紫草、大黄、甘草	雷公藤多苷片	1个月	1个月有效率、PASI评分
宋宪 2005	48/30	T:57-76 （65.3±6.22） C:59-80 （66.7±7.37）	T:21/27 C:13/17	蓝川清热合剂	板蓝根、白茅根、生地黄、紫草、丹参、赤芍、川芎、土茯苓、白花蛇舌草、乌梢蛇、白鲜皮、甘草	维A酸片	2个月	2个月有效率、半年复发率、1年复发率、PASI评分、血液流变
王亚斐 2007	132/126	T:-（32.1±6.6） C:-（38.4±5.9）	T:68/64 C:67/59	凉血活血汤加减	生槐花、白茅根、生地黄、紫草根、牡丹皮、茜草根、丹参、鸡血藤、板蓝根、白鲜皮	迪银片	2个月	2个月有效率、PASI评分

纳入文献	样本量（T/C）	年龄（平均）（岁）	性别（男/女）	药物名称	药物组成	对照药	用药疗程	观察指标
叶正明 2008	56/56	T:8-65 C:9-68	T:38/18 C:36/20	治血消银汤	生地黄、紫草、赤芍、牡丹皮、当归、川芎、红花、桃花、乌梢蛇、白蒺藜、金银花、土茯苓	复方氨肽素片	2个月	2个月有效率
何英 2010	62/62		T:38/24 C:36/26	消银I号方	生地黄、白茅根、白花蛇舌草、赤芍、牡丹皮、紫草、茜草、土茯苓、生槐花、白鲜皮	复方氨肽素片	2个月	2个月有效率、PASI评分
马民凯 2012	41/37	T:28-66（45.3）C:26-68（44.8）	T:23/18 C:21/16	凉血解毒汤	生槐花、白茅根、紫草、赤芍、生地黄、牡丹皮、丹参、板蓝根、大青叶、金银花、连翘、白鲜皮	迪银片	2个月	2个月有效率
才吉甫 2013	52/51	T:14-62（31.9）C:13-64	T:34/18 C:32/19	自拟紫丹消银汤	紫草、丹参、土茯苓、萆薢、黄柏、连翘、苦参、白花蛇舌草、薏苡仁、生地黄、茯苓	阿维A胶囊	2个月	2个月有效率、PASI评分
张保恒 2014	36/36	T:17-60（33.5）C:16-60（35.3）	T:21/15 C:19/17	清肺凉血汤+阿维A	水牛角粉、生地黄、赤芍、牡丹皮、当归、白鲜皮、鸡血藤、土茯苓、紫草、金银花	阿维A	2个月	2个月有效率、1个月PASI评分、2个月PASI评分
许荣生 2015	40/40	T:45-75（58.6±8.8）C:45-74（59.8±9.3）	T:23/17 C:19/21	凉血解毒汤	水牛角、生地黄、牡丹皮、赤芍、当归、川芎、荆芥、防风、白花蛇舌草、丹参、鸡血藤、紫草、白鲜皮、金银花、甘草	阿维A胶囊	2个月	2个月有效率、PASI评分、症状严重程度评分、IL-8
查旭山 2006	136/70	T:8-70（39）C:10-65（37.5）	T:95/41 C:49/21	中药方+开瑞坦+雷公藤多苷片	土茯苓、板蓝根、大青叶、紫草、牡丹皮、白花蛇舌草、半边莲、蜂房、川芎、泽泻、车前草、地肤子、白鲜皮、甘草	开瑞坦+雷公藤多苷片	3个月	3个月有效率、半年复发率、1年复发率
贺爱娟 2010	30/30	T:18-70（36.75±6.45）C:19-70（36.89±9.89）	T:18/12 C:16/14	消疕汤	黄芩、生地黄、金银花、连翘、乌梢蛇、蜂房、桃仁、红花	阿维A胶囊	3个月	3个月有效率、1个月PASI评分、2个月PASI评分、3个月PASI评分
马学伟 2011	40/40	T:12-65（35.3）C:11-61（37.8）	T:22/18 C:23/17	克银一号方	紫草、赤芍药、生地黄、红花、当归、全蝎、水牛角粉、蜈蚣、大血藤、黄芩、连翘	阿维A胶囊	3个月	3个月有效率、IL-2、IL-2R、TNF u
彭宏霞 2014	43/43	25-70（51.4±4.2）	45/41	凉血解毒汤	生槐花、板蓝根、土茯苓、大青叶、白茅根、山豆根、紫草、赤芍、生地黄、牡丹皮、丹参、金银花、白鲜皮、连翘	迪银片	3个月	3个月有效率、PASI评分

续表

纳入文献	样本量（T/C）	年龄（平均）（岁）	性别（男/女）	药物名称	药物组成	对照药	用药疗程	观察指标
崔存柱 2015	61/61	T:20-70（38.4±0.8）C:20-70（38.5±0.7）	T:32/29 C:31/30	银屑病方	丹参、白花蛇舌草、土鳖虫、生地黄、青黛、甘草	阿维A胶囊	3个月	3个月有效率、PASI评分、全血高切黏度、全血中切黏度、全血低切黏度
杜文齐 2015	31/30	23-59（42±7.4）	36/25	中药	白花蛇舌草、丹参、苦参、水牛角、土茯苓、生地黄、金银花、黄芩、大青叶、牡丹皮、槐花、赤芍	阿维A酸	3个月	3个月有效率、半年复发率
杨明 2016	50/50	19-74（41.5±11）	58/42	银屑病方	丹参、生地黄、白花蛇舌草、青黛、土鳖虫、甘草	阿维A胶囊	3个月	3个月有效率
于霞 2011	64/40		T:38/26 C:21/19	凉血消银合剂	槐花、生地黄、紫草、赤芍、白茅根、丹参、鸡血藤、大青叶、土茯苓、白鲜皮、重楼、野菊花、黄药子	迪银片	4周	1个月有效率
丁英洁 2013	30/30	T:14-65（54.32±2.15）C:13-66（52.32±3.41）	T:12/18 C:16/14	牛皮癣2号汤	金银花、板蓝根、紫草、白茅根、生地黄、茜草根、牡丹皮、天花粉、土茯苓、桃仁、红花、乌梅、白鲜皮	阿维A	4周	PASI评分
游嵘 2016	80/70	16-63	85/65	清热化斑方	土茯苓、槐花、板蓝根、蜂房、地肤子、白鲜皮、生地黄、乌梢蛇、威灵仙、甘草	复方甘草酸苷胶囊	4周	1个月有效率、3个月复发率、6个月复发率、9个月复发率、1年复发率
李文雪 2005	80/80	T:18-57 C:19-56	T:52/28 C:50/30	消疕汤+维胺脂胶囊	首乌、连翘、紫草、牡丹皮、白鲜皮、生地黄、大青叶、金银花、丹参、栀子、当归、甘草	维胺脂胶囊	6周	6周有效率
王朋军 2015	40/40	T:16-56 C:19-46	T:23/17 C:27/13	自拟消银汤	土茯苓、生槐米、紫草、茜草、板蓝根、生地黄、白茅根、赤芍、当归、丹参、鸡血藤、白花蛇舌草、蒲公英、车前草	雷公藤多苷片+复方甘草酸苷片	6周	6周有效率、PASI评分
许庆涛 2005	30/30	18-65（38）	29/31	消银汤+迪银片	生地黄、生黄芪、当归、赤芍、川芎、淫羊藿、麦冬、白花蛇舌草、菝葜、金银花、乌梢蛇、土茯苓	迪银片	8周	2个月有效率
于群策 2008	46/42	T:23-56（33.5）C:22-58（32.8）	T:31/15 C:26/16	清热凉血汤	赤芍、生地黄、紫草根、丹参、大青叶、金银花、知母、苦参、马齿苋、莪术、牡丹皮、土茯苓	阿维A胶囊	8周	2个月有效率、IFN-γ、IL-2、IL-4、IL-6、IL-10

续表

纳入文献	样本量（T/C）	年龄（平均）（岁）	性别（男/女）	药物名称	药物组成	对照药	用药疗程	观察指标
石丽莉 2008	105/36	T:8-70（38.8）C:18-68（37.2）	T:65/40 C:22/14	凉血解毒汤	紫草、牡丹皮、赤芍、丹参、鸡血藤、生地黄、白茅根、土茯苓、槐花、板蓝根、玄参、熟大黄	迪银片	8周	2个月有效率、PASI评分、sVCAM-1
余冰 2008	160/80	T:16-63 C:16-65（40）	T:97/63 C:52/28	解毒消银饮	土茯苓、菝葜、乌梅、白花蛇舌草、蒲公英、黄柏、野菊花、生地黄、牡丹皮、赤芍、紫草、白鲜皮、鸡血藤、甘草	迪银片	8周	2个月有效率
杨世虎 2009	58/31	T:18-56（31.25）	T:35/23 C:19/12	凉血活血方	白茅根、生地黄、紫草根、茜草根、板蓝根、山豆根、熟大黄、羚羊角粉	复方氨肽素片	8周	2个月有效率
印利华 2010	162/150	T:13-62 C:18-70	T:87/75 C:79/71	清热凉血汤	土茯苓、金银花、草河车、白鲜皮、牡丹皮、赤芍、槐花、黄芩、北豆根	阿维A胶囊	8周	2个月有效率、PASI评分
黄东明 2010	60/60	T:18-60（45）C:19-55（43）	T:36/24 C:32/28	金菊消银合剂	土茯苓、茵陈、三棱、莪术、地黄、玄参、野菊花、蒲公英、紫花地丁、金银花、连翘、石膏	复方氨肽素片	8周	2个月有效率、PASI评分、IL-6、IL-8、TNF-α
郑笑涛 2011	60/60	T:18-68（42.1±14.6）C:19-70（42.3±15.4）	T:28/32 C:26/34	消银克疕汤+阿维A胶囊	水牛角粉、生地黄、牡丹皮、赤芍、土茯苓、苦参、白鲜皮、地肤子、紫草、蝉蜕、黄芩	阿维A胶囊	8周	2个月有效率、PASI评分
王连祥 2015	132/12	14-77	156/96	加味白虎汤+阿维A胶囊	生石膏、知母、生地黄、金银花、连翘、白鲜皮、苦参、乌蛇、蝉蜕、白蒺藜、赤芍、牡丹皮、甘草	阿维A胶囊	8周	2个月有效率
张彤 2015	63/65	T:21-40（31.29±0.04）C:19-43（29.22）	T:38/28 C:35/30	滋阴清热清风散	生地黄、牡丹皮、赤芍、麦冬、玄参、丹参、麻仁、大青叶、山豆根、白鲜皮、紫草、地肤子、苍耳子	阿维A胶囊	8周	2个月有效率
孙晓晖 2015	40/40	T:28-62（46.33±5.75）C:29-62（46.19±5.7）	T:23/17 C:25/15	自拟凉血止痒方+维胺脂胶囊	白茅根、苦参、生槐花、板蓝根、大青叶、赤芍、生地黄、牡丹皮、丹参、金银花、连翘	维胺脂胶囊	8周	2个月有效率、3个月复发率、6个月复发率、PASI评分、IL-2、IFN-γ、IL-4
王丽红 2016	50/50	T:22-32（27.2±5.2）C:21-33（27.3±6.2）	T:28/22 C:27/23	凉血润肤汤	土茯苓、大青叶、生地黄、赤芍、白鲜皮、丹参、防风、菝葜、槐花、龙葵、牡丹皮、白茅根、甘草	阿维A胶囊	未提及	有效率、肿瘤坏死因子-α、白介素-8

（三）质量评价

本系统评价纳入的原始研究文献质量普遍较低，42篇文献都描述了随机，但仅有5项研究采用了恰当的随机方法，1项为不恰当随机方法，1个研究报道了失访情况，所有研究均未报告分配隐藏、盲法。所有研究未报告是否有选择偏倚和其他偏倚来源。详见图1-4。

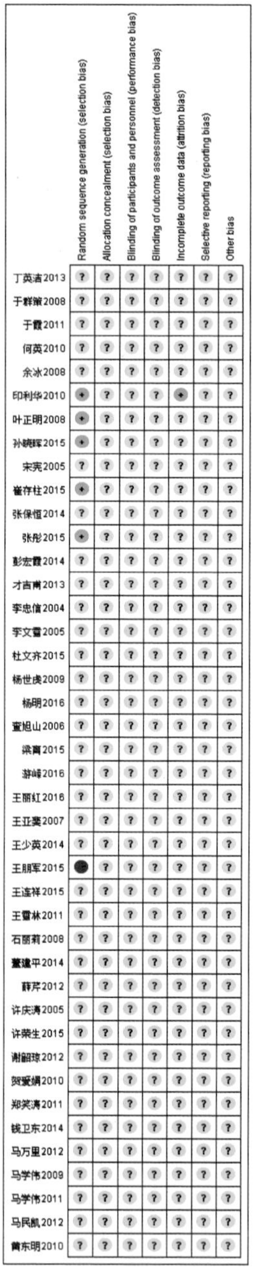

（四）有效性分析

1. 有效率

（1）中药联合西药 vs 西药

中药联合西药治疗文献总计9篇，所有研究均报告有效率，有效率分为1个月、2个月、3个月、6周，对它们分别进行亚组分析。各个时点的 I^2 均 <50%，采用固定效应模型进行合并。结果显示：两组患者在1个月、2个月、6周三个时间点差异均有统计学意义，合并结果显示 OR 及95%CI 分别为：6.90[1.70，28.09]、2.84[1.75，4.61]、12.15[2.72，54.17]。两组患者在 3 个月显示差异无统计学意义，OR 及95%CI 为1.31[0.57，2.96]。详见图1-5。

（2）中药组 vs 西药组

纳入研究33个，其中31个研究报告了有效率，共分为1个月、6周、2个月、3个月、未提及疗程的有效率五组，对它们分别进行亚组分析。各个时点的 I^2 均 <50%，采用固定效应模型进行合并。合并结果显示：除6周有效率的研究外，其余研究两组患者在四个时间点差异均有统计学意义，合并结果显示1个月、2个月、3个月、未提及疗程 OR 及95%CI 依次分别为3.87[2.29，6.54]、2.03[0.61，6.72]、2.47[1.95，3.13]、2.13[1.47，3.10]、2.59[1.15，5.86]。两组患者在6周有效率显示差异无统计学意义，OR 及95%CI 为2.03[0.61，6.72]。详见图1-6。

图 1-4 纳入研究的质量评价

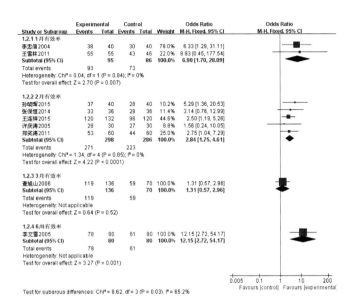

图 1-5 中药联合西药与西药组对比有效率分析森林图

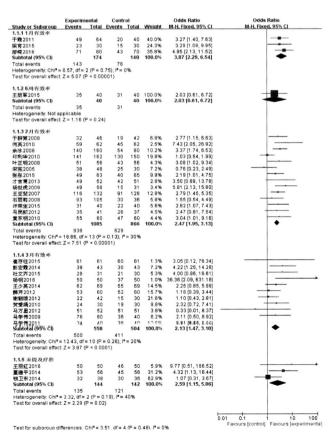

图 1-6 中药与西药组对比有效率分析森林图

2.PASI 评分

(1) 中药联合西药 vs 西药

5 个研究评价了 PASI 评分，按照用药疗程分为 1 个月、2 个月两组，对它们分别进行亚组分析。1 个月 PASI 评分的 $I^2 > 50\%$，采用随机效应模型进行合并。合并结果显示两组患者治疗前后差异均有统计学意义，OR 及 95%CI 分别为：−3.03[−4.16，−1.89]、−2.77[−3.65，−1.89]。详见图 1−7。

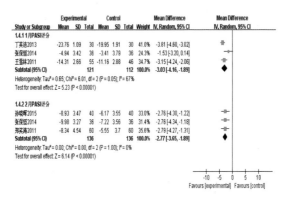

图 1−7　中药联合西药 vs 西药 PASI 评分森林图

(2) 中药组 vs 西药组

15 个研究评价了 PASI 评分，按照用药疗程分为 1 个月、2 个月、3 个月、6 周四组，对它们分别进行亚组分析。各个时点的 I^2 均 >50%，采用随机效应模型进行合并。合并结果显示：2 个月、3 个月 PASI 评分两组患者差异均有统计学意义，OR 及 95%CI 分别为：−2.56[−3.94，−1.18]、−2.17[−3.30，−1.04]。1 月、6 周 PASI 评分两组患者差异无统计学意义，合并结果显示 OR 及 95%CI 分别为：−1.52[−4.82，1.77]、0.98[−0.21，2.17]。详见图 1−8。

3.复发率

(1) 中药联合西药 vs 西药

2 个研究报告了复发率。按照随访时间分为 3 个月、6 个月、12 个月，对它们分别进行亚组分析。结果显示两组在 6 个月时复发率无统计学差异，OR 及 95%CI 为 0.11[0.01，1.52]。3 个月、12 个月时两组患者复发率差异有统计学意义，3 个月合并结果显示 OR 及 95%CI 为 0.14[0.04，0.45]，12 个月合并结果显示 OR 及 95%CI 为 0.38[0.15，0.97]。详见图 1−9。

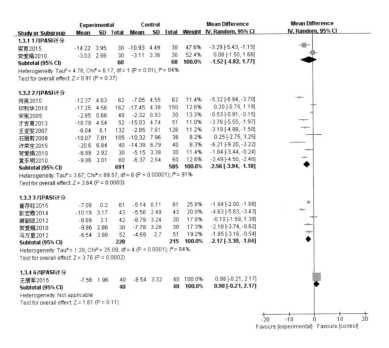

图 1-8　中药组 vs 西药组 PASI 评分森林图

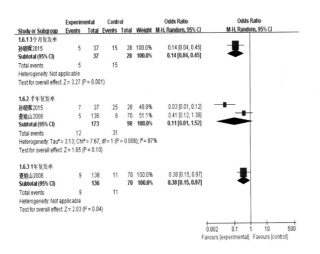

图 1-9　中药联合西药 vs 西药复发率森林图

（2）中药组 vs 西药组

3 个研究报告了复发率。按照随访时间分为 3 个月、6 个月、9 个月、12 个月四组，对它们分别进行亚组分析。结果显示 6 个月两组患者复发率差异有统计学意义，合并结果显示 OR 及 95%CI 为 0.18[0.06，0.56]。两组在 3 个月、9

个月、12个月时复发率无统计学差异，OR 及 95%CI 分别为 0.14[0.01，3.73]、0.71[0.14，3.48]、0.53[0.16，1.81]。详见图 1-10。

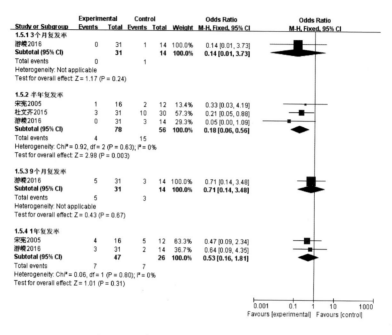

图 1-10　中药组 vs 西药组复发率森林图

（五）安全性分析

本系统评价对纳入的 42 个研究进行安全性分析，有 16 个研究未报道任何不良反应（adverse drug reactions，ADR），26 个研究报道有 ADR，但是未发现严重的 ADR。以阿维 A 为对照药物的研究总计 22 个，其中 16 个研究报道有 ADR，对照组 ADR 以口干、唇炎、皮肤干燥为主，4 例出现白细胞下降，1 例出现肝功异常，部分有血脂升高；治疗组则以胃肠不适较多，总体症状较轻，例数较少，ADR 发生率明显少于对照组。以迪银片为对照药物的研究总计 10 个，ADR 较少，对照组具体为唇炎 25 例、头痛 6 例、耳鸣 2 例、肝功异常 4 例、皮肤干燥脱皮 34 例、血脂增高 8 例，治疗组 ADR 为胃肠不适。以雷公藤多苷片为对照药物的研究总计 4 个，ADR 两组都以腹痛呕吐为主。以复方氨肽素片为对照药物的研究总计 4 个，对照组 ADR 以口干、唇炎、皮肤干燥、脱屑、瘙痒为主，总计 44 例，治疗组以食欲下降、腹泻为主，总计 8 例。ADR 报道详见表 1-12。

表 1-12 纳入研究不良事件报道情况

纳入文献	试验组例数	试验组 ADR	对照组例数	对照组 ADR
崔存柱 2015	61	5 例出现胃肠不适反应	61	22 例出现皮肤干燥，2 例血脂增高，3 例唇炎，1 例头疼
郑笑涛 2011	60	6 例出现轻度胃部不适，2 例出现轻度腹泻	60	10 例患者出现胃部不适和恶心呕吐，4 例出现白细胞下降
许庆涛 2005	30	10 例次口、唇干燥，7 例次皮肤干燥、脱屑，3 例次皮肤瘙痒，2 例次胃肠不适、1 例次转氨酶升高	30	29 例次口、唇干燥，25 例次皮肤干燥、脱屑，10 例次皮肤瘙痒、6 例次胃肠不适、2 例次转氨酶升高
印利华 2010	162	11 例服药 2~3 天出现腹泻	150	91 例服药后第 3~5 天开始出现轻至中度的口干、唇炎、皮肤干燥、瘙痒、掌跖脱屑、眼干，14 例肝酶升高，17 例血脂升高
宋宪 2005	48	1 例腹泻	30	口干 17 例，唇炎 1 例，皮肤干燥 9 例，皮肤瘙痒 5 例，三酰甘油升高 6 例，头痛 1 例
杜文齐 2015	31	1 例腹泻，1 例脱发	30	2 例口腔黏膜干燥，2 例脱发，2 例视力下降，3 例头痛
王雪林 2011	55	1 例患者乏力、恶心	46	3 例出现轻度头晕欲呕
王朋军 2015	40	2 例患者出现大便稀溏	40	1 例伴轻微腹痛
王亚斐 2007	132	5 例出现轻度腹泻	126	
贺爱娟 2010	30	5 例恶心，2 例食欲不振，2 例大便次数增多	30	6 例恶心，2 例食欲不振，37 例皮肤黏膜干燥，4 例血脂升高
何英 2010	62	6 例出现不良反应，主要为腹泻、饮食减少、月经减少等	62	22 例出现不良反应，主要为口干、唇干、面红、皮肤干燥、脱屑、瘙痒等
王少英 2014	69	7 例出现肠胃不适	69	6 例出现肠胃不适现象，同时还有 19 例出现口干舌燥与皮肤干燥现象，3 例为血脂增高
叶正明 2008	56	8 例出现不良反应，主要有头晕、饮食减少、腹胀、轻度腹痛等	56	22 例出现不良反应，主要为口干、唇干、面红、皮肤干燥、脱屑、瘙痒等症
王连祥 2015	132	口唇干燥不明显，无其他不良反应	120	大部分患者有口唇干燥、轻度脱皮
许荣生 2015	40	未出现明显不良反应	40	6 例轻微口干、胃肠不适，9 例皮肤瘙痒、脱屑
马学伟 2009	80	无	40	2 例患者出现不同程度的唇炎、结膜炎，3 例患者出现掌跖明显脱屑，2 例患者出现头痛、恶心，1 例患者用药 2 个月后出现肝功能异常（随访该患者停药 2 个月后复查肝功恢复正常）
谢韶琼 2012	42	胃肠不适 5 例	30	胃肠不适 3 例，皮肤、口唇干燥 21 例，血脂增高 1 例

纳入文献	试验组例数	试验组 ADR	对照组例数	对照组 ADR
钱卫东 2014	38	胃肠不适 1 例，皮肤干燥 2 例	36	口唇干燥 2 例，皮肤干燥 4 例，血脂增高 2 例，胃肠不适 1 例
马万里 2012	52	胃肠不适 5 例	51	唇炎 25 例，头痛 6 例，耳鸣 2 例，肝功异常 4 例，皮肤干燥脱皮 34 例，血脂增高 8 例
马学伟 2011	40	无	40	3 例出现不同程度的唇炎，7 例出现皮肤瘙痒、掌趾明显脱屑，2 例出现恶心、腹痛
杨明 2016	50	无	50	29 例出现皮肤干燥、唇炎
于霞 2011	64	无	40	3 例肠道反应
石丽莉 2008	105	无	36	部分患者出现口干、唇干、脱屑
薛芹 2012	60	无	60	未描述
张彤 2015	63	灼热、发烫 5 例，红斑加重 2 例，瘙痒加重 1 例	65	无
才吉甫 2013	52	无	51	17 例出现甘油三酯和胆固醇轻度升高

三、讨论

寻常型银屑病，临床分为血热、血燥、血瘀三型，各证型之间交错互化，在银屑病初期多见于血热证，随后出现血燥证，本病后期或静止期多见血瘀证。经过前期研究和总结，本课题组提出了银屑病"从血论治"的观点。从血论治，分为凉血、养血、活血三类，结合临床实际我们观察到在疾病的发生与治疗过程中，三个阶段往往无法明显区分，如当患者为血热证型时，以清热凉血为主，兼以养血、活血等，当患者为血瘀证型时，以活血化瘀为主，兼顾养血或者凉血，由此我们提出了理血的概念。通过查阅文献我们又发现在银屑病的治疗中除了凉血类中药的使用之外，解毒类中药的配伍应用也很广泛，而且临床治疗效果明显。在此基础上本研究提出了寻常型银屑病的治疗法则——理血解毒法。

针对理血解毒法，在进行系统评价前，我们对文献的纳入标准进行了规定，要求试验组必须采用中药汤药治疗，而且汤药中血分类药物、解毒类药物各不少于 3 种或者不少于全部药物种数的 30%；对药物功效的判断、分类也进行了明确规定，要求以普通高等教育中医药类规划教材《中药学》第 6 版为参考依据，在此基础上我们评价了理血解毒法对寻常型银屑病的效果。

从纳入文献质量方面来说，本系统评价纳入的原始研究文献质量普遍较低，虽然所有研究都描述了随机，但仅有 5 项研究采用了恰当的随机方法，1 项研究采用不恰当随机方法，为高风险，1 项研究报道了失访情况，所有研究均未报告分配隐藏、盲法。因纳入原始研究存在多种偏倚，使本研究结果的论证强度受到影响，故理血解毒法治疗寻常型银屑病的临床有效性仍需进一步的高质量临床试验研究予以证实。

本研究在评价理血解毒法治疗寻常型银屑病疗效时，纳入了有效率、PASI评分、复发率三类指标；分为两组，一组为单纯中药治疗与西药治疗进行对照，另一组为中药联合西药治疗与西药治疗进行对照。在以有效率为评价指标，中药联合西药 vs 西药组患者在 1 个月、2 个月、6 周三个时间点差异均有统计学意义，合并结果显示 OR 及 95%CI 分别为：6.90[1.70，28.09]、2.84[1.75，4.61]、12.15[2.72，54.17]。但是两组患者在治疗 3 个月时疗效差异无统计学意义。在中药组 vs 西药组有效率的研究中，两组在 6 周时无明显差异，在 1 个月、2 个月、3 个月时间点差异有统计学意义。

以 PASI 评分为评价指标进行分析，中药联合西药与西药组两组患者治疗前后差异均有统计学意义，OR 及 95%CI 分别为：-3.03[-4.16，-1.89]、-2.77[-3.65，-1.89]。中药组 vs 西药组合并结果显示：2 个月、3 个月 PASI 评分两组患者差异均有统计学意义，OR 及 95%CI 分别为：-2.56[-3.94，-1.18]、-2.17[-3.30，-1.04]。1 月、6 周 PASI 评分两组患者差异无统计学意义，合并结果显示 OR 及 95%CI 分别为：-1.52[-4.82，1.77]、0.98[-0.21，2.17]。

报道复发率的研究较少，中药联合西药 vs 西药组有 2 项研究涉及复发率，显示两组在 6 个月时复发率无统计学差异，OR 及 95%CI 为 0.11[0.01，1.52]。3 个月、12 个月时两组患者复发率差异有统计学意义。中药组 vs 西药组有 3 项研究报告了复发率，结果显示 6 个月时两组患者复发率差异有统计学意义，合并结果显示 OR 及 95%CI 为 0.18[0.06，0.56]。两组在 3 个月、9 个月、12 个月时间节点复发率无统计学差异。

以上合并分析结果表明，理血解毒法单独使用或者合用西药治疗寻常型银屑病，以有效率、PASI 评分做评价指标，中药组疗效优于西药组。在复发率的评价方面结果不一致，可能与纳入的文献少、质量低有关系，还需要更多临床试验的支持。

现代研究认为，寻常型银屑病的产生与 T 淋巴细胞活化及其产生的细胞因子密切相关，为银屑病中医理论中"毒"的源头，T 淋巴细胞活化致使角质形成细胞过度增生、内皮细胞增生、血管通透性增加，皮肤出现红斑、鳞屑、筛状出血等临床症状，这可能是寻常型银屑病"血分蕴毒"的重要病理基础。此外，寻常型银屑病往往因血热引发，日久耗伤阴血，可出现血燥、血瘀证，表现在临床某一时期患者经常以某型为主，夹杂以其他证型。理血解毒法正是针对此机理进行了组方，方中解毒类中药以清除活化的 T 淋巴细胞及细胞因子为主，凉血类中药凉血消斑，活血类中药活血化瘀，养血类中药以养代清，皆可以改善血管通透性，消除红斑，诸药共用，实现解毒、清热、活血、和血的功效，从而对寻常型银屑病发挥良好的治疗效果。本系统评价结果也充分说明理血解毒法单独使用或者合用西药治疗寻常型银屑病的疗效优于西药治疗，为我们的理论提供了充分证明。

安全性分析结果显示与常规西药相比，应用中药治疗银屑病不良反应较少，出现不良反应者总体较轻，说明使用中药治疗银屑病安全性高。中药治疗银屑病不良反应多为胃肠不适，这可能与使用寒凉药物较多、损伤胃气有关，提示我们在应用中药治疗银屑病时，除了理血解毒药物的使用之外，还应注意顾护脾胃之气，防止寒凉伤胃。总之，本研究表明理血解毒法治疗寻常型银屑病临床有效而且副作用明显较低，但由于纳入研究质量低，其结论仍需高质量的研究来验证。

对今后研究的建议：①提高 RCTs 质量，避免低水平重复。研究的开展需要有科学合理的顶层设计，除了临床专家，最好要有统计学家参与整个研究过程，从样本量的估算、研究的实施及最后的数据分析等进行全程把关。另外就是采用规范的报告，建议国内医学杂志将 CONSORT for TCM 纳入其稿约，以帮助中医药临床研究报告质量的提高。②重视疾病远期疗效以及复发率的评价，以进一步指导临床合理使用。

（胡晶　张会娜）

第二章　银屑病病机理论研究

第一节　银屑病"血分蕴毒"的病机理论

一、银屑病血分辨证及理血中药的用药规律分析

本病的辨证论治主要围绕凉血解毒、活血化瘀、养血解毒来进行。本病中医治疗的中心思想是从"血"论治。治疗常以理血药为主，凡是能调理血分，治疗血分病症的药物称之为"理血药"，包括凉血、养血及活血类中药，其中凉血类中药又分为清热凉血药和凉血止血药，其中常用的清热凉血类中药主要有紫草、赤白芍、茜草、生地黄、牡丹皮、玄参、水牛角等，常用的凉血止血类中药主要有小蓟、大蓟、地榆、槐花、侧柏叶、白茅根、苎麻根、羊蹄等；常用的养血类中药有鸡血藤、首乌藤、当归、熟地黄、白芍、阿胶、何首乌、龙眼肉、大枣等。

结合临床，将活血化瘀药分为活血药、破血药。活血类药物具有活血、行血、通瘀作用，包括川芎、乳香、没药、延胡索、郁金、姜黄、丹参、虎杖、益母草、鸡血藤、当归、桃仁、红花、五灵脂、牛膝、穿山甲、泽兰、凌霄花、自然铜、血竭、王不留行、苏木、赤芍、生蒲黄、三七、山楂等；破血类药物破血消瘀作用峻猛，包括三棱、莪术、虻虫、水蛭、蛴螬、斑蝥、刘寄奴、干漆等。

在众多理血药中，目前银屑病临床应用及研究最多的有紫草、赤白芍、鸡血藤、牡丹皮、莪术、丹参等，本节就上述几味中药在银屑病中的作用综述如下。

1. 紫草

紫草，最早记载于《本草纲目》，其味甘、咸，性寒，入心、肝经，具有清热、凉血活血、解毒透疹的功效。紫草的药用部位是干燥根部，临床常用中药，

可制成多种剂型, 广泛应用于治疗皮肤病。目前报道紫草的化学成分有紫草萘醌类、单萜苯醌类及苯酚类、生物碱类、酚酸类等多种具有生物活性的化合物。药理研究表明其具有抗菌、抗炎、抗癌、避孕、抗免疫低下、降血糖、保肝护肝等多种作用。

紫草在银屑病内治及外治中起重要作用, 紫草汤治疗寻常型银屑病, 以紫草为君药, 总有效率达 85.71%。紫草乳膏外用治疗寻常型银屑病, 总有效率达 75.86%, 同时发现紫草乳膏可以更好地改善银屑病患者皮损处的干燥、脱屑、瘙痒等症状。

紫草中的有效成分萘醌类化合物分为 2 种光学异构体: R- 型(命名为紫草素类, shikonin)及 S- 型(命名为阿卡宁类, alkannin)。研究发现紫草素可明显改善银屑病样皮损及其病理变化, 并降低血清中 Th17 细胞相关因子白介素(IL)-17A、IL-17F、肿瘤坏死因子(TNF-α)、IL-6、IL-22 等的水平。紫草素可以抑制 IL-17A 诱导的 HaCaT 细胞增殖和相关细胞因子的分泌, 同时降低趋化因子募集白细胞, 起到治疗银屑病的目的。紫草素可以通过 NF-κB 信号通路抑制 TNF-α 诱导的 HaCat 细胞增殖, 将 TNF-α 诱导的 HaCat 细胞阻滞在 G0/G1 期。紫草素可以抑制人外周血单核细胞来源的树突状细胞表型 CD80 及 CD86 的表达, 同时抑制树突状细胞促淋巴细胞增殖的能力及 LPS 和 INF-γ 联合诱导的树突状细胞 IL-23 的分泌。同时发现, 凉血中药紫草的主要成分紫草素及阿卡宁通过抑制树突状细胞成熟, 降低其细胞表面成熟分子标志的表达, 抑制其分泌 IL-6、IL-23, 干预树突状细胞的功能, 从而改善 TLR7、8 激动剂咪喹莫特诱导的银屑病样小鼠皮损, 发挥治疗银屑病的作用。对于中药紫草的研究仍然在不断完善, 还需要我们后续总结。

2. 芍药

芍药 *Paeonia lactiflora* Pall., 又分为白芍和赤芍。古籍中记载赤芍主要侧重于清热凉血、散瘀止痛、活血化瘀; 而白芍则能滋阴平肝、养血调经、止痛、止汗。赤芍和白芍化学成分相似, 主要成分为单萜类化合物, 其成分中主要含有芍药苷、芍药内酯苷、羟基芍药苷等。其中, 芍药苷为赤芍和白芍的共有成分。药理研究发现, 两者均具有活血化瘀、抗炎、补血的药理作用, 而赤芍的抗炎作用优于白芍, 白芍的抗血小板聚集作用优于赤芍。

赤芍主要用于治疗寻常型银屑病血热证, 白芍主要用于治疗血燥证。大量文献报道, 凉血解毒方(生槐花、紫草、赤芍等)用于治疗寻常型银屑病的血热证，并且发现其作用机制是通过抑制 Th17 细胞的活化，下调外周血中 IL-17A、IL-17F、IL-21、IL-22mRNA 的水平。临床中采用凉血解毒饮（生地黄、紫草、玄参、丹参、赤芍等）治疗血热型银屑病患者，结果治疗组疗效明显优于对照组。

芍药苷是芍药的提取物，具有免疫调节、抗炎、神经保护和诱导细胞凋亡等作用，其作用机制是通过干预 NF-κB、p-Akt 和 STAT3 信号通路从而下调 IL-1β、IL-6、TNF-α、INF-γ 等细胞因子的分泌，诱导 T 细胞分化和细胞凋亡。在动物及体外实验中发现，芍药苷可能抑制 Stat3 信号通路，抑制 Th17 类细胞因子的分泌，起到明显改善咪喹莫特诱导的银屑病样小鼠的皮损症状，减轻皮损中炎症细胞的浸润和异常增生的作用。有研究证实，芍药苷可以上调 HaCaT 细胞银屑病模型 SOCSA 基因表达水平，下调 IL-1α、IL-1β、IL-6、IL-8 的表达水平。

白芍总苷胶囊（TGP）是中药白芍中提取的复合制剂，芍药苷占总苷量的 90%，是白芍的主要有效成分，其主要药理作用有抗炎、调节免疫功能、影响细胞增殖等作用。TGP 治疗银屑病是通过活化 HaCaT 细胞 p38 MAPK 信号途径抑制 HaCaT 细胞的增殖、VEGF、IL-23mRNA 和蛋白的表达。TGP 作用于 Th17 细胞，从而降低银屑病皮损中 IL-17 的含量，达到治疗寻常型银屑病的目的。临床中采用 TGP 联合窄谱中波紫外线（NB-UVB）治疗寻常型银屑病，发现其作用机制可能是通过抑制患者外周血中 Th17、Th22 细胞，从而降低血清中 IL-17A、IL-22 水平。

3. 鸡血藤

鸡血藤又名血风藤、活血藤、红藤，为植物密花豆 *Spatholobus suberectus* Dunn. 的干燥藤茎。鸡血藤始载于《本草纲目拾遗》，是一种沿用千年的活血化瘀中药。其性温，味苦、甘，归肝、肾经，具有活血补血、调经止痛、舒筋活络之功效。鸡血藤其主要的化合物结构类型主要有黄酮类、萜类、甾醇类、蒽醌类、内酯类、苷类及其他类型化合物。药理研究证实，鸡血藤具有补血、改善造血系统、降血脂、降血压、抗血栓形成的功效，同时还具有抗肿瘤、调节免疫、抗病毒、抗氧化以及促进肝细胞再生等多种药理作用。

鸡血藤属于活血补血类药物，以其为君药治疗静止期及消退期银屑病 37 例，均取得满意效果。近几年发现养血解毒方（土茯苓、鸡血藤、当归等）通过抑制 Th17 细胞的表达及 Stat3 通路的活化，降低 IL-17 类细胞因子对靶细胞的诱导作用，抑制 stat3 和 Jak3 的磷酸化，从而改善咪喹莫特诱导小鼠银屑病样皮损的形态。银屑病恢复期多见血虚风燥证，而研究证实鸡血藤有促进骨髓造血系统恢复的作用，鸡血藤及其主要成分在银屑病治疗中的作用机制还需要我们继续研究。

4. 牡丹皮

牡丹皮，又名丹皮、粉丹皮、条丹皮、木芍药，为毛茛科芍药属植物牡丹 *Paenoina Suffruticosa* Andr. 的根皮。性微寒，味苦，辛。归心、肝、肾经。具有清热凉血、活血化淤、退虚热等功效。中药牡丹皮中主要含有单萜及其苷类、酚及酚苷类、三萜及其苷类及挥发油类等成分。药理研究证实，牡丹皮具有抗动脉粥样硬化、抗肿瘤、增强免疫力、抑菌、抗炎等作用。

临床应用凉血消银汤（金银花、土茯苓、生地黄、赤芍、牡丹皮等）联合复方黄连油膏治疗寻常型银屑病血热证，其愈显率和总有效率均高于对照组。临床中采用清热活血解毒汤（牡丹皮、水牛角、蒲公英、紫草、丹参等）水煎服加外用药洗癣方治疗本病，痊愈率 53.33%，总有效率 91.67%。

丹皮酚（Paeonol，Pae），又称牡丹酚，是从牡丹皮中分离得到的生物活性物质。药理学证实其具有显著改善血液流变学、降脂质、抗肿瘤、抗炎、镇痛等药理活性。丹皮酚可以干预 MAPK/ERK 和 P38 信号转导通路，以及抑制 APKs/NF-κB 通路，扰乱 IL-6 介导的 STAT3 通路，下调 TNF-α、IL-6、IL-10 等细胞因子，起到治疗银屑病的作用。同时发现，其对 HaCaT 细胞银屑病模型炎症因子有一定抑制作用。研究推断丹皮酚对银屑病治疗有效，在银屑病中具体作用靶点需要我们进一步研究。

5. 莪术

莪术，又称蒁药、莪茂、青姜、黑心姜、姜黄，拉丁名为 *Curcuma zedoaria*（Christm.）Rosc.。首载于《药性论》，其性温，味辛、苦，归肝、脾经，具有行气破血、消积止痛之功效。药理研究表明其具有较好的抗肿瘤、抗血栓、抗炎、抗银屑病、抗纤维组织增生等药理作用。

文献记载医者利用莪术油霜剂外用及自拟方"莪术乌梅汤"治疗银屑病，疗效显著。近年来有研究报道，复方莪术油乳膏（主要成分为维 A 酸和莪术油）治疗银屑病样动物模型，发现其疗效明显优于 0.1% MTX 乳膏及单用维 A 酸乳膏和莪术油乳膏。早前发现莪术油治疗寻常型进行期银屑病患者取得良好效果。

研究人员通过莪术提取物乳膏外用治疗银屑病样动物模型实验发现，其改善银屑病的症状可能是通过调控 IL-2、IL-6、IFN-γ、TNF-α 等细胞因子的分泌。提示中药莪术及其主要有效成分在治疗银屑病方面具有较为广阔的临床应用前景。

6. 丹参

丹参，又名紫丹参，为唇形科鼠尾草植物丹参 *Salvia miltiorrhiza* Bunge. 的干燥根及根茎。丹参作为活血化瘀中药，其味苦，性微寒，归心、肝经，具有活血调经、祛瘀止痛、凉血消痈、清心除烦、养血安神等功效。《妇人明理论》记载"一味丹参，功同四物"的说法，即"补血生血，功过归地；调血敛血，力堪芍药；逐瘀生新，性倍川芎"。从而得出，丹参活血化瘀的功效主要是通过"养血"的作用来达到的。属于养血活血类药物，其主要化学成分为脂溶性的二萜醌类化合物（丹参酮、丹参酮ⅡA、丹参酮ⅡB）和水溶性的酚酸类化合物。药理研究证实，丹参具有抗菌消炎、抗肿瘤、抗雄性激素、抗纤维化、抑制皮脂腺增生、促进组织修复和再生等多种药理活性。

通过系统评价丹参制剂治疗银屑病的临床疗效发现，丹参制剂组的有效率与西药抗生素组相似。研究者发现丹参祛瘀洗剂药浴联合注射用丹参静脉滴注，治疗泛发性斑块型银屑病与阿维A胶囊临床疗效相当，且起效快。近年来有研究报道复方丹参注射液（每1mL含丹参、降香各1g）分别联合雷公藤多苷片、复方甘草酸苷治疗寻常型银屑病有效，且疗效明显优于单用复方丹参注射液或雷公藤或复方甘草酸苷，且不良反应少。

丹参酮（tnshinone）有较强的生理活性，是中药丹参的脂溶性成分之一，其具有扩张血管、改善微循环、抗菌消炎、免疫调节、天然抗氧化及抗肿瘤等多方面的作用。研究人员发现丹参酮可以明显改善点滴型银屑病症状，疗效与复方青黛丸相似，且发现丹参酮联合阿维A治疗寻常型银屑病疗效显著。临床上采用丹参酮胶囊联合复方甘草酸苷片治疗点滴型银屑病，疗效确切。亦有人通过丹参酮联合氧化苦参碱干预银屑病样动物模型实验证实，其治疗银屑病的作用机制是通过抑制 HaCaT 细胞增殖和阴道上皮细胞分裂，促进颗粒层形成。综上所述，活血药丹参为临床中治疗银屑病的有效中药，其具体作用机制有待我们进一步研究探讨，为临床用药提供更安全可靠的基础证据。

7. 乳香

乳香，为橄榄科植物乳香树 *Boswellia carterii* Birdw. 及同属植物 *Boswellia*

bhaurdajiana Birdw. 树皮渗出的树脂，分为索马里乳香和埃塞俄比亚乳香，每种乳香又分为乳香珠和原乳香。其性温，味辛、苦，归心、肝、脾经，具有活血行气止痛、消肿生肌的功效。《名医别录》里记载乳香具有"疗风水毒肿，去恶气"，"疗风瘾疹痒毒"的作用;《本草纲目》中记载乳香可以"消痈疽诸毒，托里护心，活血定痛，治妇人难产，折伤"。又有《本草汇言》提到："乳香，活血祛风，舒筋止痛之药也……取其香辛走散，散血排脓，通气化滞为专功也。"

关于乳香的药用功能，陶弘景整理的《名医别录》云："熏陆香、鸡舌香、藿香、詹糖香、枫香并微温，悉治风水毒肿，去恶气。熏陆、詹糖伏尸。"熏陆（张显成认为，"熏陆"即乳香）治疗"伏尸"，是指能够治疗隐藏在人五脏内的积年病根。现代研究证实乳香具有消毒杀菌功能，在治疗毒肿过程中发挥抗炎作用。乳香具有活血、消肿、破瘀的功能，外伤感染后外敷伤口可以消炎，"疗诸疮令内消"，内服能够抑制感染，并且减少外伤死亡和提高伤口愈合的速度;且尚志钧先生在注释中认为，古方"仙方活命饮"的主要成分之一是乳香，它是治疗外伤肿疡重要的药方，乳香既有消肿作用，又有活血功能，且现代研究证实其具有抗炎作用，最终使得诸疮的伤口生肌。近几年有文献报道利用十味乳香涂剂治疗红皮病型银屑病，总有效率达到86.7%，效果显著。中药乳香为临床中治疗银屑病有效药物，现代药理研究表明，乳香中的乳香酸类化合物具有抗炎作用和对肿瘤细胞有抗增殖、分化诱导和凋亡诱导作用，其主要成分分别鉴定为 α-香树素（α-amyrin）、β-乳香酸（β-boswellic acid）、乙酰11α-甲氧基-β-乳香酸（acetyl 11α-methoxy-β-boswellic acid）、11-羰基-β-乳香酸（11-keto-β-boswellic acid）等。其中11-羰基-β-乙酰乳香酸（AKBA）活性最强，是研究较为广泛的化合物，文献报道其发挥抗炎作用是通过抑制5-脂氧合酶的活性，减少炎症因子白三烯的合成。北京市中医研究所前期为了疮疡外科药物研发围绕乳香做了大量的研究，过程中偶然发现乳香具有抗炎的作用，并且对其主要成分AKBA进一步研究发现AKBA可以刺激淋巴细胞的增殖、增强巨噬细胞的吞噬能力，并且可以通过抑制核转录因子NF-κB的活化，同时下调TNF-α、IL-1、IL-2、INF-γ等细胞因子的表达。综上所述，活血药乳香为临床中治疗银屑病的有效中药，其具体作用机制有待我们进一步研究探讨，为临床用药提供更安全可靠的基础证据。

（王明星　王燕）

二、银屑病"血分蕴毒"病机演变及解毒中药的作用分析

对于银屑病病机的认识，古今医家在临床实践中不断地总结，并使其不断发展与完善。明代以前，医家注重外因的作用，认为风、寒、湿、虫、热为主要病因，风、寒、湿、热诸邪客于腠理，导致疾病的发生。明清时期，认为银屑病是内外因共同作用，从而引起疾病的发生，其中外因主要为风、热、湿、虫，内因主要是血燥、血虚，并提出"毒"邪致病的观点。那我们如何理解"毒"呢？"毒"在银屑病中又有什么作用呢？

1. 中医对"毒"的认识

古人云："无邪不有毒，无毒不发病。"中医基础理论亦有风毒、寒毒、暑毒、湿毒、燥毒、火毒的说法。《素问·生气通天论》曰："虽有大风苛毒，弗之能害。"提出了外在之毒致病的情况。《素问·五常政大论》言："少阳在泉，寒毒不生……阳明在泉，湿毒不生。"指出了内生之毒的产生和制约之法。《形色外诊简摩·伤寒舌苔辨证》云："风邪入胃，肺则凝塞，所以一日为风，二日为热，三日为火，热甚之故，热与风邪相搏，凝塞成毒。"阐释了风邪化毒的过程。《素问病机气宜保命集·疫风论》："桦皮散，治肺脏风毒，遍身疮疥，及瘾疹瘙痒，搔之成疮。"提出了内在风毒的治疗方法。《素问识·气厥论》："寒毒移于骨肉之间，壅塞营卫，或先肿后痛，或先痛后肿，皆曰痛肿。"指出了寒毒侵袭人体常导致疼痛。《灵枢·经脉》："人冒暑热之毒舍于肾。肾乃水脏也，水不胜火，则骨与髓虚，故足不任身，而痿厥生焉。"指出了暑毒的来源。《医灯续焰·数脉主病》："当归饮子，治疮疥风癣，湿毒燥痒疮。"提出了湿毒的治疗方法。《素问·五常政大论》："太阴在泉，燥毒不生，其味咸，其气热，其治甘咸。"这里说明燥毒的产生。《黄帝内经灵枢集注·寒热》："是以痘毒发原在肾，先天之火毒也。"这里火毒阐述了痘毒的病因病机。

2. 中医关于"毒"的分类

凡是对机体有不利影响的物质或因素，无论其来自外界或体内，统称为毒。毒可分为以下几种：

（1）内生之毒

主要是指七情内伤、饮食失宜、劳逸失度所致的脏腑失和，阴阳气血失调而产生的"毒"；包括七情生毒、饮食劳逸失度生毒、脏腑生毒等。

（2）**外在之毒**

主要是指外感六淫之毒侵袭人体或外感六淫，日久而化毒，这种"毒"称之为"外毒"；主要包括风毒、寒毒、暑毒、湿毒、燥毒、火毒。

（3）**不内外毒**

痰饮、瘀血形成之后，作用于人体，蕴久成毒，毒与瘀、痰胶结，加重病理变化，或引起新的病变发生。

（4）**其他**

胎毒、虫兽毒、药食毒等。

3. 中医对银屑病 "毒" 的病因病机的认识

古代文献中有许多类似银屑病的记载，如"白疕""松皮癣""蛇虱""干癣"等，而中医对银屑病病机的认识则是一个变化的过程。隋代的《诸病源候论》首先提出了"干癣"的病因病机为风毒邪气致病；明代的《外科正宗》认为"此等总皆血燥风毒克于脾、肺二经"；清代的《洞天奥旨·白壳疮》认为"皆因毛窍受风湿之邪，而皮肤无气血之润，毒乃附之而生癣矣"。总之，古人对其病因病机的认识可概括为"风""毒""热""燥"等，这也为当代各家对银屑病的认识奠定了基础。

赵炳南提出"血分有热"，认为本病多因情志内伤，气滞化火，毒热伏于营血；或因脾胃失和，郁久化热，复受风热毒邪而发病；但若病久，则阴血被耗，化燥生风或经脉阻滞，肌肤失养，并将其分为血热证、血瘀证、血燥证三型；血热证治以清热解毒，药用生槐花、白茅根、生地黄、紫草、赤芍等解毒中药；血瘀证治以活血化瘀解毒，药用三棱、莪术、白花蛇舌草、陈皮等；血燥证治以养血解毒，药用鸡血藤、当归、麦冬、生地黄、土茯苓、蜂房等，其中土茯苓、蜂房清解深入营血之毒。不论血热证、血瘀证还是血燥证必须贯彻解毒之法，使用解毒之药。

金起凤认为本病的核心是"血热毒盛"，辨证分为血热证、湿热证、血燥证；血热证治以清热解毒，方用消银一号方（消银解毒Ⅰ汤）：生地黄、赤芍、水牛角片、金银花、紫花地丁、蚤休、白鲜皮、苦参、板蓝根、土茯苓等；湿热证治以清热利湿、凉血解毒，用消银二号方（消银解毒Ⅱ汤）：生地黄、金银花、白鲜皮、土茯苓、蚤休、泽泻、赤芍、龙胆草、炒栀子、盐黄柏、苦参等；血燥证治以清热解毒、养阴润燥，选用消银三号方（消银解毒Ⅲ汤）：生地黄、赤芍、水牛角、玄参、天花粉、金银花、丹参等。

张作舟临床非常重视"毒邪致病"，治疗上强调"解毒"与"化毒"，提出"热聚而成毒"的观点。自拟解毒活血汤（蒲公英、白花蛇舌草、白英、蛇莓、三棱、莪术、半枝莲、龙葵、生甘草等）治疗银屑病，全方以大量清热解毒药为主，起"解毒"作用。

张志礼明确提出"毒邪"也是银屑病的重要发病因素。通过对其数千张治疗银屑病的临床经验处方收集整理，我们发现张志礼教授使用最多的是清热解毒类药物。按药物在处方中使用频率高低统计，使用次数较多（90%以上）的药物是紫草根、茜草根、板蓝根、大青叶、土茯苓、槐花、玄参、北豆根，其他依次为天花粉、生薏苡仁、羚羊角粉、白鲜皮、生地黄、锦灯笼、丹参、苦参、赤芍、金银花、连翘、莪术、熟大黄、全瓜蒌、白茅根、三七粉、红花、草河车等。

李佃贵从"浊毒"论治银屑病，认为浊、毒是银屑病的重要致病因素。临床上治疗"毒邪"多根据毒之轻重而用药，采用"以毒攻毒"之法，毒重者可用全蝎、蜈蚣等力猛之药；毒介于轻与重之间者用红景天、半边莲、半枝莲、白花蛇舌草等；毒轻者则常用黄连、黄芩、黄柏、大黄、绞股蓝、板蓝根等。

王玉玺提出"毒"邪是银屑病致病的关键因素，强调"毒"邪在银屑病发生发展中的重要作用，从"毒"论治，把"毒"放于首位，辨证施治，针对其兼夹的外来六淫毒邪，依附的痰、瘀、积等内生毒邪分别施治。常用治则及其解"毒"药物如下：①热毒：清热解毒法，对外来毒邪，选用金银花、连翘、蒲公英、栀子等；对内生之毒，选用白花蛇舌草、半枝莲、重楼、山豆根、白头翁、青蒿等。②火毒：泻火解毒法，药用芦荟、大黄、芒硝等。③湿毒：利湿解毒法，药用土茯苓、菝葜、白英、苍耳子。④风毒：祛风解毒法，外风多见于银屑病早期，选用辛味发散药物，属风寒者，常用麻黄、羌活、独活、防风、荆芥、威灵仙等；属风热者，多用柴胡、葛根、升麻、薄荷、菊花等。内风多见于银屑病中、后期，常用息风、搜风的虫类药，如乌梢蛇、白花蛇、蝉蜕、僵蚕、露蜂房、全蝎等。⑤寒毒：散寒解毒法，常用制川乌、制草乌、制附子、细辛、洋金花、桂枝、吴茱萸、花椒、干姜等。⑥燥毒：润燥解毒法，药用何首乌、当归、生地黄、胡麻仁、麦冬、沙参、玉竹等。⑦血毒：凉血解毒法，药用紫草、青黛、牛黄、大青叶、水牛角、玄参。⑧痰毒：化痰解毒法，药用制胆南星、半夏、皂角刺、白芥子、黄药子等。⑨瘀毒：通瘀解毒法，药用鬼箭羽、三棱、莪术、穿山甲、皂角刺、西红花、刘寄奴等。

禤国维治疗银屑病，从燥、毒、瘀立论，提出养血润燥、解毒化瘀的治则。在银屑病进行期，毒热蕴滞于肌肤，毒热炽盛，迫血妄行；在稳定期，毒热停聚肌肤，肌肤不得供养，营卫失和；在消退期，为气滞血瘀之象。可见"毒"为银屑病的重要致病因素。自拟银屑灵片（当归、生地黄、川芎、赤芍、紫草、莪术、土茯苓等），疗效确切。

分析诸多中医皮科专家用药规律，我们发现在凉血药、活血药、养血药等理血剂使用的基础上，清热解毒药的使用贯穿银屑病治疗的不同证型。此外，通过对近30年治疗银屑病的有效方剂进行文献分析，结果证实清热解毒、活血化瘀是银屑病的主要治法，治疗药物以清热解毒药、活血化瘀药为主。并且，目前广泛应用于临床治疗银屑病的有效中成药"复方青黛丸"（青黛、贯众、紫草、蒲公英、马齿苋、乌梅、白鲜皮）以及由施今墨老先生的经验方衍化而来的"皮肤病血毒丸"（茜草、赤芍、地肤子、牡丹皮、大黄、土茯苓、金银花、赤茯苓、白鲜皮、白茅根）均是以清热凉血解毒类药为主。由此可见，针对"毒"的治疗是治疗银屑病的主要方法，提示了"毒"在银屑病发病过程中的重要作用。

4. 银屑病"从血论治，血分蕴毒"病机的发展历程

首都医科大学附属北京中医医院及北京市中医研究所在总结全国治疗银屑病的经验及临床优化方案中，在银屑病"从血论治"的基础上提出"血分蕴毒"是银屑病的重要病机，认为其病位在"血"，病性为"毒"与"热、燥、瘀、湿"，这一认识进一步丰富了"毒"的理论。血热的形成与多种因素有关，首先以禀赋和素体为根源，加之季节、地域等多种因素而致体内"蕴热"偏盛。在"蕴热"基础上，如遇外感六淫，或过食辛辣炙煿、鱼虾酒酪，或心绪烦扰、七情内伤，以及其他因素侵扰，体内"蕴热"郁久而化"毒"或热盛成"毒"。《重订通俗伤寒论》言："火盛者，必有毒。"毒为热盛所致，热聚而成毒。"毒热互结"于血分，血热毒盛外壅肌肤而发为白疕，可见皮损颜色焮红，筛状出血点明显，即血热证，相当于临床的进行期。中医学认为"热从毒化，变从毒起，瘀从毒结"。此期血分"毒热互结"形成疾病胶着状态，如果血分炽盛之毒热得不到及时清解，随着时间发展，"毒热"炼灼津血，经脉闭塞，血瘀脉络，毒热与血瘀互结，肌肤气血运行不畅，而成血瘀证，此时皮损颜色暗红，经久不退。或"毒热"日久耗伤营血，以致阴血亏虚，生风化燥而成血燥证，皮损干燥，

鳞屑较多。由此可见，血分蕴热是发病之始，由热生毒致"毒热互结"是病情转化的关键。并且本病初起以血热证居多，血热证是临床最常见的证型，约占53.8%，故临床中应充分重视血热证银屑病的治疗，以缩短疗程，防止演变。

我们在随后的多中心临床研究中形成了以凉血解毒汤（土茯苓、槐花、紫草、草河车、生地黄、白鲜皮、赤芍等）、养血解毒汤（丹参、当归、生地黄、麦冬、玄参、鸡血藤、土茯苓等）、活血解毒汤（白花蛇舌草、莪术、鬼箭羽、红花、鸡血藤、桃仁、丹参等）为主的理血解毒方剂，有效率分别为69.23%、67.09%、56.41%。

综合以上资料，血分"毒热互结"是银屑病血热证的主要病机，也是临床治疗的关键。

5. "血分蕴毒"病机的现代医学基础

经曰：邪盛谓之毒。当正气充足，邪不足以为害；邪盛时，则化而为"毒"，"毒"是泛指对机体生理功能有不良影响的物质，包括外来之毒和内生之毒。外来之毒如细菌、病毒等；而内生之毒是肌体代谢中的废物堆积，如现代医学中的渗出物、毒性氧自由基、酸中毒、细菌毒素、过度的炎症介质和血管活性介质等。银屑病以红斑、鳞屑、筛状出血为主要临床特征，是"毒"入血伤络发于外的表现，其病理学基础与局部炎症反应有密切关系。

目前，银屑病已被认定为免疫介导的器官特异性的自身免疫性疾病。多种免疫细胞均在其中发挥重要作用，包括T淋巴细胞群（如Th1、Th17、Treg细胞）、树突状细胞、巨噬细胞、角质形成细胞及细胞因子如白介素（IL-2、IL-6、IL-8、IL-17、IL-21、IL-22等）。研究表明，与非皮损区相比，银屑病皮损区免疫细胞的成分及数量均发生了变化。在非皮损区仅有少量的不成熟朗格汉斯细胞、树突细胞、CD4+淋巴细胞的浸润，但在银屑病皮损区上述细胞及其他免疫细胞的浸润数量都显著增加，这些炎性细胞在不同环节介导不同的炎症反应。以上免疫细胞及其相关炎症介质是如何相互作用导致银屑病皮损的形成及持续存在呢？多数观点认为银屑病是具有特定遗传背景（基因）的人群在环境（以感染、应激等为主）的作用下，通过天然免疫系统活化进一步诱发自身免疫性T淋巴细胞级联反应引起的。T淋巴细胞、树突状细胞、角质形成细胞之间通过分泌多种细胞因子相互诱导，相互促进，形成恶性循环，维持银屑病皮损区炎性细胞的存在并激活，使局部的炎症反应持续存在，介导免疫损伤，从而形成稳定的银屑病皮损斑块，很难自行消退。

因此认为，异常活化的免疫细胞及其产生细胞因子的作用是银屑病发病的中心环节，而角质形成细胞与血管内皮细胞的变化只是继发于细胞免疫机制异常的一种改变。T淋巴细胞、树突状细胞、角质形成细胞活化及其产生的细胞因子作为"毒"的来源，通过引起继发性的角质形成细胞过度增殖、内皮细胞增殖、血管通透性增加而表现为红斑、鳞屑、筛状出血，可能是"血分蕴毒"的重要病理基础。

6. 常用"解毒"中药在银屑病中的作用和现代研究

中医在临床上运用"解毒"类中药治疗银屑病已取得较好的临床疗效。目前已经有许多学者在研究"解毒"类中药在银屑病治疗中的作用机制，现就临床中常使用的解毒中药综述如下。

（1）金银花

金银花，也称双花、银花，味甘、性寒，归肺、心、胃经，具有清热解毒、疏风散热的功效，用于治疗痈肿疔疮、喉痹、丹毒等症。《本草纲目》中记载金银花有清热解毒、疏风散热的良效，可治愈风湿邪气及各种肿毒。金起凤教授的消银一号方和王玉玺教授治疗外来毒邪的方子中都选用金银花。金银花对控制银屑病的复发也有一定的作用。

近年来的研究，从金银花中分离得到了有机酸类、黄酮类、挥发油以及其他化合物等多种活性成分，其主要活性成分为绿原酸。现代药理研究发现金银花具有抗菌消炎、抗病毒、清热解毒、调节免疫系统等作用。而银屑病是免疫系统异常引起的炎性反应。研究发现，金银花水煎液能增强大鼠和小鼠腹腔巨噬细胞的吞噬功能，促进正常小鼠提高脾细胞溶血空斑数目和细胞转化率，具有增强非特异性免疫、体液免疫和细胞免疫的作用，促进正常大鼠淋巴细胞的转化，增强机体免疫功能的作用。

（2）连翘

连翘，味苦，性微寒，归肺、心、小肠经，清热解毒、消肿散结。连翘性凉味苦，轻清上浮，可用于治上焦诸热，尤能解毒消痈而散结，为疮家要药。经方麻黄连翘赤小豆汤出自张仲景的《伤寒论·辨阳明病脉证并治》，曰："伤寒，瘀热在里，身必发黄，麻黄连翘赤小豆汤主之。"其中"瘀热"言病机，"黄"即黄疸，言主症，本方原为黄疸而设，主治湿热蕴郁于内，外阻经络肌肤之病候，此正好符合银屑病的病因病机。

有研究者运用经方麻黄连翘赤小豆汤加味治疗寻常型银屑病取得满意疗效。两个疗程后，治疗组总有效率为 89.17%，治疗组相较于对照组的临床疗效好，随访 2 年，治疗组复发率明显低于对照组。还有一些以连翘为主要原料的中成药，如双黄连口服液、连花清瘟胶囊、银翘解毒合剂、银翘解毒丸、VC 银翘解毒片等都有良好的作用。

连翘的生物活性成分有连翘酯苷、连翘苷、苯乙醇苷等，其中以连翘酯苷的药理作用最为广泛。连翘具有抗菌、抗病毒、抗炎、抗氧化等作用。连翘酯苷对金黄色葡萄球菌的抑制作用比四环素还强，是迄今为止发现的连翘中的抗菌活性最强的成分之一。研究表示，连翘酯苷能通过抑制 NF-κB 来抑制炎症。连翘水提取物的乙醇溶解部位对小鼠脾细胞增殖、小鼠腹腔巨噬细胞分泌 TNF-α、小鼠脾细胞分泌 INF-γ、IL-2、小鼠腹腔巨噬细胞（MΦ）体内吞噬功能、小鼠迟发型超敏反应等均有不同程度的抑制作用。连翘叶多糖也具有良好的免疫增强活性。而给予连翘提取物的老鼠，15 天后与阴性对照组相比血浆中的 TNF-α、IL-1β 和 IL-6 都有明显降低。以上这些炎症因子在银屑病中都起着重要作用。

（3）半枝莲

半枝莲，味辛、苦，性寒，归肺经、肝经、肾经，具有清热解毒、散瘀止血、利尿消肿的作用。《药镜拾遗赋》最早记载"半支莲，解蛇伤之仙草"，现用于疗疮肿毒、毒蛇咬伤、黄疸等。临床上常用于治疗肺癌、消化系统癌症、乳腺癌等，也用于治疗银屑病。

临床用半枝莲方（半枝莲 15g，紫草、野菊花、紫花地丁、萆薢、荆芥、防风、白鲜皮各 10g）中药煎剂口服，8 周治疗，发现半枝莲方能明显减低血热证银屑病患者皮损的 PASI 评分及中医证候评分，提示半枝莲方能有效改善患者皮损及临床症状，临床治疗有效率 76.95%。

半枝莲中含有多种化合物，黄酮类成分是其主要的活性成分，具有抗肿瘤、抗氧化、抗菌等多种药理活性。现代药理研究证实，半枝莲方可明显改善银屑病患者的炎症反应，纠正其微循环，改善患者的血液流变学指标的异常表现，可调整血液免疫及理化功能，优化皮肤组织代谢，促进病变转化，强化白细胞吞噬能力，促进细胞免疫反应，现代药理学证实半枝莲有效成分多糖及黄酮类化合物可降低血清 TNF-α 及 VEGF 水平而半枝莲方治疗寻常型银屑病血热证的作用机制可能是通过降低血清中 TNF-α 及 VEGF 水平来实现的。半枝莲能通过

IL-6/STAT3 信号通路抑制人类结直肠癌细胞生长诱导凋亡。半枝莲多糖抗肿瘤作用，其机制可能是通过提高机体免疫功能实现的。

（4）青黛

青黛，味咸，性寒，归肝、胃、肺经，具有清热泻火、凉血解毒的作用，是一种常见的、有效的解毒中药，且青黛是最常与其他中草药配伍使用治疗银屑病血热证的中草药。

以青黛为重要成分的复方青黛丸（胶囊）是经国药批准（国药准字Z20010157）的用于治疗银屑病的有效药，其在陕西省柞水县的民间验方"青黛饮"基础上制作而成。临床上多采用联合治疗，具有起效快、病程短、预防复发等方面的疗效。研究观察了 61 例银屑病患者服用复方青黛胶囊的疗效，治疗后患者 IL-2、IL-8 水平降低，表明复方青黛胶囊治疗银屑病的作用机制可能是通过调节机体免疫功能来实现的。外用上，使用复方青黛膏（青黛粉 50g，滑石粉 20g，黄柏粉 20g，炉甘石粉 20g，以凡士林 2000mL 为基质）治疗 20 例寻常型银屑病，4 周后总有效率达 95.00%。此外，使用青黛散（青黛 20g，黄柏 20g，石膏 40g，滑石 40g）配合解毒消银汤（金银花 15g，连翘 12g，蒲公英 15g，紫花地丁 15g，紫草 12g，水牛角 15g，生地黄 20g 等）治疗 42 例银屑病血热证病人，总有效率为 85.71%。由此可见，青黛在临床上是确实有效的解毒中药。

现代研究提示青黛内服、外用均有一定的抗炎作用。青黛与其他中药配伍具有明显对抗银屑病瘙痒的作用，可能与其能抑制组胺释放、肥大细胞脱颗粒以及对白细胞介素 -2（IL-2）、白细胞介素 -4（IL-4）水平的调节作用有关。另外，青黛能上调紧密连接蛋白 claudin-1 的表达，恢复其在角质形成细胞中的紧密连接功能，这可能与青黛修复银屑病皮损有一定关系。

（5）土茯苓

土茯苓，味甘、淡，性平，归肝、胃经，具有解毒、除湿、通利关节的作用。

有研究使用土茯苓解毒消银汤（土茯苓 30g，生地黄 15g，金银花 15g，荆芥 10g，防风 10g，生槐花 10，板蓝根 10g 等）治疗 60 例寻常型银屑病患者，总有效率达 92.59%。土茯苓青黛汤（土茯苓 30g，青黛 6g，金银花 20g，生甘草 6g，菝葜 30g，山豆根 10g，贯众 15g，紫草 20g，地锦草 30g，全蝎 3g，蜈蚣 2 条，地骨皮 15g，牡丹皮 10g）治疗寻常型银屑病 30 例的临床报道中，治疗组总有效率为 80%。以青黛与土茯苓为主组成的复方治疗寻常型银屑病血热证，清热解毒除湿功效明显，疗效显著。

土茯苓对体液免疫反应无抑制作用，但可选择性地抑制细胞免疫反应，从而影响致敏－淋巴细胞释放淋巴因子以后的炎症过程，并且土茯苓水提物可降低过份活跃的巨噬细胞活性，从而影响免疫反应。其有效成分落新妇苷可抑制 Th17 细胞的分化和通过 JAK3/STAT3 信号通路抑制咪喹莫特诱导 BALB/c 小鼠银屑病样皮损。并能抑制 HaCaT 细胞增殖、诱导细胞凋亡，其机制可能与抑制细胞 NF-κB p65、OPN、VEGF mRNA 表达有关。含有土茯苓的复方土茯苓银花汤能降低血清肿瘤坏死因子（TNF-α）、白介素 -8（IL-8）及血管内皮细胞生长因子（VEGF）的水平，这可能与银屑病的治疗有一定的关系。

（6）雷公藤

雷公藤，味苦，有大毒，具有祛风湿、通络、消肿止痛、杀虫解毒的功效。雷公藤的临床应用历史悠久，在临床皮肤科中的应用极为广泛。现雷公藤也广泛应用于类风湿性关节炎、系统性红斑狼疮、肾病综合征、器官移植排斥反应等各类免疫性疾病的治疗。但李时珍在《本草纲目》中记载了其毒性："俚人常服此藤，纵饮食有毒。"故在使用时应注意其毒性，合理利用。

中西医联合雷公藤治疗银屑病优势明显。雷公藤多苷片联合他扎罗汀治疗寻常型银屑病具有较好的临床疗效，可降低血清 TNF-α、VEGF、IL-18 的水平，使银屑病患者免疫调节趋向正常，从而达到治疗疾病的目的。小剂量雷公藤多苷联合白芍总苷胶囊治疗寻常型银屑病 90 例临床疗效，有效率 84.4%，PASI 积分显著改善。尤其是关节病性银屑病，其常规治疗效果一般，如配合雷公藤疗效则更优。研究对 52 例关节病性银屑病患者临床资料进行回顾性分析，发现雷公藤多苷片对非甾体类抗炎药治疗效果不佳的病例有效。

实验研究也证实，雷公藤多苷可有效干预咪喹莫特诱导的小鼠银屑病样皮损的形成，抑制银屑病样皮损的表皮细胞增殖及 T 淋巴细胞浸润。研究报道雷公藤内酯醇是一种较强的 NF-κB 抑制剂，而与银屑病关系较密切的炎性因子 IL-1、IL-6、IL-8、IL-12、TNF-α 等，它们的启动子上都有 NF-κB 的结合位点，可推断其在基因水平上的表达受到 NF-κB 的调控。随后，有研究体外分离外周血单一核细胞（PBMC）和角质形成细胞（KC）混合培养，NF-κB 表达增加，将雷公藤多苷加入银屑病患者淋巴细胞与 KC 混合培养液中，NF-κB 的表达、IL-8、ICAM-1 含量都下降，这说明雷公藤可能是通过影响 NF-κB 的表达而发挥对银屑病的治疗作用。此外，也有研究结果白表明，雷公藤多苷可能通过影响 TLR-NF-κB 信号传导通路的表达发挥免疫调节作用。

(7) 冬凌草

冬凌草，苦、甘、微寒，据《现代中药学大辞典》记载，冬凌草的功用为清热、解毒、活血止痛，用于咽喉肿痛、扁桃体炎、蛇虫咬伤、风湿骨痛等。主要有抗肿瘤、抗菌和解热降燥等功效。该植物抗肿瘤作用良好，毒性不明显，被誉为"紫杉醇第二"，并被《中华人民共和国药典》1977年版收载。现也被用于银屑病的治疗。

现代中药药理研究表明，冬凌草对细胞免疫力具有双向调节的作用，在李富玉治疗寻常型银屑病验案中介绍，冬凌草配以地肤子、防风、白鲜皮、陈皮等可用于银屑病的治疗，具有祛风止痒、止屑等作用。研究表明，冬凌草甲素可以通过减少NO、TNF-α、IL-1β、IL-6释放停止或减轻炎症反应，同时抑制DNA与反转录酶因子NF-κB结合，而炎性反应是银屑病的重要表现。体内外实验表明，冬凌草多糖具有增强免疫的作用。此外，冬凌草含有冬凌草甲素、冬凌草乙素和迷迭香酸3种主要活性成分，含量高达5‰，远远高于其他药用植物活性成分的含量。有研究认为，冬凌草的抗菌作用主要与迷迭香酸有关，而抗肿瘤作用则主要与冬凌草甲素和冬凌草乙素有关。

(8) 蛇莓

蛇莓，性寒，味甘、苦。归肝经、肺经、大肠经。清热、凉血、消肿、解毒。属清热药下属分类的清热解毒药。内服治疗热病、惊痫、咳嗽、吐血、咽喉肿痛、痢疾、痈肿、疔疮、蛇虫咬伤、烫火伤。外用捣敷或研末撒，治疗咽喉肿痛可用鲜蛇莓草炖汤内服及漱口。

有研究关注了文献资料、课题组病例资料及临床观察中治疗寻常型银屑病进行期血热证应用的101种中药，纳入样本量为1238例，通过经典统计和集对分析方法联合应用，共得到寻常型银屑病进行期血热证的相关因素（中药）22种：荆芥、赤芍、生地黄、重楼、苦参、白鲜皮、金银花、土茯苓、蛇莓、牡丹皮、知母、山豆根、水牛角（片）、菝葜、地肤子、磁石、全蝎、蜈蚣、牡蛎、赭石、白芍、甘草。其中蛇莓与银屑病正相关，而且课题组认为分析结果切合实际，值得临床及实验研究明确验证并深入探讨。基于集对分析四元联系数疗效曲线在银屑病血热证药物选优中的应用显示，在所筛选出的前14种银屑病血热证常用中药中，蛇莓排序第一，苦参排序第二，重楼排序第三，这与中医临床经验相符。运用复杂网络方法分析宋坪教授开通玄府、补肾培元法治疗银屑病的核心药物也包括蛇莓。这表明，蛇莓在治疗银屑病上应用广泛，且被认可。

药理研究表明，蛇莓中含有没食子酸（gallic acid），咖啡酸甲酯

（methylcaffeate），原儿茶酸（protocatechuic acid），赤芍素（pedunculagin），短叶苏木酚羧酸（brevifolin-carboxylic acid）等，具有抗癌作用、增强免疫力、抗菌等作用。体内和体外研究均表明，蛇莓具有较强的抗肿瘤活性。体外研究表明，当蛇莓水提物相当生药 0.4mg/mL 时，对人肝癌（7721）、胃癌（7901）和食管癌（Eca-109）细胞具有显著的杀伤作用，杀伤率均为 100%。蛇莓水提物对鼠肺癌（LLC）、胰腺癌（Panc02）和乳腺癌（MCNeuA）细胞的生长亦有较好的抑制作用。环磷酰胺诱导的免疫力低下小鼠模型，蛇莓水提物对其具有调节免疫功能的作用。

（谢湘江　赵京霞）

第二节　银屑病"燥湿互化"的病机理论

近年来，中医药辨证治疗银屑病取得了较大的进展，各医家基本对银屑病"辨血为主，从血论治"达成共识，银屑病的证型主要以血燥证、血热证为主。血热、血燥的产生与外感六淫、内伤七情关系密切，各类因素引起"燥"与"热"这两种致病因素的过剩，进而煎灼血液，造成津亏血燥，失于濡养，导致皮肤干燥鳞屑，由此可见，血与津液的关系在血分辨证中至关重要。气血津液辨证作为银屑病的主要辨证体系，各医家都意识到了银屑病在血分的基本病机，然而从津液的角度来说，"燥"与"湿"的关系在银屑病中的作用不可忽视。湿邪，作为外感六淫之一，与燥邪对立存在。湿邪为病，易阻滞气机，引起津液不能正常敷布，从而产生燥象，且由于湿邪为病缠绵难愈，这与银屑病致病特点相吻合，故越来越多的医家更加重视湿邪在银屑病发病中的重要作用。"夫燥郁则不能行水而又夹湿，湿郁则不能布精而又化燥"，燥与湿相互影响，从而使银屑病形成了血分为病、内湿外燥、燥湿互化的病理特点。

一、银屑病的"燥"与"湿"

银屑病中医学记载为"白疕""松皮癣""干癣""风癣"。赵炳南先生认为与"白疕"更贴近。《外科证治全书》记载："白疕（疕风）皮肤燥痒，起如疹疥而色白，搔之屑起。"《外科大成》云："白疕肤如疹疥，色白而痒，搔起白屑，俗称蛇虱，由风邪客于皮肤，血燥不能荣养所致。"文献多次提到本病为血燥之病，燥邪与湿邪性质对立且共存，现就燥与湿在银屑病中的关系分析如下。

（一）银屑病与"燥"

银屑病是临床上常见、难治的皮肤病之一，临床表现以红斑、鳞屑为主。刘完素《素问玄机原病式》说："诸涩枯涸，干劲皴揭，皆属于燥。"《外科证治全书》指出，白疕"因岁金太过，至秋深燥金用事，乃得此证，多患于血虚体瘦之人"，明确了燥邪在银屑病发病中的重要作用。燥邪为一种以干燥为特点的致病因素，其致病特点为"燥性干涩，易伤津液"。《素问》曰"燥胜则干"，故燥邪伤人，最易损伤人体之津液，从而导致阴津亏虚，机体缺乏滋润之病变。同时，"内燥"又是一种内生病机，是机体津液不足，机体各部组织器官和孔窍失其濡润，从而产生干燥枯涩的病理状态，其在皮肤表现为皮肤干燥或肌肤甲错，或落皮屑。根据鳞屑的临床表现，银屑病的发病与"燥"密切相关。

《外科大成》提出白疕由"风邪客于皮肤，血燥不能荣养所致"，由此可看出，"血燥"与银屑病有重要关系。血燥就是血中之燥，从实际临床含义来说，根据津血同源的理论，血燥泛指人体中津液、血液之干燥、枯涩，即津血之燥。引起血燥的原因包括外邪、血虚、血瘀。血燥多由病久耗伤阴血，或风邪燥热久羁、阴血内耗、夺津灼液血燥致难荣于外所致。表现为人体津液、血液干燥、枯涩。而津血分布全身，内输于脏腑、外达于肌肤，因而五脏之燥、皮肤黏膜毛发爪甲之燥统称血燥。银屑病皮肤表现为红斑、干燥不泽、起皮脱屑、皲裂、粗糙等血燥症状。秦万章认为，银屑病以血燥证为本。李寿甫等将银屑病分为肺经风热型、心经血热型、脾胃湿热型、肝血虚损型、肾经瘀热型5型，其中热易伤津，津伤化燥，与五脏均有关。六淫之邪皆可成燥，提示银屑病正气不足，加上感受风、热、湿等邪气，六淫成燥均可致病。综上，银屑病存在明显燥象，在血分辨证纲领下，加上从其他辨证入手分析银屑病的血燥证，可全面阐释血燥证的形成、特征等。

（二）银屑病与"湿"

银屑病虽然表现出皮肤干燥、鳞屑等燥象，但随着对湿邪认识的加深及实践经验的积累，医家开始重视银屑病发病过程中湿邪的作用。银屑病的发病不仅与燥息息相关，且与湿有密切关系，湿邪在银屑病发病中也起着重要作用。古籍中少有银屑病发病因"湿"的叙述。湿在自然界中是六气之一，在人体内为津液所化，所以湿邪致病广泛存在。"湿性黏滞"，湿邪为病，病程缠绵；易阻滞气机，湿邪阻碍津液正常敷布，亦产生燥象。银屑病特点与湿邪致病特点颇为吻合。《中医外科学》中银屑病 5 型论治中有湿毒蕴阻证。刘朝霞等提出新疆地区银屑病有西北燥证的特点，并具燥湿主从兼化的特征。高如宏认为，血燥证为湿毒蕴阻，气血不荣肌肤，肌肤失养所致。

外湿侵袭可以促进银屑病的发病，湿邪阻滞气机，水液失于正常输布，从而导致皮肤失于濡养，而由于湿邪的存在，其皮损又呈现出黏腻、不易脱落的特性。研究表明居住地潮湿可作为独立危险因素，对银屑病的发病有一定影响作用。对 338 例银屑病患者的居住环境进行调查表明，有 22.5% 的患者处于潮湿环境。当代医家也逐渐认识到外感湿邪在银屑病发病机制中的重要性。蒋蔚等认为风、寒、湿三邪痹阻经脉，致气血不畅，肤失濡养，是银屑病的主要病机。王丽等认为北方地区患者易于感受寒湿之邪，亦有脾肾阳虚内生寒湿者；寒湿之邪阻于肌肤之间发为寻常型银屑病，阻于筋脉之间则致关节型银屑病。

不同来源的内湿之邪也可导致或促进银屑病的发病。血燥型银屑病，燥邪在外，阻碍水液的正常输布，内在水液聚集，形成内湿；水湿阻碍水液向外输布，使皮肤得不到足够濡养，加重燥证，长此以往使外燥更燥、内湿加重，形成恶性燥湿互化，加重银屑病的病情。马丽俪等对银屑病患者的体征进行研究，发现与湿邪有关的体征——舌苔腻者占 55.2%。王莒生认为，银屑病静止期的皮肤干燥瘙痒、增生肥厚，是顽湿聚结，阻滞气机，精微气血不能濡养肌肤的表现。门纯德认为，"内湿外燥"是银屑病的病机核心，近于肌肉的部分有湿，近于皮肤的部分为外燥，内湿不得外泄就产生了瘙痒，外燥不得滋润则脱屑。

除此之外，对银屑病患者的体质进行调查发现，有三分之一乃至半数以湿邪为发病的基础和主要矛盾，有近半数可辨证为脾虚湿盛，而湿邪甚至可以涉及所有证型。如姜桂仙等对北京地区 660 例寻常型银屑病患者体质类型进行了调查，其中痰湿质 159 例、湿热质 207 例，两种体质的患者人数占总数的 55.45%。同样，刘朝霞等 2010 年对 583 例寻常型银屑病患者中的体质分布进行了统计，其中湿热质占 15.95%、痰湿质占 14.41%，与湿有关的总占 30.36%。

（三）银屑病与"燥湿互化"

银屑病既具燥象、又具湿象，二者不但共存，且互为因果、相互化生。石寿棠提出"燥郁则不能行水而又化湿，湿郁则不能布津而又化燥"，认为燥与湿并非孤立存在，而是在一定条件下相互转化，形成恶性循环。同时，燥湿转化与体质有关，燥湿互化并非燥尽化湿、湿尽化燥，而是燥未尽或燥仍盛，或湿已生、湿未尽或仍盛，实质仍为燥湿同病，只是表现或以燥象为主，或以湿象为主，或燥湿病重。《伤寒杂病论》明确提出，燥证具有"津液敷布障碍"的特点，提出内外之邪壅塞气机，致内湿结聚，津液敷布异常，是燥证的主要原因。这符合《素问·六元正纪大论》中"燥极而泽"之论。赵炳南认可银屑病血燥证热盛伤阴、津亏血燥的观点，同时认为皮肤干燥、脱屑、瘙痒是内湿的外在表现，甚至皮肤干燥、肥厚增生而明显瘙痒的皮损属于顽湿聚结，具有"散者一尺，聚者一寸"的特点。《医原》对此做了很好的描述："往往始也病湿，继则湿也化燥……往往始也病燥，继则燥又夹湿。"

综上所述，燥与湿是银屑病发病的重要基础。银屑病发病无论病因如何，邪气皆可引起皮之络脉气机郁滞，气不行则津聚湿阻，水湿内聚。同时，津液停聚，不能润养肌肤腠理，燥邪内生，二者相互转化，因此，燥湿互化贯穿银屑病的整个过程，是银屑病反复迁延的重要因素。

二、燥湿与血分辨证的关系

对中医皮科专家赵炳南、朱仁康、金起凤、张作舟等多位专家治疗银屑病的辨证特点及用药规律进行总结，我们发现尽管各位老专家的学术渊源不同，但都普遍意识到了"血"的重要性，认为"血"的异常是最主要的辨证对象。李萍等在银屑病"从血论治"的基础上提出"血分蕴毒"是银屑病的重要病机，其病位在"血"，病性为"毒"与"热"，并通过现代医学的视角，探讨"血分蕴毒"与现代医学的关系，这一认识丰富和发展了银屑病"从血论治"理论。

中医认为，血和津液都来源于水谷精气，并可相互化生，两者关系密切，盛则同盛，衰则同衰。根据中医"津血同源"的理论，银屑病血分为病不能脱离津液辨证而独立存在，血分异常则津液不能正常敷布而出现了"燥"与"湿"，其与血分辨证一起组成了银屑病的辨治体系，而燥、湿与血分辨证又存在着密切联系。

（一）"燥"与血分辨证

1.银屑病具燥象，病位在血分

《外科正宗》认为"顽癣，乃风、热、湿、虫四者为患"，指出了六淫中风、热、湿为患的病因。而六淫之邪皆可成燥，在感受风、寒、暑、湿、燥、火不正之气，加之银屑病患者机体正气不足，六淫成燥入血均可致病。银屑病的临床表现具备燥象,而其病位在血分,现代医家常常将"燥"与血分作为银屑病的主要病机。王玉玺教授认为风邪化燥为银屑病致病的关键因素,基本病机是营卫郁滞,风盛血燥。欧阳卫权等则认为外感燥、寒之邪郁而化热是本病发生的主因。由此可见,燥邪导致银屑病是建立在病位在血分这一基础之上的,在银屑病的发生发展过程中,基于血分辨证的燥邪致病理论起着重要的指导作用。

2.银屑病血分为病,易致燥证

银屑病的病症分期与中医证型有着密切关系,研究表明,银屑病进行期以血热证为主,消退期以血燥证为主。银屑病发病之初,津液耗伤尚轻,此时疾病表现为皮损的快速出现、皮损色红,其病机以血热为主。银屑病消退过程中,邪热渐退,而与热邪消退相伴随的是津血的耗损,从而形成了以津亏为主的血燥证,临床表现为斑片状鳞屑、皮肤颜色较淡、鳞屑虽多但较薄。朱仁康教授将银屑病分为血热风燥、血虚风燥。故血分为病,津液代谢失常,而出现了燥邪,是银屑病的发病机制之一。银屑病不同分期的发展变化,与津液的动态变化密切相关,故银屑病出现燥证是在气血津液理论指导下的辨证思路。

在中医气血津液理论的指导下,银屑病津液辨证与血分辨证早已融为一体,故有银屑病为血燥病之说。秦万章指出,血燥证为一个独立的证,有其特有的症状和体征,其具有血液、津液功能之紊乱,又有血液、津液物质基础之改变,邪、虚、瘀这三种致病因素皆可导致血燥的产生。血燥多由病久耗伤阴血,或风邪燥热久羁、阴血内耗、夺津灼液而致津血难荣于外所致。表现为人体津液、血液干燥、枯涩。而津血分布全身,内输于脏腑、外达于肌肤,因而五脏之燥、皮肤黏膜毛发爪甲之燥统称血燥。银屑病皮肤表现为红斑、干燥不泽、起皮脱屑、皲裂、粗糙等血燥症状。所以燥与血分关系紧密,现代医家根据"燥"与血分辨证的密切关系,在银屑病的辨证治疗中,常常从血分入手,治疗燥象。

(二)"湿"与血分辨证

1.血燥易生湿

《素问·六元正纪大论》曰:"燥极而泽。"银屑病表现出皮肤干燥、鳞屑一派燥象,但其无论病因如何,邪气皆可引起皮之络脉的气机郁滞,气不行则津聚湿阻,水湿内聚则变生湿邪,形成了血燥生湿的病机。湿邪阻滞气机,水液失于正常输布,从而加重了皮肤干燥,而由于湿邪的存在,其皮损又呈现出黏腻、不易脱落的特性。

2. 湿易助血燥

张仲景在《伤寒杂病论》中明确提出燥证具有"津液敷布障碍"的病理特点，提出内外之邪壅塞气机，致内湿聚结，津液敷布异常，是燥证的主要原因。王莒生认为，银屑病静止期的皮肤干燥瘙痒、增生肥厚，是顽湿聚结，阻滞气机，精微气血不能濡养肌肤的表现。王玉玺认为，湿邪所致的银屑病根据不同的体质而有热化、寒化、毒化、燥化之分，若脾虚湿盛，湿久化燥，而成干燥角化型银屑病。湿邪导致燥邪的出现，病位在血分，津液敷布障碍而致血分有燥，形成了湿助血燥的银屑病病机。

血燥型银屑病，燥邪在外，阻碍水液的正常输布，内在水液集聚，形成内湿；水湿阻碍水液向外输布，使皮肤得不到足够濡养，加重燥证，长此以往使外燥更燥、内湿加重，形成恶性燥湿互化，加重银屑病的病情。因此，燥郁生湿，湿阻血燥，燥湿互化贯穿银屑病的整个发展过程，成为致病的重要病因病机。

三、"燥湿互化"在银屑病治疗中的应用

银屑病为血燥之病，故治疗多应用润燥法，其理论源于《素问·至真要大论》"燥者濡之"，同时燥湿互化在其发病过程中起关键作用，故现代医家治疗血燥之时，常常结合祛湿之法，以改善津液代谢障碍，达到燥去血宁之效。

（一）从燥论治，兼以治湿

1. 养血润燥

张秉成曰："夫人之所赖以生者，血与气耳。"血是人体生命活动的物质基础。血虚，则内不能润养五脏六腑，外不能荣华毛发皮肤。《证治汇补》曰："血燥由心血失散，故头多白屑，发脱须落……此皆燥之因也。"故《简明中医皮肤病学》指出，血燥证辨证属于阴血不足，肌肤失养，其治法为养血滋阴润肤。

血燥证是银屑病恢复期的主要证型，其症见：病程较久，皮疹色淡，原有皮损部分消退。舌淡红，苔少，脉缓或沉细。赵炳南针对银屑病血燥证，运用养血润燥兼以解毒的方法治疗。方用白疕2号方，其药物组成为鸡血藤、土茯苓、当归、生地黄、威灵仙、山药、蜂房。其中，当归、鸡血藤养血活血润燥，同时辅以生地黄、山药滋阴清热。北京中医医院根据此方，进行优化，形成养血解毒汤，由鸡血藤、当归、丹参、天冬、麦冬、生地黄、土茯苓、蜂房、在

原方基础之上，加重滋阴润燥之功。朱仁康结合抗癌药物治疗银屑病现代研究的报道，基于中医理论辨证处方，应用养血润燥法治疗血虚风燥型银屑病，应用克银四号方：生地黄、玄参、丹参、麻仁、北豆根、苦参。其中，生地黄、麻仁养血润燥，丹参养血活血，体现了基于血分的润燥法治疗银屑病的理论，即养血润燥法。从以上经验方中，可以看出以上医家在养血润燥的基础上，应用了土茯苓、苦参等燥湿之药，于润燥之中利湿，体现了银屑病燥湿互化的病理机制。

2. 凉血润燥

《血证论》云："血由火生，补血而不清火，则火终亢而不能生血，故滋血必用清火诸药。"凡血热生风，必使其化燥，内耗阴血，外伤肌腠，故治疗血热之证时，除了凉血之外，还需润燥。

血热证为银屑病进行期的主要证型，其症见：皮疹发生及发展比较迅速，泛发潮红，新生皮疹不断出现，鳞屑较多，剥离后筛状出血点，瘙痒明显，常伴有口干舌燥、大便秘结、小便短赤等。舌红绛，苔薄白或微黄，脉弦滑或数。赵炳南应用凉血活血润燥的白疕1号方治疗，其药物组成为生槐花、紫草、赤芍、白茅根、生地黄、丹参、鸡血藤。其中，生槐花、白茅根、生地黄清热凉血，赤芍、紫草、丹参、鸡血藤凉血活血，同时生地黄、赤芍兼具养血润燥之功。金起风运用消银一号方治疗，其药物组成为水牛角粉、生地黄、牡丹皮、赤芍、板蓝根、草河车、蒲公英、白鲜皮、苦参、土茯苓、生甘草。其中，水牛角、板蓝根清热凉血，牡丹皮、赤芍凉血润燥，同时加入苦参、土茯苓以清热利湿，也体现了燥湿互化在银屑病治疗中的应用。

3. 滋阴润燥

针对银屑病病程持久，伤阴耗血者，常常采用滋阴润燥法治疗。该证皮肤干燥明显，鳞屑较多，甚则粗糙皲裂，毛发焦枯，眼、口、鼻等处干涩不适，时有瘙痒，夜间尤甚，小便黄，舌质红而少津，脉细数。对于该证型，徐宜厚应用滋阴润燥、养血活血之法治疗，方用养血润肤饮，药物组成为熟地黄、生地黄、天冬、麦冬、何首乌、钩藤、玄参、当归、沙参、石斛、天花粉、白芍。其中，熟地黄、何首乌、沙参、天冬、麦冬滋阴润燥，同时辅以养血活血。门纯德应用滋阴润燥法治疗肝肾阴虚型银屑病，方用一贯煎加萆薢、蒺藜、白芍、麻黄。除此之外，当银屑病处于其他证型阶段且出现阴伤之象时，常加入知母、黄柏、五味子等养阴润燥。

综上可见，银屑病进行期的血热证及静止期的血燥证，或病程较长的阴虚证，其治疗总的原则皆为润燥，而无论是养血润燥还是凉血润燥，其治疗均是在血分的基础之上，故银屑病从燥论治是在气血津液理论指导下的治法，进一步体现了银屑病燥湿互化与血分辨证的密切关系。

（二）从湿论治，兼以治燥

"善治湿者，当治皮肤病之半"，历代著名医家将该原则恰当地运用到了银屑病治疗过程中。《赵炳南临床经验集》所载的 11 例银屑病医案中，7 例兼顾了除湿，分别是：清热凉血祛湿，清热凉血利湿，养血润肤、健脾除湿，清热解毒除湿佐以调和气血，温中燥湿、养血润肤佐以解毒，清热利湿、凉血活血等，收效良好。该书及《简明中医皮肤病学》《赵炳南验方十一讲》（名医馆丛刊）等书在治疗皮肤病方面应用了各种除湿法及方药，这些方法方药在准确合理辨证的前提下，恰当运用到银屑病的治疗当中，取得了满意疗效。

赵炳南认为皮肤干燥、脱屑、瘙痒也是内湿的外在表现，甚至皮肤干燥、肥厚增生而明显瘙痒的皮损属于顽湿聚结之证，具有"散者一尺，聚者一寸"的特点。在治疗银屑病血热型夹杂湿邪时，常用薏苡仁、土茯苓、茵陈、防风、泽泻祛湿清热；治疗银屑病血燥型兼脾虚内湿时，加白术、茯苓、薏苡仁、猪苓、白扁豆健脾祛湿；加白鲜皮、地肤子燥湿止痒；还善用白疕丸、复方秦艽丸等搜风除湿、养血解毒等药物，并主张用楮桃叶煮水泡浴，以祛风除湿、润肤止痒。可见赵炳南在治疗银屑病的遣方用药上非常重视湿邪的治疗。朱仁康的克银一号方、二号方，以土茯苓、白鲜皮为主药以清热解毒利湿；周鸣岐教授以白鲜皮、地肤子、土茯苓清利湿热；马绍尧教授的凉血地黄汤中的土茯苓、菝葜为清热解毒除湿要药。临床研究也证实，具有祛湿作用的土茯苓是银屑病血热证的常用药物。

另有一些医家将湿证作为银屑病的一个证型，以除湿法为主导，兼以养血润燥进行治疗。王玉玺主张反复发作、缠绵难愈的银屑病中有必有湿邪的存在，其治疗银屑病时常常采用祛湿、利湿、化湿之法。针对湿热证，王玉玺采用土茯苓饮和苦参汤治疗，方中除了治湿之药外，还包含川芎、鸡血藤、忍冬藤等养血活血之药。其还应用赵炳南所创方剂健脾除湿汤加减治疗静止期银屑病，方用白术、黄柏、茯苓、薏苡仁健脾除湿，同时应用天冬、麦冬、生地黄以滋阴润燥，熟地黄、当归、白芍以养血润肤。

银屑病的病机是内湿、外燥，燥湿共存、燥湿互化，这也是银屑病不断恶化、难以治愈的原因之一。刘完素提出治疗燥证时除清热养阴外，配合使用白术、泽泻、茯苓、滑石一类药物，淡渗利湿，给邪出路，所谓邪去则气畅而津液自复。此理论适合于银屑病的治疗，故临床过程中，将燥湿互化与血分辨证相结合，根据燥与湿的偏向进行立法处方，有助于银屑病的中医个体化诊疗。

（张全超　陈朝霞　阮智通）

第三节　银屑病脏腑论治

一、银屑病的脏腑辨证与心、肝

（一）银屑病的脏腑辨证

传统上中医对银屑病的认识多以气血津液辨证为主，但无论是"从血论治"还是"从毒论治""从虚论治""玄府郁闭"等新观点仅针对银屑病产生的各种病理现象进行辨证，而非病因，以此辨证治疗在临床上也存在患者症状反复发作、迁延不愈的问题。随着医学的发展，许多医家针对银屑病的病因病机提出脏腑论治。

脏腑辨证是根据脏腑的生理功能、病理表现，对疾病证候进行分析归纳，借以推究病机，辨别病变的部位、性质、正邪盛衰情况，脏腑阴阳、气血、虚实、寒热等变化的一种辨证方法，是临床各科的诊断基础，是辨证体系中的重要组成部分。脏腑辨证包括脏病辨证、腑病辨证、脏腑同病辨证三个部分。

运用脏腑辨证治疗银屑病，主要基于中医的整体论治的理论，有以下两个方面观点：首先，银屑病虽病发于皮肤，但与五脏相关，中医"肺主皮毛""心主血脉""肝主疏泄"等脏腑功能理论均提示银屑病的病因病机与五脏密切相关；其次，银屑病的治疗应注重整体调节，不应局限于皮损的治疗，"司外揣内"（《黄帝内经》），"治外必本诸内"（《外科理例》）和"有诸内者，必形诸外"（《丹溪心法》）等论述，均提示外在疾病需重视内脏的调理。

目前对于银屑病的脏腑辨证，主要体现在对五脏的辨证上，可出现部分脏腑的脏腑同病辨证，尚没有单独针对六腑的辨证方法应用于本病的辨证。现将应用于银屑病的脏腑辨证分别论述如下：

1. 从"心"论治银屑病

《素问·至真要大论》云："诸痛痒疮，皆属于心。"是指各种疼痛、瘙痒类的发于外的疾病，均可从"心"论治，在中医体系中银屑病属发于外的疮疡类皮肤病，因此可以从"心"论治。

银屑病的基本临床表现为发于外的红色、鲜红色斑疹、斑块，是心血管疾病的独立危险因素与"心主血脉"的异常密切相关，而银屑病患者有多伴有精神神经症状，又与"心不藏神"有关，因此银屑病可从"心"论治。如朱其杰认为心气虚则无力推动血液运行，心气郁滞则气血瘀滞、心火旺盛则耗伤阴血，最终导致肌肤失养，"心"的功能失调乃银屑病的根本，将寻常型银屑病分为"心火亢盛，毒热入营""心阴不足，血虚风燥"和"心气不足，瘀热不化"3个证型。

2. 从"肝"论治银屑病

喜怒忧思等情志不畅，可造成肝气郁滞或肝气逆乱，从而影响肝之疏泄功能，肝失疏泄则导致气机不畅，肝不藏血，则导致血行脉外，可见红斑；气郁化火，内伤阴血，血燥生风，肌肤失养则起白屑，从而导致银屑病的发生。此外，临床研究发现神经精神因素与银屑病发病密切相关，精神压力、情绪波动或过度紧张等可引起或加重本病，这些均与肝气不舒致情志不畅有关，如欧阳恒就提出银屑病的发生与肝的关系最为密切，肝郁气结是银屑病的重要病机，银屑病当从肝论治。杨文信教授从肝论治银屑病，指出肝失疏泄是重要病机，治疗上在传统清热解毒凉血基础上加用平肝息风法外，还将中医情志致病理论运用于寻常型银屑病发病、复发及治疗的研究中，特别强调"以情制情"的治疗思想，认为心理治疗当贯穿于寻常型银屑病治疗的始终。

此外，魏雅川还提出先天肝阴禀赋不足是银屑病的致病原因之一，银屑病的情志异常、皮肤干燥、脱屑、瘙痒和甲损等症状也均与肝阴不足，失于润养有关，认为滋阴养血润肤是治疗银屑病的重要方法。

由于五脏六腑之间相互联系，从肝论治银屑病并不是仅仅局限于"肝"，如肝气不舒，容易肝气乘脾，引起脾虚，肝火旺盛容易引起血热，且易心肝同病，欧阳恒指出肝郁化热、木郁土衰、肝肾亏虚均是银屑病的重要病机，提出清泻肝热、健脾益气、滋补肝肾等相对应的治法。李咏梅等从肝论治银屑病，即提出急性发病或进展期患者，病性多为实证热证，由肝火血热，心肝火炽，肝胆湿热，泛发肌肤而成，可辨肝火血热证、心肝火炽证或肝胆湿热证，治宜凉血清心平肝、清热解毒、利胆燥湿；病程日久，由于热毒之邪久盛体内，肝郁血瘀，耗伤津液致血液黏稠，瘀血阻滞，肌肤失于濡养的患者，可辨为肝郁血瘀证，治宜疏肝理气、活血化瘀通络。

3. 从"脾"论治银屑病

脾胃为后天之本、气血生化之源，气血失调是银屑病发病的重要病机，此外，《外科正宗》还指出"外科尤以调理脾胃为要"。因此，有观点认为素体脾虚或恣食膏粱厚味使脾胃运化失常，湿邪由内而生，湿邪郁久化热酿而成毒，湿、热、毒与外邪相合蕴于血分而发于肌肤则形成银屑病。

临床实践中，艾儒棣指出银屑病的治疗应重视健运脾胃，扶正以驱邪，提出进展期以健脾除湿、清热解毒为大法；邪热蕴久必伤阴，消退期以健脾除湿、养阴润燥为治则；脾虚常常母病及子，导致肺卫不固，易感外邪，为防止复发，恢复期以健脾除湿、益肺固表为治法。刘红霞则基于三因制宜理论，认为由于新疆气候干燥，冬季漫长，加之饮食失调，日久则脾失健运，湿浊内生，蕴于肌肤而形成银屑病，构成新疆地区本病特有的脾虚湿盛证型，皮损多表现为浸润肥厚、基底潮红、皮温灼热、上覆较厚银白色鳞屑，伴纳呆、便溏、舌淡、舌苔白或腻，脉缓而弱，具有明显的地域特征。

4. 从"肺"论治银屑病

从"肺"论治银屑病，基于"肺主皮毛"理论。"肺主皮毛"，是指皮毛赖肺的精气以滋养和温煦，皮毛的散气与汗孔的开合也与肺之宣发功能密切相关。肺与皮毛内外通应，它们不仅在生理上相互联系、病理上相互影响，而且在治疗上相互为用，不但肺之病证可从皮毛而治，而且皮毛疾患也可从"肺"论治。

对于寻常型银屑病的辨证论治，王莒生认为银屑病发病的 3 个特点均提示治疗本病当从"肺"论治，首先，大多数银屑病在感受外邪后出现或病情加重，这符合银屑病"本于肺、标于皮肤"的病理特征；其次，银屑病通常会在秋季发病或加重，这体现了"肺燥不润，皮肤失养"的病理特点；最后，银屑病病势缠绵难愈是因邪气郁于皮肤，久而累及肺脏，而肺脏受累，气血津液难以外荣，皮肤失养，从而形成恶性循环的表现，治疗上应注重"清肺热、通肠腑"和"宣肺卫、通阳气"。唐志铭则认为可在从"血"立论的基础上根据"肺主皮毛"理论与从"肺"论治相结合，将本病辨证分为"肺热壅盛，郁于血分"和"肺燥不润，肌肤失养"两证辨证治疗，分别治以"清肺凉血，通腑泄热"和"宣肺润燥，养阴清热"。

5. 从"肾"论治银屑病

肾为人体先天之本，为阴阳之根，肾阴、肾阳为全身阴阳之根本。从"肾"论治银屑病，主要基于"久病及肾"的理论。"久病及肾"，是指疾病日久多影响及肾，出现肾阴肾阳的亏虚。银屑病多病程日久，故亦可能导致肾的亏虚。

对于从"肾"论治银屑病，主要是从培补肾元和温补肾阳的亏虚这两方面来入手的。宋坤认为寻常型银屑病的发病核心为"玄府闭郁、肾精亏虚"，临床表现为有家族遗传史、病程日久、顽固难治、冬季皮疹加重、多伴有畏寒肢冷等特点的患者，中医辨证符合肝肾不足证，治疗用药以辛温类药物开通玄府，补肾类药物培补肾元，一散一补，标本兼治。荆夏敏认为银屑病虽然表现在皮肤上，但本因在于肾，在于机体内的元气，基本病机是肾阳不足、血瘀不通、风邪客表，治疗银屑病必须以肾治，从提高机体内元气着手，提出了"温阳强肾、活血化瘀、解表消斑"的治疗原则。

（二）银屑病脏腑辨证尤重心、肝

银屑病的许多临床特点也与心、肝二脏的功能密切相关。如心、肝二脏均为阳脏，易生阳邪，即风邪、火邪、燥邪。故银屑病皮损多有干燥白屑、瘙痒难耐、斑疹颜色鲜红。皮损好发于四肢关节伸侧和头部，患者头部常常伴随出现束发征而不脱发，皮损界限清楚，头面为诸阳之会，表明发病时阳邪首袭头面及四肢伸侧；部分患者发病前有发热、咽痛病史，且大多数患者发病年龄多在 40 岁以下，这些说明银屑病发病原因多为阳邪作祟。寻常型银屑病大多急性发病，迅速蔓延全身，常常伴有明显的焦虑、抑郁等情志障碍。情志活动主要与心、肝二脏的功能密切相关，且皮肤为一身之表，属阳，而心、肝二脏亦为阳脏，故在皮肤病的形成与发展中扮演着关键角色。

1. 心肝受邪致病

心为阳脏，在五行中属火，为阳中之阳，称为阳脏、火脏，其性属火。心的主要生理功能是主神志和主血脉。心脏阴阳调和，气血充足则能灌溉周身。《素问·刺禁论》曰："心部于表。"即心阳在外能布达于肌肤之表。《素问·至真要大论》云："诸痛痒疮，皆属于心。"因心属火，心火亢盛则会出现火、热、肿、痛诸症；心主血脉，若心火亢盛，火热郁于脉络，则脉道不利而血热妄行则腐蚀肌肤，形成痈肿疮疡等各种皮肤疾病，如《素问·生气通天论》云："营气不从，逆于肉理，乃生痈肿。"而"汗为心之液""汗者血之余"，心血亏虚则汗液不行，故银屑病患者素体汗少，皮损部位常常不能出汗。肝与心同为阳脏，在五行属木，为阳中之阴，称为刚脏，其性属木，以条达舒畅为顺，既恶抑郁，也忌过亢。肝的生理特点为体阴而用阳。肝体为阴，主藏血，血属阴，为情志活动的物质基础；肝用为阳，是指肝行气血、主疏泄、喜条达的功能特点。若情志内伤导致气郁、气滞，使肝失疏泄，化火伤阴，久而肝之阴血亏虚，以至肝血的柔养功能和肝阴制阳的功能失调。"肝者，其华在爪"，部分银屑病患者早期指（趾）甲甲板呈点状凹陷，以后甲板可增厚失去光泽、甲板与甲床分离，此即"肝者，其华在爪"的体现。

《素问·阴阳应象大论》曰："肝生筋，筋生心。"指出了心、肝两脏的关系，肝生心，即"木生火"，指出了心、肝二脏为母子之脏，在生理病理上相互影响。"肝移热于心"，为母病及子；"肝受气于心"，为子病及母。"肝木旺挟心火实"而血热妄行，外发于肌肤，产生红斑、丘疹、脓疱、渗出、皮肤瘙痒等症状。而心血不足，损及肝血，则为子盗母气，导致血虚不能濡润肌表，生风生燥，风盛则痒，燥胜则干，患者可出现皮损剧烈瘙痒及长期皮肤干燥。

2. 情志内伤，气血阻滞致病

在临床上，因患者紧张、劳累而导致银屑病的诱发与加重的情况屡见不鲜。究其缘由，是因为此病发作期常为情志内伤引起的心肝火盛，皮损呈红斑色鲜、肌肤灼热，且伴随剧烈瘙痒，患者对自身鲜红皮损产生心理抗拒，因此急躁易怒、焦虑不安，甚至心烦失眠。如叶天士在《温热经纬》中指出："营分受热，则血液受劫，心神不安，夜甚无寐，成斑点隐隐。"而银屑病进入稳定期，病程日久，皮损经多种治疗后仍消退缓慢，患者长期患病，身心俱疲，情绪低沉抑郁，郁怒伤肝，肝失疏泄，则气机郁结，气不行血，久则成瘀。强烈的精神刺激或不良情绪在银屑病的发病以及预后中占据着主导地位，正如中医理论中所讲"因郁致病"和"因病致郁"的观点。《内经》中的"怒伤肝""喜伤心""暴怒伤阴，暴喜伤阳"等均说明了心肝在调节情志中具有提纲挈领的作用，喜怒为情绪的两极，而情绪的剧烈变化会使人体的身心发生阴阳两极的失衡而产生疾病。心肝受邪所表现出的大幅度的情绪变化常常伴随着银屑病的急性起病过程，而长期的不良情绪得不到心肝的正常疏导而伤阴损阳，造成阴阳的局部偏胜而整体偏衰，则是慢性银屑病迁延不愈反复发作的重要原因。

肝藏之血与心主之血是情志活动的物质基础，所以《素问·八正神明论》言："血气者，人之神。"《灵枢·本神》云："肝藏血，血舍魂……心藏脉，脉舍神。"心在情志变动方面起主导作用，为"五脏之大主"。如张介宾《类经》中所说"心为脏腑之主……五志唯心使也""情志之伤……无不从心而发"；费伯雄《医醇賸义》云："然七情之伤……必归本于心。"情志活动是心神的主要生理功能，但也与肝密切相关。"七情致病，必由肝起"，肝的功能正常，可使气机条达，气为血之帅，气行则血行。神本于血而动于气，气血和调，脉道畅通，心情亦开朗。肝气虚弱，或心气不足时，气不行血，血脉阻滞；反之，血为气之母，血行不畅，则气行无力。气血不畅，阴液不足时，肌肤失于濡润，则病难愈。《医碥》中也有"郁则不舒，则皆肝木之病矣"。情志抑郁或思虑过度，使得肝气郁滞，气机不畅，肝气郁结不舒，日久化火，可导致心火亢旺，燔灼血液，血热妄行，易发为本病。

3. 心肝的四时阴阳与银屑病

银屑病常在冬季起病或复发，究其原因，常常是由于身体的闭藏机能在冬天未得到应有的养护，皮肤毛孔容易因气候的干扰而得不到正常的开阖，心肝阳气受损，情志亦不得调畅而发病。《内经》中所提到的"能冬不能夏"的症状是由于患者体质偏于"阳胜"，而"能夏不能冬"则是由于其体质偏于"阴胜"。王冰所注的"阳胜故能冬，热甚故不能夏"即可以解释我们临床所观察到为何秋冬和冬春交际为银屑病转折之时机，且病情多向坏的方向发展。冬季与寒气相通，主闭藏、凝滞与收敛，适此时而发病者，多不耐冬之寒气，患者多为阳气不足或者气血亏虚。见皮损淡红或暗红，鳞屑较薄且易剥离；常常伴有健忘多梦、筋脉拘急、四肢麻木、头晕目昏、面色淡白、爪甲不荣等症状；舌质淡红，舌苔淡白或黄，脉细缓或沉濡等。

诚如《类经》所云："阴竭者，得冬之助犹可支持，遇夏之热，不能耐受矣。""阳衰者，喜暖恶寒，故耐夏而不能冬也。"若阴虚者则夏甚冬止，阳虚者则夏止冬剧。故在治疗银屑病中应该仔细考虑《内经》中"春夏养阳，秋冬养阴"之说。青壮年患者阳气旺盛，故起病时多为心肝火旺的急性期临床表现，见红斑色鲜、肌肤灼热、瘙痒剧烈等，常伴有口舌干燥、心烦易怒、两胁疼痛，舌质红或绛，舌苔黄腻，脉滑数。而病情迁延难愈，气血亏虚，脉道不通，损耗阳气，阳损及阴，进入心肝血虚的慢性静止期，在临床上则为皮损表现呈冬重夏轻特点，多伴有心情抑郁、心烦急躁、多思善虑、心悸胆怯、少寐健忘、神疲乏力、心神不宁、悲伤欲哭等症状。由"阴胜故能夏，寒甚故不能冬"可知辨患者体质的阴阳偏盛偏衰时可以考虑从其发病季节着手。夏季炎热，适此时发病者多为不耐夏季炎热之气的阳胜体质者，由此可知多为心肝火旺，内热较盛，大多为血热，临床上多见皮损潮红或鲜红、鳞屑较多且易剥离。在中国自古传承的朴素哲学观中，"天人相应"的思想占据着重要的地位。如《素问·宝命全形论》云："人以天地之气生，四时之法成。"医者尤其应该审时度势，顺应天地阴阳节气调节患者体内的气血阴阳平衡，而从心、肝二脏下手，则为高屋建瓴，抓其要害之法。

（三）心、肝与血分辨证的关系

中医药治疗银屑病有着独特的优势，"从血论治"的辨证体系已经得到行业的普遍认可。基于气血津液辨证体系，血热、血燥、血瘀为银屑病的基本证候，然而血热、血燥、血瘀很多时候只是一个病理过程，并非原发性的病因。现代普遍使用的从血论治辨证思路虽然从一定程度上反映了银屑病的病机本质，但并不完全符合中医学"治病求本"的原则。本病病因病机复杂，辨证体系不一致，基于脏腑辨证体系，结合临床主要证候和特点，我们认为银屑病与"心""肝"最为密切。血热证的形成，是因为七情内伤，肝气不疏，气机壅滞，郁久化火，以致心火亢盛，热壅脉道；心主血脉，心火亢盛则热伏于营血。热壅血络则发红斑，风热燥盛则肌肤失养，皮肤发疹，搔之屑起，色白而痒。而血燥证则多由病久耗伤心肝阴血，或由风邪燥热之邪久羁，阴血内耗，夺津灼液则阴血枯燥而难荣于外。或情志不舒，郁久化热，耗津伤阴，导致阴虚火旺，或阴虚血燥，气血不畅，肌肤失养。

赵炳南老先生认为，本病的发生，血热是机体和体质的内在因素，是发病的主要根据，然而血热的形成，是与多种因素有关的，可以因七情内伤，气机郁滞，郁久化火，以致心火亢盛所致；马绍尧教授认为本病是全身系统性疾病，是外伤皮肤，内伤脏腑，与五脏均有关系，尤以"心""肝"的关系最为密切；刘友章教授也认为银屑病的反复发作多与精神、情志因素有关，情志活动的调节与肝主疏泄功能相关，情志抑郁或思虑过度，气机不畅，肝气郁结不舒，日久化火，燔灼血液，迫血妄行，可见银屑病的红斑、鳞屑、出血诸症。基于以上证据，心主血脉，肝主疏泄，七情及素体血热导致气机壅滞，郁而化火，灼伤血络，化为血热之证。针对以上银屑病的病因病机，各医家在"从血论治"的基础上，结合"从肝论治"银屑病取得了良好的疗效。马绍尧教授治疗银屑病的处方用药中，无论是急性期的凉血清热解毒法还是后期的祛风润燥活血法，均包含了诸多性味归经属肝木之脏的药物，如水牛角、生槐花、柴胡、香附等。在495例寻常银屑病患者的临床观察中，"从肝论治"法的有效率达90%以上；杨文信教授提出"从肝论治银屑病""以情制情"的理论，治疗上在传统清热解毒凉血的基础上加用平肝息风法，常用水牛角、夏枯草等药；王莒生教授认为银屑病的进行期多为血热证，该病与肝的功能失调有关，治疗以凉血活血、清肝泻火为法，常在凉血解毒方的基础上合龙胆泻肝汤加减；王萍教授提出血热证银屑病常伴有肝火旺盛，治疗以凉血解毒、清肝泻火为主，火盛伤阴，兼顾阴分；可见各医家无论平肝、清肝，都体现了"从肝论治"的思想。

（四）心、肝与银屑病的分期

1. 进展期——血热证

初发或复发进展期银屑病患者，多由突然精神刺激诱发，并对自身鲜红皮损心理抗拒，表现为心烦、急躁易怒、失眠等。银屑病初发或复发进展期皮疹多呈点滴状或片状红斑，发展迅速，颜色鲜红，银白鳞屑，搔抓后点状出血，可伴瘙痒。大便干燥，小便黄赤，舌质红，苔薄黄，脉弦滑或数。治以凉血、重镇清心安神。

赵炳南教授认为血热是发病的主要依据。因七情内伤，致气机壅滞，郁久化火，以致心火充盛，热伏营血；饮食失于调摄，嗜食腥荤之物，致脾胃失于调和，郁久化热；外因方面以感受风邪或夹杂燥热之邪客于肌肤所致，热壅血络则发为红斑，风热燥盛则肌肤失养而发痒，搔之屑起，色白而痒。根据其病理特点，将本病分为血热与血燥两型，认为两型为互为因果、相互关联的两个阶段。

朱仁康教授认为"血分有热"是银屑病最为重要的原因。或是六淫邪气侵袭伤于外，或是过食辛辣之物，或是急躁易怒，七情伤于内，加之其他原因干扰，内聚血热邪气，久之则化为毒邪，内在血热之邪发于外则成本病。朱老称本病初发者"血热风燥"，因初发者多血热毒邪较盛，血分蕴热则易生风化燥。久病者为"血虚风燥"，因病程日久，邪气久居，伤阴耗气，致使气血津液亏损，生风化燥。

朱其杰教授从温病"卫气营血"理论出发，提出"血分有热"的理论，而本病是一渐进过程，早期表现气分有热，邪俱日久，久而化毒，营血终受所害，而至"血分有热"。

我们以心肝合病理论为切入点，提出心肝合邪致病理论：心肝合邪，情志失畅，五志化火导致心肝火旺或久而心肝血虚，脉道不畅，阳气不得外达，拂郁化热成毒，燔灼气血津液，热壅血络则发红斑，肌肤失养则发为鳞屑，此为银屑病发病的核心病机，其理由如下：银屑病急性发病或进展期患者，病性多为实证、热证，患者多为青壮年，是由于心肝的调畅情志功能失常，五志化火，热毒蕴于脉络，气血受其阻遏，脉络不畅，则气聚血壅、心肝火旺、血热之邪泛发肌肤而成。

2. 静止期——血瘀证

银屑病进入静止期，病程日久，皮损经多种治疗后仍消退缓慢，患者长期承受身心负担，情绪低沉抑郁。郁怒伤肝。肝性喜条达主疏泄，调理气机，调畅情志，通利气血。若肝失疏泄，则气机郁结，气不行血，久则成瘀。故《素问·举痛论》曰："百病生于气也。"稳定期病程长，易复发，患者思想负担重，形成"因病致郁""因郁致病"的恶性循环，不易治愈。皮损反复不愈，皮疹多呈斑块状，鳞屑较厚，颜色暗红；舌质紫黯有瘀点、瘀斑、脉涩或细缓。治以化瘀、疏肝解郁、安神。

血瘀证的提出源于临床实践，银屑病患者多因风热之邪蕴结于机体，导致气血运行不畅，气滞血凝，肌肤失于濡养而发病。在临床研究中认识到本病患者肌肤甲错，皮损多鳞屑，刮出鳞屑多见点状出血；部分患者舌质偏紫或有瘀斑，关节屈伸不利；现代医学研究证实本病患者皮损处检查可见皮肤毛细血管扩张、扭曲，有时成团状表现；皮肤病理检查示真皮乳头上方变薄，毛细血管扩张、充血；血液检查示全血黏度增加，红皮病者血管扩张充血更为明显；有人通过肝血流图检查，发现本病患者有明显的肝脏血液瘀滞，回流受阻，有机能性门脉高压。以上研究从中西医不同角度阐述了银屑病"血瘀"的本质。秦万章教授提出"新血证论"的发病理论，以血为本，血热为先，血虚、血燥、血寒在后是银屑病的基本发病理论，血毒是本病的恶化阶段，血瘀则贯穿全程。

李萍教授认为银屑病病程较长，反复迁延不愈者，多为久病入络的难治性慢性病程患者，其皮损特点为肥厚难消，轻搔数下则脱屑层层，因其心肝火热之毒邪久盛于体内，久而耗伤阴液，致血虚津枯，脉道循行失畅，瘀血阻滞，肌肤失于濡养所致。

肝藏血，心主血。生理情况下，心的行血与藏神，以及肝的疏泄与藏血功能相互配合。而病理情况下，"阳常有余，阴常不足"，表现为心阴、肝阴、心血、肝血常为不足。而肝的藏血功能与心行血的功能二者密不可分，共同维持气机的调畅、情志的舒畅，而血液方能周行全身。如母病犯子，则如《难经·第十难》所云："假令心脉急甚者，肝邪干于心也。"肝与心相互配合方能维持血在经脉中的正常运行，故王冰云："肝藏血，心行之，人动则血行于诸筋，人静则血归于肝脏。《血证论》载："以肝属木，木气冲和调达，不致遏郁，则血脉通畅。"说明肝的藏血必须与其疏泄功能协调平衡，相反相成。血之藏纳于固摄，以气为用，因气为血之帅，肝对气的疏泄功能正常，则藏血功能正常。而心主血脉。五脏六腑，心为之主，而肝为之将。肝为将军之官，有攘外安内之功，肝的疏泄功能可以调畅气机，运行营卫气血，与人体防御功能有着密切的关系，银屑病的致病邪气即可由外侵袭于内，亦可内生于里，而肝脏外能抵御邪侵，内能戡定祸乱，从而保持身体气血通畅。脏腑气血调和，则百病不生。养兵千日，用兵一时。将军带兵必须时刻准备，而心为君主之官，也应镇守中宫，内外配合，方能御敌戡乱。故心肝二脏功能正常，则气血运行有序而脉道通畅，血热之邪无有郁积，血瘀之证无从阻滞。即朱丹溪谓："气血冲和，万病不生，一有怫郁，诸病生焉。"

3. 退行期——血虚证、血燥证

银屑病退行期，皮损渐褪，病情缓解，但患者反复经受进展期急性发作和稳定期病程日久，身心俱疲，情绪低落，不思饮食。抑郁、恐怖、焦虑、心神不宁为患者主要心理特征。心为五脏之大主，精神治也。忧思积虑可致心神不宁，暗耗心血。以五行分类，肝为五脏之首，应春为一年之开端。王孟英在《柳州医话》中说："肝主一身之里……七情之病必于肝起。情志之变，最易伤肝，肝气不舒，气机失畅，气血不和，卫外力弱，更易于感邪发病，故银屑病常反复发展。病程日久，皮疹多呈斑片状，颜色淡红，鳞屑减少，干燥皲裂，可伴不同程度瘙痒、口燥咽干，舌质淡红，少苔，脉沉细。肝气郁滞，导致阴血不足，不能濡养肝脉，又有肝气不舒，气滞不通，故常伴有胸脘胁肋疼痛。肝气乘脾，故不思饮食。阴虚消耗津液，津液不能上承于口，故有虚火，所以有口腔及咽部干燥，舌红而干。

心肝受邪，则心主血脉与肝藏血之功能受损。肝气虚弱，或心气不足时，气不行血，血脉阻滞；反之，血为气之母，血行不畅，则气行无力。气血不畅，阴液不足时，肌肤失于濡润，则疾病难愈。《医碥》中也有"郁则不舒，则皆肝木之病矣"之论。所以，心肝在调节情志方面也是通过气血起协调作用的。情志抑郁或思虑过度，使得肝气郁滞，气机不畅，肝气郁结不舒，日久化火，可导致心火旺盛，燔灼血液，心阴暗耗，致使皮肤失于濡养，发为本病。此外，肝"藏"之血与心主之"血"，是神志活动的物质基础，所以《素问·八正神明论》言："血气者，人之神。"《灵枢·本神》云："肝藏血，血舍魂……心藏脉，脉舍神。"由于心、肝在血脉方面密切相关，因此在神志方面，心藏之"神"和肝藏之"魂"也息息相通。如《灵枢·本神》认为"随神往来者，谓之魂"。而肝为魂之居、血之藏、筋之宗，其气主升、主动。肝主疏泄，条畅周身气机。肝气条达可助气血的流畅，如气血不畅，脉道阻滞，不能濡养肝脏，而见肝血亏虚，或肝风内动发于皮肤而生燥、痒，或因气虚气郁致瘀而见血出、皮肤色素沉着不散，湿热瘀血搏结而见关节头疼痛、周身发热等症。故针对病程较长处于银屑病退行期的心肝血虚患者，治宜补肝养心以养阴血，方予滋生青阳汤、当归饮子、酸枣仁汤等。

银屑病常波及血分，而凉血、活血、止血、补血等理血之品皆归肝经，而心主血脉，在人体的气血与情志调节方面，与心、肝二脏的共同生理作用密不可分，因此从心肝进行调治可取得较好疗效。女子天癸即行，皆从厥阴论之；男子二八天癸至，至七八天癸竭这一阶段内，常因心肝的病理变化而发生银屑病，临床上又都从心肝着手论治。所以，我们认为心、肝在银屑病的发生发展以及辨证论治等方面有着不可忽视的重要地位。

二、寻常型银屑病的治心二法与治肝四法

现代医学认为银屑病是一种易于被激发的身心疾病，一系列研究表明，银屑病的发生与心理应激密切相关，临床上也发现银屑病的反复发作多与精神、情志因素有关，而情志活动的调节主要与肝主疏泄功能以及心主神志相关。因此，如何能辨证准确，在银屑病早期或静止期观察到疾病的变化规律，随证治之，提前将病情控制，则为"上工治未病"之法。

寻常型银屑病急性发病或进展期患者，多在青壮年时期发病，病性多为实证热证，是由于心肝的情志调畅情志功能失常，五志化火，热毒蕴于脉络，气血受其阻遏，脉络不畅，则气聚血壅、心肝火旺、血热之邪泛发肌肤而成。而

银屑病病程较长，反复迁延不愈者，多为难治性慢性病程患者，其皮损特点为肥厚难消，轻挠数下则脱屑层层，因其心肝火热之毒邪久盛于体内，久而耗伤阴液，致血虚津血燥津枯，脉道循行失畅，瘀血阻滞，肌肤失于濡养所致。

我们总结了现代医家对银屑病的认识，针对寻常型银屑病的不同发展进程提出了寻常型银屑病的治心二法与治肝四法，分述如下：银屑病进行期多为实证，临床表现为皮损红斑色鲜、肌肤灼热、瘙痒剧烈等，常伴有口舌干燥、心烦易怒、两胁疼痛等，舌质红或绛，舌苔黄腻，脉滑数。治法上常予清心、清肝、疏肝之法。而银屑病稳定期、退行期则多予养心、补肝之法。

（一）清心法

在寻常型银屑病的辨证中血分热证为银屑病进行期的常见分型，而在唐容川的《血证论》中记载："心为君火，化生血液，是血即火之魄，火即血之魂，火升故血升，火降即血降也，知血生于火，火主于心。"《素问·灵兰秘典论》云："心者，君主之宫，神明出焉。"若心神不安，则神无所养，津液不行，脉无所生。李东垣也曾写道："心之神，真气之别名也，得血则生，血生则脉旺，脉者神之舍。若心生凝滞，七神离形，而脉中唯有火矣。"银屑病进行期患者心火旺盛，邪热伏于营血，而心主血脉，邪热迫血妄行而发病，故见皮疹发生和发展迅速，新生皮疹不断出现，皮疹鲜红，鳞屑掩盖不了红斑，银屑病典型的四个特征即蜡滴现象（表层易剥呈蜡滴状）、薄膜现象（鳞屑剥离后露出淡红色发亮半透明薄膜）、点状出血（刮除薄膜后可见点状出血点）、同形现象（外伤、注射或抓痕处发生皮损），瘙痒明显，常伴有心烦易怒、口干舌燥、咽喉肿痛、面赤、大便燥结、小便短赤等全身症状，舌质红、苔薄白或黄，脉弦滑或数。由此可知，心火旺盛是血热证产生的关键病机，因此，针对银屑病进行期患者当在血分辨证的基础之上辅以清心之法。

现代医家朱其杰教授以清心安神、凉血解毒之法治疗寻常型银屑病进行期疗效显著。常用药物为水牛角、羚羊角、牡丹皮、苦参、重楼、紫草、白花蛇舌草、土茯苓、海藻、甘草、槐花、地榆等药。周德瑛教授则治以清心解毒、凉血祛风，予犀角地黄汤加减，方以水牛角片、牡丹皮、生地黄、赤芍、金银花、紫草、生槐花、草河车、淡竹叶、生甘草。

（二）清肝法

肝为风木之脏，肝体得阴柔而用能阳刚；肝主疏泄，用能阳刚则体得阴柔。刚，意为直，对应着肝的用阳，疏泄条达；柔，意为曲，对应着肝的体阴，藏血调节。各种治肝之法，均应注意刚柔相济，方可使其恢复平衡状态，正如《素问·至真要大论》所言"谨察阴阳所在而调之，以平为期"。唐容川在《血证论》中曾说："肝为风木之脏，胆寄其间。胆为相火，木生火也。肝主藏血，血生于心，下行胞中，是为血海。凡周身之血，总视血海为治乱。血海不扰，则周身之血，无不随之而安。肝经主其部分，故肝主藏血焉，至其所以能藏之故。"曾总结过"治肝三十三法"的清代名医王旭高在《西溪书屋夜话录》中说："肝气、肝风、肝火三者同出异名。""肝火燔灼，游行于三焦，一身上下内外皆能为病，难以枚举，如目红颧赤，痉厥狂躁，淋秘疮疡，善饥烦渴，呕吐不寐，上下溢血。"银屑病的初发或加重，多由肝火血热，心肝火炽，热毒阻于血脉外泛肌肤而成；此外，银屑病临床以红斑、鳞屑为主症，多呈反复发作之势，极难调治，其自觉症状主要为瘙痒，瘙痒发作可致人心烦难忍，导致肝气郁结，郁闷不舒，而肝为风木之脏，体阴而用阳，其性则强，肝气急而易亢，临床所见银屑病患者大多心烦易怒，性情暴躁，反之又因精神紧张、情绪抑郁而致瘙痒加剧，夜不安寐，因此古今医家在血分辨证的基础上均十分重视清肝之法。此外，虽然银屑病常常波及血分，而凉血、活血、止血、补血等理血之品皆归肝经，因此从肝进行调治常可收功。

张晓杰教授认为寻常型银屑病多表现为皮疹鲜红，发展较快，层层脱屑，可伴瘙痒、身热夜甚或潮热、口渴、面赤、性情急躁、心烦易怒、口干舌燥，或伴咽痛、便干溲赤，舌红苔薄或少苔，脉弦数。多属肝经血热证，应用清泻肝热的药物，如川楝子、栀子、黄连、龙胆草、生地黄、牡丹皮等，清泻血中郁热，缓解临床症状，预防邪热入于营血，内攻脏腑导致银屑病的加重，甚至红皮病型银屑病的产生。方以清肝凉血汤为主，药物组成：龙胆、黄芩、栀子、柴胡、生地黄、牡丹皮、当归、金银花、泽泻、板蓝根、土茯苓、紫草、甘草。

马绍尧教授认为进行期寻常型银屑病多呈急性发作，红斑、丘疹迅速增多，颜色鲜红，鳞屑较多，抓之疏松易脱，点状出血明显，或伴有瘙痒、夜眠不安、咽喉疼痛、大便干结、小便黄赤。苔薄黄舌红，尖有刺，脉弦滑或数。证属肝火旺盛，血热妄行，溢于脉外的肝火旺盛血热证常见。治以疏肝泻火、凉血清热解毒；方以丹栀逍遥散、犀角地黄汤、黄连解毒汤加减。常用中药如牡丹皮、赤芍、生地黄、柴胡、黄芩、黄连、水牛角、板蓝根、白茅根、白花舌蛇草、香附。

（三）疏肝法

肝为将军之官，有攘外安内之功，肝的疏泄功能可以调畅气机，运行营卫气血，与人体防御功能有着密切的关系，致病邪气即可侵袭于外，亦可内生于里。《素问·阴阳应象大论》云："人有五脏化五气，以生喜怒悲忧恐。"五脏的精、气、血是情志活动的物质基础，内在脏腑气血的变化会影响情志的变化，肝之疏泄功能恢复正常，则情志调达，抑郁减轻，由此可降低情志因素对疾病发生发展的影响，达到治疗疾病的目的。唐容川在《血证论》中描述到："以肝属木，木气冲和条达，不致遏郁，则血脉得畅。"《古今医统》说："郁为木性不舒，遂成郁结，既郁之久，变证多端。"周学海《读医随笔》也说："凡病之气结、血凝、痰饮、胕肿、鼓胀、痉厥、癫狂、积聚、痞满、眩晕、呕吐、哕呃、咳嗽、血痹、虚损，皆肝气之不能舒畅所致也。"肝气郁结不舒，进而化火生风，林珮琴言："相火附木，木郁则化火。""风依于木，木郁则化风。"银屑病在现代医学中被认为是典型的心身失调性疾病，临床也常见银屑病患者出现焦虑抑郁状态，这些也符合中医理论中所讲的"因郁致病"和"因病致郁"的观点。因此，疏肝解郁之法在银屑病的治疗中应特别予以重视。

刘卫兵等认为肝主疏泄、主情志。忧思恼怒等情志所伤，均可造成肝气郁或肝气逆乱，影响肝之疏泄功能，气郁易化火，内伤阴血，血燥生风，肌肤失养则起白屑。自拟疏肝理气解郁化瘀方治疗银屑病，方剂组成为柴胡、白芍、郁金、香附、陈皮、当归、生地黄、川芎、桃仁、红花。

钱方等运用清热解毒、益气养阴、疏肝解郁、柔肝息风集为一体之竹黄颗粒剂Ⅱ号治疗寻常型银屑病，疗效确切。竹黄颗粒剂Ⅱ号是由柴胡、白芍、黄连、黄芩、黄柏、山栀、竹叶、石膏、麦冬、漏芦等药物组成。

李东海等认为应在银屑病的辨证论治基础上适当配合使用疏肝解郁药，故自拟凉血疏肝方治疗银屑病。方中生地黄、槐花、紫草、牡丹皮、栀子清热凉血，配合四逆散疏肝解郁、调畅情志。

马绍尧教授认为银屑病稳定期多属于肝郁气滞血瘀证。皮疹较厚，颜色由鲜红转为暗红或紫褐，脱屑渐少，出血不明显，多伴有精神不振、心绪不安、情志抑郁、胸胁不适，或月经不调、夜眠梦多。苔薄舌紫暗或有瘀点、瘀斑，脉沉细或缓涩。证属肝郁不畅，气滞血瘀，络脉受阻。治以疏肝解郁、清火理气、活血化瘀。方以逍遥散、桃红四物汤、丹参饮加减。常用药物如柴胡、当归、赤芍、白芍、生地黄、熟地黄、桃仁泥、红花、丹参、莪术、虎杖、板蓝根、土茯苓。

（四）补养心肝法

银屑病患者初为肝气郁滞，气机不畅，日久化火，可导致心肝火旺，燔灼血液，心阴肝阴暗耗，致使皮肤失于濡养，发为本病。静止期银屑病患者多能耐受夏季气候不能耐受冬季，此为阴胜体质，多为气血不足，阴寒偏盛，脉道滞涩，阳气无力推动，不能濡养肌肤，此时更忌风邪燥热伤及阴血。故在银屑病静止期的治疗时应多考虑其心肝血虚的病机，予以养心补肝之法。

1. 养肝法

肝为风木之脏，应春生之气，长养化生。肝气冲和调达，不致遏郁，则血脉得畅，机体脏腑功能协调，故曰"肝为将军之官"。所谓养兵千日，用兵一时，将军带兵必须时刻准备。而肝脏外能抵御邪侵，内能平定祸乱，从而保持身体气血通畅。脏腑气血调和，则百病不生。肝气一病，气血失和，变证丛生，诸病皆起，故称"肝为五脏之贼""肝为万病之贼"。肝主疏泄而藏血，肝血宜充盈，肝气喜条达，体阴而用阳，以血为本，以气为用。肝脏发生病理变化时，肝气易郁，肝血（阴）易虚，肝阳易亢。故对于病程较长的静止期银屑病患者，补养肝血常常能取得良好效果。

张晓杰教授对于静止期银屑病患者辨为肝虚血燥证，治以补血养肝、活血润燥。自拟方药润燥消银汤，药物组成为熟地黄、当归、白芍、川芎、桃仁、红花、柴胡、郁金、麦冬、玄参、土茯苓、连翘、甘草。方中熟地黄滋肾阴补肝血、益髓填精。当归既补血又活血，二者补肝养血以治本，共为君药。白芍养肝血平肝气；川芎活血行气，二者共为臣药。桃仁、红花活血通经，柴胡、郁金疏肝行气，玄参、麦冬滋阴润燥，土茯苓、连翘解湿热毒邪，以上诸药共为佐药。甘草为使药，调和诸药。

魏雅川等以养血柔肝为法治疗银屑病，认为银屑病情志异常与肝阴虚关系密切。左关肝脉多有弦象，绝大多数患者伴有不同程度的皮肤瘙痒，其病情的轻重与精神和情绪有明显关系，多伴有甲损害等，诸多症状都提示应责于肝。当肝血不足时，则气失血束妄行无度，刚而不柔。观之如阳盛，实乃真阴虚。血虚邪入，并易从邪之性而化热、化燥。血热生痰、血燥生风，故以养血柔肝的代表方——四物汤为基本方，紫草入心肝两经，具有凉血活血、解毒透疹、利尿滑肠等功能。鳖甲，归肝、肾经，味咸平，入血走阴，养阴清热。

马绍尧教授认为消退期或病情较久的患者，常见肝（血）不足血燥证。临床表现为皮疹消退缓慢，中心部位色素减退或色素稍沉着，四周较明显，有的融合成片，或四周浸润，鳞屑不易剥脱。或伴有消瘦乏力，月经量少色淡。苔薄舌质淡红，脉沉细。证属肝阴不足，因肝藏血，肝阴虚实质上是血虚，而致生风生燥。治以补肝养血、祛风润燥。方以四物汤、补肝汤、柴胡清肝饮加减。常用药物如熟地黄、当归、赤白芍、牡丹皮、鸡血藤、金银花、连翘、柴胡、黄芩、白花蛇舌草、蛇莓、蛇六谷。

2. 养心法

唐容川在《血证论》中说："心者，君主之官，神明出焉。盖心为火脏，烛照事物，故司神明。神有名而无物，即心中之火气也。然此气非虚悬无着，切而指之，乃心中一点血液，湛然朗润，以含此气。故其气时有精光发见，即为神明，心之能事，又主生血，而心窍中数点血液。则又血中之最精微者，乃生血之源泉，亦出神之渊海。血虚则神不安。"故养心安神之法与银屑病的血分辨证论治相结合常能取得良好疗效。

朱其杰教授认为银屑病病程日久者多属心阴不足，血虚风燥。患者常因思虑过度，劳伤心脾，心脾两虚，生化乏源或积虑伤心，营阴暗耗，心阴内耗，则血枯难荣于外，故见皮疹色变淡，很少有新皮疹出现，原有皮损部分消退，部分呈钱币状或大片融合，有明显浸润，表面鳞屑少，附着较紧，舌质淡红或舌质淡、舌尖红、苔少，脉缓或沉细。常用药物为玉竹、麦冬、百合、地骨皮、桑白皮、生地黄、沙参、牡丹皮、苦参、重楼、紫草、白花蛇舌草、土茯苓、海藻、甘草、槐花、地榆等药。

综上所述，我们认为应根据局部皮损的血分辨证和整体脏腑辨证相结合，首辨脏腑虚实，重点着眼于心肝二脏，如心肝火旺则应凉血清心、清肝泻火；心肝血虚则养心柔肝、凉血解郁；次辨皮损，分清血瘀、血燥、血虚、血热四种血的异常状态。

（王燕　李宁飞）

第三章 中医药治疗银屑病方法学研究进展

第一节 组学技术在银屑病病证研究中的应用

随着现代科学技术的迅猛发展，基因组学、蛋白质组学、代谢组学等多组学技术已经成为研究疾病的重要手段，这为中医药现代化研究提供了良好的契机。银屑病不同证型的临床表现不尽相同，其发病机制也必然存在差异，目前关于不同证型银屑病的发病机制仍局限于单一靶点基因或通路，无法明确阐述各个证型之间的不同病机。随着微观辨证的发展及分子生物学领域研究进一步的深入，基因组学、蛋白质组学、代谢组学等新兴技术，可为中医证候的深入研究提供新的工具和方法。见图3-1。

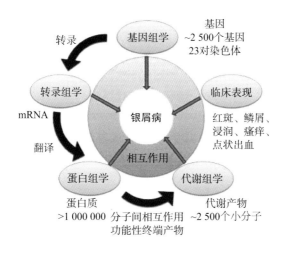

图 3-1 组学技术在银屑病病证研究中的应用

一、基因组学

1986年，基因组学（genomics）的概念由美国科学家 Thomas Roderick 提出，是指对所有基因进行基因组作图（包括遗传图谱、物理图谱、转录本图谱）、核苷酸序列分析、基因定位和基因功能分析的一门科学，包括结构基因组学和功能基因组学。结构基因组学（Structural genomics）是一门通过基因作图、核苷酸序列分析确定基因组成、基因定位的科学。功能基因组学（Functional genomics），又称为后基因组学（Postgenomics），是利用结构基因组学提供的信息系统地研究基因功能，包括：基因组的多样性；基因组在转录和翻译水平上的表达及其调控机制；通过对不同阶段进化的生物体基因组序列的比较，发现基因组结构组成和功能调节的规律，并利用各种模式生物体的基因剔除和转基因技术来揭示基因的功能等。它采用一些新的技术，如测序技术、DNA 芯片，对成千上万的基因表达进行分析和比较，力图从基因组整体水平上对基因的活动规律进行阐述。

遗传流行病学和遗传学研究均证实，银屑病是一种多因素遗传模式的复杂疾病，涉及多个基因间的相互作用及基因与环境的交互作用。2007 年，《美国人类遗传学》杂志报道了国际上首次银屑病全基因组关联分析研究（genome-wide association study，GWAS）研究，迄今为止，国际上有多个研究团队对银屑病进行 GWAS 研究或 GWAS 相关研究，发现了 59 个银屑病易感基因 / 位点，分别命名为 PSORS1（6p）、PSORS2（17q）、PSORS3（4q）、PSORS4（1q）、PSORS5（3q）、PSORS6（19p）、PSORS7（1p）、PSORS8（16q）、PSORS9（4q）及 PSORS10（18p）等。

安徽医科大学张学军课题组应用基因组学关联分析方法对中国汉族人群进行了银屑病易感基因的全基因组关联研究，发现位于 1q21 上的晚期角质化包膜（late cornified envelope，LCE）基因簇中的 LCE3A 和 LCE3D 区域与银屑病显著相关。针对 LCE3A 基因，证明 SNP rs4845454 和 rs1886734 在基因组水平上与银屑病存在很强的关联性，这意味着 LCE3A 基因很可能是银屑病的易患基因。LCE 基因作为中国唯一发现的复杂疾病易感基因，被美国 NIH 全基因组关联分析权威数据库收录（http://www.genome.gov/26525384），标志着我国 GWAS 研究已跻身国际先进水平，同时也为国内今后开展其他重大疾病的 GWAS 研究提供了典范和成功的经验。

同年，Nair 等对高加索人群银屑病易感基因进行了 GWAS 研究，发现了 IL-23 信号通路的基因 IL12B103（rs2082412）、IL23A（rs2066808）和 IL23 R（rs2201841），以及 NF-κB 信号通路的基因 TNFAIP3（rs610604）和 TNIP1（rs17728338）等，其中 IL12B 基因和 IL23 R 基因在中国人群和德国人群中与银屑病的相关性均已被证实。

银屑病的 GWAS 研究证实人类白细胞抗原（human leukocyte anti-gens，HLA）为银屑病的易感位点。在欧美人群中，Capon 等通过 GWAS 发现 HLA-C 区域 rs3134792 与银屑病关联性最强，首次在全基因组关联水平上（$P < 5.0 \times 10^{-8}$）证实 HLA-C 为银屑病的易感位点。随后其他人群银屑病的 GWAS 均证实 HLA-C 为银屑病的易感位点。在 MHC 区域内，除 HLA-C 位点外，研究者还发现 HCG9、C6orf10、HLA-A 和 HLA-B/MICA 等也可能为银屑病的易感基因或位点。

目前，针对银屑病的中医证候分型进行基因组学研究较少，尚处于探索阶段。高悦等初步探索银屑病中医证型与人类白细胞抗原 HLA 等位基因的相关性，发现银屑病患者 HLA-CW*0602 和 HLA-DRB1*07 基因阳性率明显高于对照组，差异具有统计学意义，但血热证和血瘀证基因阳性率不存在相关性。银屑病不同证型的临床表现不尽相同，其发病机制也必然存在差异，目前关于不同证型银屑病的发病机制仍局限在单一靶点基因或通路，无法明确阐述各个证型之间的不同病机。随着微观辨证的发展及分子生物学领域研究进一步的深入，基因组、后基因组等新兴技术，可为中医证候的深入研究提供新的工具和方法。

既往中医药治疗疾病的现代研究，多针对靶基因和（或）单一靶通路，观察药物的影响及探讨药物的作用机制。通常报道为该药物对某一基因和（或）通路的可能作用，但该基因或通路是否为药物产生治疗作用的主要基因和（或）通路，具有一定的局限性。应用基因组学研究方法，全面筛选药物影响的差异基因，采用聚类分析预测药物作用通路，可大大弥补传统研究上的局限。Thomas 等采用 RNA 微阵列技术检测了白藜芦醇治疗咪喹莫特诱导小鼠的银屑病样皮损的基因组变化，并用 Ingenuity Pathway Anlysis（IPA）分析可能相关的信号通路。研究结果发现，白藜芦醇能够使 RXR 表达增加，降低 IL-17 依赖性途径的表达及 IL-17A、IL-17F 和 IL-19 等，这些可能是药物改善银屑病样皮损的主要作用机制，这为中药治疗银屑病提供了一条新的研究思路。

二、表观遗传学

表观遗传学（epigenetics）是基于基因组序列不发生改变的条件下，而发生的目的基因转录增强或抑制的现象，并且具有可遗传的特性，主要包括非编码 RNA 的调控、组蛋白的修饰化及 DNA 甲基化等多个方面。表观遗传学机制和多种免疫性皮肤病的发生发展密切相关。表观遗传学可以解释环境因素如何改变表观遗传学标记，进而改变基因表达水平，导致疾病发生的过程。不同于基因突变的是，表观遗传学的改变是潜在可逆的。

非编码 RNA 是指不编码蛋白的 RNA，广义上包括 rRNA、tRNA、microRNA 和 lncRNA 等。这类 RNA 是从基因组上转录而来，不翻译成蛋白，在 RNA 水平上就能发挥各自的生物学功能。目前研究较多的是 microRNAs 和 lncRNAs。microRNAs（miRNAs）是一类长约 21~25 个核苷酸的小分子非编码 RNA，通过碱基配对的互补方式结合到靶 mRNA 的 3′ 非翻译区（3′ untranlated regions，3′ UTR），从而抑制其翻译，但不影响其转录。它是一类非常重要的转录后调控因子。miRNAs 主要参与发育调控、器官形成、肿瘤生成、细胞增殖与凋亡等生物学过程。miRNAs 在皮肤发病机制中的作用已经在 Dicer 条件性敲除小鼠模型的皮肤上得到证实，表皮和毛囊中 100 个以上 miRNAs 表达异常。长链非编码 RNA（Long noncoding RNA，lncRNA）是长度大于 200nt 的 RNA 分子，具有特定的二级结构，在表达上具有组织特异性和时空特异性，常位于细胞核或胞质内，以 RNA 形式在基因转录调控、表观遗传水平调控、染色质修饰及转录后调控等多层面、多种方式参与生物学过程。lncRNA 的普遍转录、变异和调节功能异常等，会导致多种人类疾病。

最早发现有三个 miRNAs 与银屑病密切相关，即 miRNA-203、miRNA-146a 和 miRNA-125b。miRNA-203 在银屑病患者的皮损中表达升高，是银屑病中第一个发现的 miRNA。成熟 miRNA-203 是 22-nt 的非编码 RNA 在皮肤呈特异性表达的 microRNA，最初发现在角质形成细胞中呈高表达，并促进表皮分化。目前认为 miRNA-203 是通过直接抑制 p63 表达，抑制角质形成细胞的增殖潜能，诱导角质形成细胞退出细胞分裂周期，从而促进表皮分化，如同"开关"一样切换表皮增生和分化。miR-146a 在银屑病皮损和类风湿性关节炎患者中多呈高表达。TNF 受体相关因子 6（TNF receptor-associated factor 6，TRAF-6）和 IL-21 受体相关激酶（IL-21R-associated kinase，IRAK）是 miR-146a 的靶基因，它们都参与 TNF-α 信号通路，促进银屑病的炎症反应。当 NF-κB 依赖性 miR-146a 处于高表达状态时，可抑制 TNF-α 诱导的细胞凋亡，参与银屑病发病。银屑病患者 miR-146a 表达升高损伤机体的天然免疫，在银屑病的发病过程中发挥一定的作用。与前两者相反，miR-125b 在银屑病中表达下调，能够减少 TNF-α 的转录后抑制作用，导致在皮肤炎症中 TNF-α 表达升高。近年来，TNF-α 阻滞剂 Etanercep、Adalimumab 已成功用于治疗银屑病，皮肤中 miR-146a 和 miR-125b 意味着将来可作为银屑病治疗的新靶点。由于外周循环血

miRNAs 易于检测，因而也可作为反应疾病严重程度以及药物作用反应的分子靶标。我们课题组通过二代测序技术筛选出银屑病皮损差异 miRNAs，初步发现血热型银屑病血浆中 miRNA-21、miRNA-451 表达发生改变。下表中总结了近年来报道的银屑病 miRNAs 及其生物学靶点和功能（表 3-1）。

表 3-1　在银屑病中 miRNAs 的异常表达及其生物学靶点和功能

名称	组织 / 细胞类型	表达	靶基因	功能	引用文献
miR-21	皮肤，人外周血单核细胞（PBMCs）	上调	TIMP3, TPM1, PDCD4, PTEN, IL12A, RECK, RTN4, NFIB	调控角质形成细胞增殖、炎症、T 细胞凋亡和血管生成	Ichihara et al., 2011; Joyce et al., 2011; Liu et al., 2011; Lovendorf et al., 2014, 2015; Meisgen et al., 2012; Sonkoly et al., 2007; Zibert et al., 2010
miR-31	皮肤	上调	FIH-1, STK40	调控角质形成细胞分化、NF-κB 激活、血管生成、淋巴细胞迁移到皮肤	Joyce et al., 2011; Peng et al., 2012; Sonkoly et al., 2007; Xu et al., 2013; Zibert et al., 2010
miR-135b	皮肤，原代人表皮细胞	上调	COL4A3	调控角质形成细胞增殖和分化	Choi et al., 2013; Joyce et al., 2011
miR-136	皮肤，原代人表皮细胞	上调	PPP2R2A	调控 TGF-β₁ 诱导的角质形成细胞增殖抑制	Zhang et al., 2015; Zibert et al., 2010
miR-138	人外周血单核细胞（PBMCs）	上调	RUNX3	调控 CD4$^+$T 细胞中 Th1/Th2 细胞平衡	Fu et al., 2015
miR-146a	皮肤，人外周血单核细胞（PBMCs）	上调	IRAK1, TRAF6, EGFR	调控造血系统发育、炎症、免疫细胞调节和角质形成细胞增殖	Lovendorf et al., 2015; Meisgen et al., 2014; Sonkoly et al., 2007; Xia et al., 2012; Zhang et al., 2014; Zibert et al., 2010
miR-155	皮肤	上调	CTLA-4	调控造血系统发育和炎症	Ichihara et al., 2011; Lovendorf et al., 2015
miR-184	皮肤	上调	AGO2	调控 mRNA 转录后修饰和通过 miRISC 复合体途径的 miRNA 生物合成	Roberts et al., 2013
miR-203	皮肤，原代人表皮细胞	上调	SOCS-3, SOCS-6, p63, TNF-α, IL8, IL24	调控炎症、STAT3 信号通路和角质形成细胞增殖和分化	Lerman et al., 2011; Primo et al., 2012; Raaby et al., 2015; Sonkoly et al., 2007; Wei et al., 2013; Yi et al., 2008; Zibert et al., 2010
miR-210	人外周血单核细胞（PBMCs）	上调	FOXP3	调控 T 细胞的调节及细胞因子的产生	Zhao et al., 2014
miR-221/222	皮肤	上调	TIMP3, c-KIT, p57	调控角质形成细胞增殖和分化	Joyce et al., 2011; Zibert et al., 2010
miR-424	皮肤	上调	MEK1, Cyclin E1	调控角质形成细胞增殖	Ichihara et al., 2011; Lerman et al., 2011
miR-99a	皮肤	下调	IGF-1R	调控角质形成细胞增殖和分化	Ichihara et al., 2011; Lerman et al., 2011; Lovendorf et al., 2015
miR-125b	皮肤，血清	下调	FGFR2, TNF-α	调控角质形成细胞增殖、分化和炎症	Koga et al., 2014; Lovendorf et al., 2015; Sonkoly et al., 2007; Xu et al., 2011

一种新发现的长链非编码 RNA-PRINS（应激下诱导的银屑病相关非编码蛋白质 RNA）在正常皮肤中存在，在银屑病的病变皮肤及其未受累表皮中表达均有增高，并且调节 G1P3。G1P3 是癌细胞中一种抗凋亡基因，高表达的 G1P3 可能有助于维持发展的银屑病病变中角质形成细胞的过度增生。因此，这些研究表明，表皮中升高的 PRINS 可能对银屑病起到重要作用。在细胞受到外界压力时，PRINS 可充当"riboregulator"来管理其他基因的表达，从而参与了细胞的生存和增殖。另有一种 lncRNA 基因，被命名为 PSORS1C3（psoriasis susceptibility 1 candidate 3），因其接近 HLA-C，并且位于 PSORS1 位点内，可能也是银屑病易感性基因。通过对 178 名中国人寻常型银屑病患者进行 PSORS1C3 全基因相关分析研究，证实 PSORS1C3 基因是寻常型银屑病患者中的一个重要的银屑病易感基因。随着高通量技术的不断发展，越来越多的表达异常非编码 RNA 在银屑病患者皮肤、血液中被检测到。探索与银屑病直接相关的非编码 RNA 分子，明确其在病理环节中的功能及调控机制，将有助于理解疾病病机、阐释药物作用环节。

核小体由 DNA 和五种组蛋白（histone）构成，是染色质（染色体）的基本结构单位。一个核小体由两个 H2A、两个 H2B、两个 H3、两个 H4 组蛋白组成八聚体和 147bp 缠绕在外面的 DNA 组合。组成核小体的组蛋白的核也部分状态大致均一，游离在外的 N- 端则可受到各种各样的修饰，包括组蛋白末端的磷酸化、泛素化、乙酰化、甲基化、ADP 核糖基化等。组蛋白的翻译后修饰不仅与染色体的重塑和功能状态密切相关，而且在细胞的生长分化、细胞凋亡及致癌作用等生物学过程中发挥重要作用。

DNA 甲基化是最早被发现的一种表观遗传学调控机制，它在基因表达调控、细胞增殖、分化、发育及基因组印记等方面起着重要作用。DNA 甲基化是指 DNA 双螺旋中，在 DNA 甲基化转移酶介导下，以 S- 腺苷甲硫氨酸提供甲基团，将胞嘧啶核苷酸的嘧啶环的第 5 位碳原子甲基化，并与其 3 端的鸟嘌呤形成甲基化的 CpG，且在双链中对称出现。DNA 甲基化与人类发育和肿瘤疾病发生的密切关系，已经成为恶性肿瘤神经性疾病、代谢性疾病、自身免疫性疾病等研究的重要内容。

高通量测序技术被认为是研究组蛋白修饰的新型技术。在银屑病皮损和非皮损样本中组蛋白乙酰化和去乙酰化酶的存在差异表达。Blander 等发现 HDAC，SIRT1 可能通过 E2F1 抑制正常角质形成细胞的分化，HDAC 去乙酰化酶已被应用于治疗慢性炎症性和免疫性疾病，如系统性红斑狼疮、类风湿性关节炎、多发性硬化、银屑病等，提示乙酰化作用在银屑病发病中起到重要调节作用。

通过芯片技术、单个位点测序、甲基化特异性识别蛋白募集后测序等方法研究单个位点或全基因组位点甲基化与银屑病的关系。庄乐等研究发现寻常型银屑病皮损中存在 DNA 甲基转移酶表达的明显差异。p16 蛋白是一类抗细胞凋亡蛋白，在银屑病皮损组织中表达升高，病人中 p16 基因启动子中约有 30% 显示甲基化，其甲基化水平与疾病严重程度正相关。SHP1（PTPN6）基因在包括皮肤等多种组织中表达并发挥效应，研究发现该基因在银屑病组织中脱甲基化，转录水平升高，可能与细胞更新有关。2012 年，Roberson 等采用 Illumian Human27K 甲基化芯片研究银屑病患者皮损 / 非皮损和正常对照的皮肤组织甲基化水平差异。通过比对全基因组水平上的近 28000 个 CpG 位点，结果发现 1108 个位点达到显著差异水平。在中医药研究中，我们利用芯片技术对银屑病血热证患者血清进行观察，比较凉血解毒方治疗前后的 DNA 甲基化修饰改变，初步发现外周血细胞的 DNA 甲基化修饰发生改变，但相关机制尚需进一步研究。

三、蛋白质组学

蛋白质组（proteome）一词最早由悉尼麦克里大学的 Marc Wilkins 等于 1994 年提出的，于 1995 年首次发表于 Electrophoresis 杂志上，其定义为一个基因组特定时间下某个细胞、组织或机体内的所有蛋白质。随之，蛋白质组学的概念应运而生，即对蛋白质组的研究学科，其内容包括蛋白质 – 蛋白质相互作用、蛋白质修饰、蛋白质功能及蛋白质的定位研究等，其目的是通过研究一个细胞的所有蛋白质，构建一个完整的细胞蛋白质表达的动态三维图谱，由此获得蛋白质水平上的关于疾病发生、细胞代谢、信号传导、药物作用等过程的整体而全面的认识，与基因组学的研究遥相呼应、互补短长。

应用蛋白质组学可以更好地理解蛋白质的生物作用，从而最终通过靶点阻断来调整治疗生物学过程从而治疗疾病。蛋白质研究的三大核心技术是双相凝胶电泳（two-dimensiona gel electrophoresis，2-DE）、质谱技术和生物信息学。2-DE 即二维的蛋白质分离技术，是根据蛋白质等电点的差异通过等电聚集分离蛋白，再根据蛋白分子量的差异，通过聚丙烯酰胺凝胶电泳将蛋白质进行分离。此外，新的蛋白质分离技术还有差异凝胶电泳、高校液相色谱、毛细血管电泳技术、同位素标记亲和标签技术等。近年来，质谱已成为蛋白质鉴定的核心技术，其基本原理是根据样品分子离子化后，不同离子间的荷质比的差异来分离并确定分子量，从而推测并确定其对应的可能蛋白质。蛋白质组学的研究技术还有酵母双杂交系统、蛋白质芯片技术等。随着计算机相关软件的成熟和发展、生物信息学的发展使得对于蛋白质组学海量数据的分析成为可能。

目前对银屑病的发病机制的研究尚不完善，而蛋白质组学的应运而生，无疑在研究银屑病的基因调控编码、蛋白质的表达异常等方面提供了良好的思路。差异蛋白组是蛋白质组学研究的核心内容，其揭示蛋白组在疾病的发生、发展及变化过程中差异表达，因此，许多研究者希望在不同证型银屑病患者身上寻找出相关差异性蛋白，从而为银屑病的治疗提供更多的辨证施治依据。

吴玮利用蛋白质组学技术筛查寻常型银屑病不同中医证型患者血中 T 淋巴细胞膜上的差异表达蛋白质标记物，结果表明寻常型银屑病和健康人以及不同中医证型间血浆蛋白表达谱存在差异。同时应用 MALDI-TOF-MS 技术筛查淋巴细胞膜的特异性蛋白质标记物，结果表明寻常型银屑病和健康对照以及不同中医证型间血淋巴细胞膜蛋白表达谱存在差异。郝平生等应用同位素相对标记与绝对定量技术（iTRAQ）对寻常型银屑病（血热证、湿热证）患者与健康人差异且共有蛋白进行分析，发现了 19 个显著性差异蛋白，寻常型银屑病血热证与湿热证血清中存在表达差异性蛋白质，包括糖蛋白类、脂蛋白类、免疫类等。

晏卉收集血燥型、血热型、血瘀型的寻常型银屑病患者各 10 例和健康对照组 10 例的外周抗凝血，分别提取 T 淋巴细胞及 T 淋巴细胞膜蛋白，运用 Clinprot 联合 MALDI-TOF 技术，筛选出银屑病和正常人之间，以及不同中医证型银屑病患者之间的差异蛋白质峰值。结果发现寻常型银屑病与正常人之间的有统计学意义的膜差异蛋白峰 4 个，推测蛋白峰值为 4747.3Da，与银屑病发病机制相关；发现血热证与血瘀证、血瘀证与血燥证之间各有一个有意义的膜差异蛋白峰，且两个蛋白峰值较为接近，约为 7766Da，推测这一蛋白峰为血热证及血燥证所共有。李挺滨应用 MALDI-TOF-MS 技术研究不同证型寻常型银屑病患者血浆蛋白的差异表达。结果发现寻常型银屑病患者组和正常人对照组之间差异蛋白峰为 2 个；血热证患者与血瘀证患者间差异蛋白峰为 1 个，血热证患者与血燥证患者间差异蛋白峰为 2 个，血瘀证与血燥证患者间差异蛋白峰为 4 个。

陈文慧运用双向凝胶电泳和质谱技术对血热型、血瘀型、血虚型银屑病血清及正常人血清制备蛋白质质谱图，利用蛋白质相互作用比较不同证型血清及正常人血清样本之间的蛋白质组成分差异来探讨银屑病不同证候特有蛋白质的表达，揭示与银屑病证候形成相关的特有蛋白质及其生物特征的关系。根据双向电泳及质谱结果，共成功鉴定出 20 种蛋白质，银屑病组与正常组相比，银屑病组患者血液中纤维蛋白原 β 链、血液结合素、纤维蛋白 γ 链、HPX 蛋白、α-胰蛋白酶、载脂蛋白 A-Ⅳ、补体 C3、凝聚素、血清转铁蛋白、间-α-胰蛋白酶抑制剂 H4 重链（片段）、载脂蛋白 E、补体 C4-B、甘露糖结合蛋白-C、富亮氨酸-α-2-糖蛋白及血清白蛋白的表达明显升高，而血清白蛋白（片段）、甲状腺素转运蛋白、IgαC 链、载脂蛋白 L1、结合珠蛋白的表达则显著降低。其中，补体 C3、凝聚素、血清转铁蛋白等在血虚型银屑病患者的血清中表达高于其他两种证型的银屑病；而纤维蛋白原 β 链、血液结合素等的表达在血热型银屑病患者血清中的表达水平高于血瘀型银屑病患者，表明寻常型银屑病不同证型和健康人的蛋白组表达谱存在明显的差异性，差异性发生的主要原因可能和不同证型发病机制的不同相关。彭婷采用 iTRAQ 技术，对血虚证银屑病患者的血清蛋白组进行量化研究，并对差异性蛋白组进行统计学分析。结果表明，血虚证寻常型银屑病患者的血清蛋白与健康对照组比较确实存在具有差异性的蛋白组。这些差异性蛋白中，凝血相关蛋白、脂蛋白类蛋白、免疫相关蛋白、肿瘤相关蛋白、角蛋白相关蛋白、血红蛋白相关蛋白、细胞外基质类蛋白、维生素相关蛋白等都可能与血虚证寻常型银屑病有关。

四、代谢组学

代谢组学（metabonomics）是效仿基因组学和蛋白质组学的研究思想，对生物体内所有代谢物进行定量分析，并寻找代谢物与生理病理变化的相对关系的研究方式，是系统生物学的组成部分。1999 年由英国伦敦帝国理工大学 Jeremy Nicholson 教授创立，此后迅速发展并渗透到多项领域。代谢组是生物体整体功能状态的"生化表型"，具有"终点放大"的特征。先进的分析检测技术结合模式识别和专家系统等计算分析方法是其研究的基本方法，样本主要为尿液、血浆或血清、唾液以及细胞及组织的提取液等。其技术平台主要包括前期的样品制备，中期的代谢产物检测、分析与鉴定以及后期的数据分析与模型建立；中期是代谢组学技术的核心部分，最常用的是核磁共振技术（NMR）和质谱技术（MS）两种，二者相比各有其优缺点，需在具体研究中灵活选用。

代谢组学是继基因组学、蛋白质组学、转录组学之后新近发展起来的一门学科。基因组学和蛋白质组学分别从基因和蛋白质层面探寻生命的活动，而实际上细胞内许多生命活动是发生在代谢物层面的，代谢物则更多地反映了细胞所处的环境，这又与细胞的营养状态、药物和环境污染物的作用以及其他外界因素的影响密切相关，因此有人认为"基因组学和蛋白质组学告诉你什么可能会发生，而代谢组学则告诉你什么确实发生了。代谢组学的研究避免了实验对象提供过多的个人信息，且筛查费用较低，在临床研究上更易推行，但也存在着诸多不足，其研究最大的挑战就在于对代谢产物的识别。相信随着其方法的不断拓新和优化，代谢组学研究必将成为人类更高效、准确地诊断疾病的一种有力手段。

近年来研究发现，银屑病患者多伴有多种内源性代谢紊乱，对银屑病患者内源性代谢谱的动态研究，通过靶向治疗可使其代谢网络呈现向正常状态修复的趋势，能较全面地反映生物体的生理病理及代谢状态，并可应用于药效评价研究。应用代谢组学技术已成为银屑病的热点研究方向，为银屑病证候本质的深入探究和寻求长期有效安全的新治疗方法提供了强有力的研究手段。

血热证相当于银屑病的进行期，是目前研究项目和报道最多的一个证型。我们课题组等选择 53 例银屑病血热证患者和 31 例健康志愿者，采用 NMR 分析银屑病血热证治疗前后及健康志愿者血浆代谢产物谱，通过主成分分析法研究健康人与银屑病血热证患者之间、银屑病血热证患者经凉血解毒汤治疗前后代谢产物谱的差异，探讨银屑病血热证患者血浆代谢表型的特征及凉血解毒汤的作用机制。代谢组学的结果不仅显示银屑病血热证患者与健康对照组能够被明显区分，银屑病血热证治疗前后也能较好地分开。组间内源性代谢物的含量存在明显差异，提示银屑病血热证的相关生物代谢通路发生了改变。本研究结果表明，代谢产物谱有明显的分组差异，即银屑病血热证患者与健康对照之间代谢产物存在明显的不同。从 ^{1}H NMR 图谱及模式识别分析发现：①与健康对照组比较，银屑病血热证患者血浆中极低密度脂蛋白、低密度脂蛋白、高密度脂蛋白、脂肪酸及不饱和脂肪酸均明显增高，且 3- 羟基丁酸、丙酮、乳酸等脂代谢重要的中间产物亦明显增高，表明银屑病血热证患者存在明显的脂代谢紊乱。②与健康对照组比较，银屑病血热证患者血浆中缬氨酸、谷氨酰胺含量增高。谷氨酰胺是氨的主要运输形式。血浆氨基酸主要反映肝细胞的代谢状态，肝脏与氨基酸代谢关系极为密切。提示银屑病血热证患者存在蛋白代谢障碍。③在 ^{1}H NMR 图谱中可以发现银屑病血热证患者血浆中乙酸、肌酸、胆碱等的谱峰强度改变较为明显。乙酸的代谢异常是肝功能损伤的标志；肌酸是尿中主要非蛋白氮代谢产物之一，其含量与肾功能正常与否关系密切，可作为肾病的标志物之一；胆碱是一种维生素类化合物，它对细胞膜完整性及脂类消化运输发挥重要作用。整合这些资料，提示银屑病血热证患者不仅脂代谢和蛋白代谢紊乱，并存在肝肾功能的损害。本研究结果显示，银屑病血热证患者治疗后较治疗前略接近正常组，表明凉血解毒汤对银屑病血热证代谢异常产生了有效的干预作用。分析治疗前、后组间代谢产物的差异可知，治疗后血浆中 VLDL、LDL、不饱和脂肪酸和葡萄糖含量均有所下降，说明凉血解毒汤对银屑病血热证糖脂代谢的紊乱具有一定的调整作用。从代谢组学角度来看，银屑病血热证患者存在脂类、蛋白质、能量代谢异常及肝肾功能损害。凉血解毒汤能调节银屑病血热证患者的糖脂类代谢，使之代谢网络呈现向正常状态修复的趋势，这可能是凉血解毒汤治疗银屑病血热证的作用机制。

目前关于银屑病血燥证、血瘀证的代谢组学研究报道极少。我们课题组采用代谢组学的研究方法，寻找寻常型银屑病中医证型的差异标志物，以阐明不同中医证型的证候本质。用正负两种模式进行高效液相色谱质谱联用法（UPLC-MS）检测患者外周血清的代谢产物，对检测结果采用主成分分析（PCA）和偏最小二乘方判别分析（PLS-DA），最后采用有监督式方法正交偏最小二乘判别分析（OPLS-DA）进行建模，以模型的 VIP 值（VIP>1），并结合 t-test 的 P 值（$P<0.05$）来寻找差异性表达代谢物，通过搜索在线数据库（Metlin）比较质谱的质荷比 m/z 或者精确分子质量的方法对差异性代谢物进行定性，搜索在 Metlin 和 KEGG 在线数据库，最终确定各组之间的代谢产物和相关代谢通路。本研究共分析了血热证样本 19 份、血燥证样本 12 份，发现血热证和血燥证代谢组差异明显，两组差异性代谢产物有 11 种（正模式下 5 种，负模式下 6 种），其中 3，4，5- 三甲氧基肉桂酸（3，4，5-trimethoxycinnamic acid）、胆碱（Choline）、硫胺乙酸（thiamine acetic acid）、泛醌 -1（ubiquinone-1）、4-羟基丁酸（4-hydroxybutanoic acid）、L-beta-aspartyl-L-glutamic acid、乳清苷（orotidine）、β-L-Fucose-1-phosphate 等 8 种代谢物在血燥证中比血热证中有明显上升；二十四碳六烯酸（tetracosahexaenoic acid）、脱氧胆酸（Deoxycholic acid）、TG（8:0/8:0/8:0）等 3 种代谢物在血燥证中较血热证中有明显下降。

秦倩将 66 例寻常型银屑病患者随机分为两组，分别予以耳穴贴压加得肤宝与单纯得肤宝局部治疗 4 周，运用高效液相色谱技术观察耳穴贴压加得肤宝局部治疗前后血清代谢物质的变化，寻找相关的代谢标志物。观察组较之对照组，其代谢状态向健康组偏移较明显，同时发现了一些耳穴治疗银屑病特异性标志物，如 D- 葡萄糖醛酸 –1- 磷酸（D-glucuronic acid1-phosphate）、亚油酸（linoleic acid）、12- 羟（基）油酸（12-hydroxy-oleic acid）、17- 羟黄体酮（17-hydroxyprogesterone），从代谢组学水平说明耳穴通过作用多种代谢产物，经由相关代谢途径起到治疗银屑病的作用。邓浩采用液质联用技术分析耳穴联合得肤宝治疗前后寻常型银屑病患者尿液代谢状态的变化。研究结果显示，银屑病患者尿样与健康对照组之间的代谢轮廓差异明显，能够进行良好区分，经治疗后试验组和对照组两组之间的大部分尿样代谢状态改变明显，前者向健康对照组发生偏移幅度较对照组明显；进一步通过组内分析发现无论是试验组还是对照组，其治疗前后代谢数据均能达到良好分离，且治疗后代谢状态向健康对照组呈回归趋势。结果发现银屑病患者的病情轻重、中医分型及病情转归均可影响其代谢状态，但病程长短对代谢的影响不明显。最后，通过代谢数据库检索等途径，发现了一些可能与耳穴联合得肤宝治疗银屑病相关的潜在生物标志物，主要涉及脂类、氨基酸、维生素等代谢途径，其中，3β，12α-二羟 –5α- 胆甾醇酸（3β，12α–Dihydroxy–5α–cholanoic acid）、γ- 羧谷氨酸（γ-carboxyglutamic acid）等在试验组前后改变差异明显，充分体现了耳穴在银屑病治疗中的协同作用，可为耳穴治疗银屑病的有效作用机制及靶点研究提供较高等级证据。

曲善忠采用 ^{1}H NMR 对寻常型银屑病患者治疗前后及其与健康人组之间尿液代谢产物进行差异性研究，探讨寻常型银屑病患者代谢表型特征及银屑 1 号方治疗寻常型银屑病的作用机制。研究发现，寻常型银屑病患者存在糖类、蛋白质、氨基酸等代谢异常，与三羧酸循环、糖异生、糖酵解、氨基酸代谢、嘌呤嘧啶代谢等多个代谢通路有关。中药复方银屑 1 号可调节银屑病患者的糖脂类代谢，使其代谢网络呈现向正常状态修复的趋势。王雪林将 101 例寻常型银屑病患者分成 2 组，治疗组给予口服中药银屑 1 号方与雷公藤多苷片，对照组给予口服雷公藤多苷片。运用 ^{1}H NMR 方法，探讨寻常型银屑病患者血清代谢表型的特征及银屑 1 号方的作用机制。银屑 1 号方和雷公藤多苷片治疗后，相对治疗前患者血液中的 VLDL/LDL、脂肪酸等脂类含量减少，乳酸含量减低，缬氨酸、谷氨酰胺含量均有所下降，葡萄糖含量也有所下降。银屑 1 号方与雷公藤多苷片两者间，图谱无特征性差异，VLDL/LDL 等脂类含量与丙胺酸的波峰值较雷公藤多苷片组高，乳酸与缬氨酸的波峰值则低，进一步证明银屑 1 号方具有调节糖脂类与蛋白质生成和代谢的作用，使代谢网络逐渐自我修复调整。

邓静文采用代谢组学方法对寻常型银屑病的血瘀证患者以银屑灵优化方干预前后的晨尿尿液代谢机制进行研究，对药物干预前后的代谢状态变化进行整体表征，并对其中重要的代谢循环进行定量分析。银屑灵优化方干预前后呈现不同的代谢状态，其中 5，6- 二羟前列腺素 F1a、20- 羧基白三烯 B4、表没食子儿茶素、4- 羟丁酸的变化与银屑病密切相关，为银屑灵优化方治疗银屑病血瘀证提供代谢组学新证据。

还有一些学者采用代谢组学技术探讨了银屑病病理机制中参与细胞的代谢特征。于靖洋用 ^{1}H NMR 分析 T 淋巴细胞裂解液与上清液的代谢谱图，结果显示中药复方银屑 1 号能够影响 T 淋巴细胞向 Th1 细胞分化，而对人 T 淋巴细胞的代谢影响不同于生理盐水或雷公藤，相关效应总代谢产物存在差异；差异代谢产物可能涉及脂类、蛋白质等一系列细胞内的生物化学物质，与脂代谢等多个代谢途径有关。王键旋制备 HaCaT 细胞的细胞裂解液和上清液，采用 ^{1}H NMR 测定代谢物指纹图谱，结合生物信息学综合分析结果。银屑 1 号方对人角质形成细胞（HaCaT）的代谢过程产生影响，在抑制 HaCaT 细胞增殖的过程中，检测到差异性代谢产物的代谢途径涉及脂类、蛋白质、氨基酸、嘧啶、嘌呤等，这显示了中药复方的多靶点效应及其对细胞内代谢过程的调节作用。银屑 1 号方可能通过影响表皮细胞的核苷酸代谢及参与表皮的维生素 D 代谢过程的调节，从而对银屑病皮肤成纤维细胞增殖产生影响，这可能是其治疗寻常型银屑病的作用机制。查旭山等用银屑 1 号的含药血清体外干预 HaCaT 细胞株，采用超导核磁共振波谱仪进行检测，筛查中药复方银屑 1 号影响 HaCaT 细胞增殖有关的差异性代谢物。表明基于核磁共振氢谱的代谢组学研究可显示中药复方银屑 1 号对 HaCaT 细胞的代谢表型影响及作用靶点，为银屑 1 号治疗寻常型银屑病机理研究提供代谢水平上的依据。

（解欣然　刘卫红）

第二节　银屑病样动物模型的研究

银屑病是一种常见的慢性炎性增生性疾病，组织病理学主要表现为角质形成细胞过度增生、炎症细胞聚集和真皮乳头部血管增生扩张等。由于其他物种极少自发银屑病样表型，银屑病动物模型的探索也曾是限制疾病发病机制及药物开发研究的重要因素。目前，针对银屑病发病的不同环节或特定细胞的改变，相应的银屑病样动物模型已得到研究者的普遍认可，相关模型在很大程度上提高了研究人员对于银屑病炎症及免疫机制的认识，为研发新药及治疗提供了药理模型。

一、诱导型银屑病样动物模型

银屑病典型的病理特征为表皮角质形成细胞的异常增殖、T 淋巴细胞在皮损区的浸润及血管内皮的扩张增生。表皮角质形成细胞在银屑病病程中是最直观的靶细胞，表现为棘细胞过度增殖和颗粒层细胞分化异常。T 淋巴细胞目前被认为是银屑病发病的重要因素，因此银屑病也被定义为免疫相关疾病，免疫抑制疗法也是改善银屑病症状的重要手段。针对银屑病病理特征的不同环节，研究者分别就角质形成细胞和免疫系统的改变，模拟出具有部分银屑病特征的动物模型。

（一）角质形成细胞增殖模型

鉴于表皮组织结构的改变，研究者采用不同的方法模拟银屑病进程中表皮细胞增殖和角化延迟的特点，其中最具代表性的是小鼠阴道上皮模型、鼠尾鳞片模型和普萘洛尔诱导的银屑病样小鼠模型。

1. 小鼠阴道上皮模型

小鼠阴道上皮细胞在雌激素期增殖活跃，其快速增殖的特性类似于银屑病表皮角质形成细胞病理性的过度增生。研究者采用小鼠体内处于增殖活跃期的阴道上皮细胞模拟银屑病表皮细胞的特征，观察银屑病治疗药物对上皮细胞增殖的抑制功能。

腹腔注射己烯雌酚注射液 2mg/kg，连续 3 天，第 4 天到第 12 天隔天注射造模，并每天给予相应药物治疗，为避免昼夜节律对细胞有丝分裂的影响，每组实验时间均加以统一。于末次给药当天腹腔注射秋水仙碱 2mg/kg，使细胞有丝分裂周期停滞于有丝分裂中期，便于计数。6 小时后脱颈椎处死小鼠，取阴道组织，固定，脱水包埋，进行常规组织切片，HE 染色，显微镜下观察，计算有丝分裂指数，即 300 个基底层细胞中有丝分裂数，折算出 100 个基底层细胞中有丝分裂数。

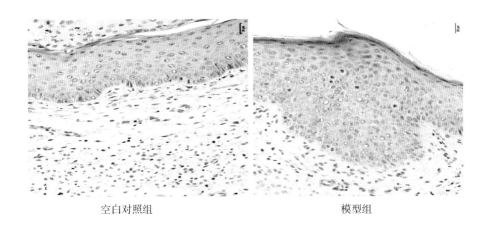

空白对照组　　　　　　　　　　　　　模型组

图 3-2　小鼠阴道上皮 HE 染色（×200）

如图 3-2 所示，表皮层底端为基底细胞层，空白对照组小鼠的基底层细胞有数个处于有丝分裂中期的细胞，其染色体形态固定，排列在细胞中央的平面上。模型小鼠阴道上皮细胞比较空白对照小鼠的有丝分裂细胞数量明显增多。

2. 小鼠鼠尾鳞片模型

鼠尾鳞片的表皮层中天然缺乏颗粒层细胞，故可模拟银屑病的角化不全特点，从而评价药物促进颗粒层细胞正常分化成角质层的作用。

将观察药物以灌胃或外涂的方式给药，周期为 21 天，每天给予相应药物治疗，第 21 天脱颈椎处死小鼠。选择距鼠尾根部 1cm，或是外用药给药部位的鼠尾皮肤，固定，脱水包埋，进行常规组织切片，HE 染色，显微镜下观察，看表皮是否有颗粒层形成的鳞片。计算每 100 个鳞片中有颗粒层的鳞片数。

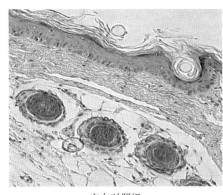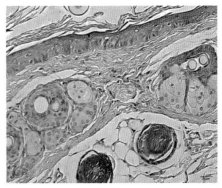

空白对照组　　　　　　　　　　　　　模型组

图 3-3　小鼠鼠尾 HE 染色（×200）

如图 3-3 所示，凡两个毛囊口之间的鳞片表皮有连续成行的颗粒细胞层者，称有颗粒层形成的鳞片。模型小鼠有颗粒层的鳞片比空白对照小鼠明显增多。

3. 普萘洛尔诱导的银屑病样豚鼠模型

普萘洛尔作为一种 β-受体阻断剂，外用可显著降低豚鼠细胞内环腺苷酸（cAMP）水平，使表皮棘层肥厚、过度角化和角质层内多形核细胞浸润。因此，普萘洛尔外用可作为银屑病动物模型的制备方法。

盐酸普萘洛尔 5g 用 50% 乙醇溶解，加入月桂氮酮 5g 作为透皮吸收促进剂，加入聚乙烯吡咯烷酮 5g 为成膜材料，或 3%CP940NF 为增稠剂，再加 50% 乙醇至 100mL，即得 5% 盐酸普萘洛尔乳剂。用棉签蘸取该乳剂均匀涂抹于豚鼠双耳背面皮肤，早晚各一次，连续涂抹 10 天，即可产生银屑病样病理改变。

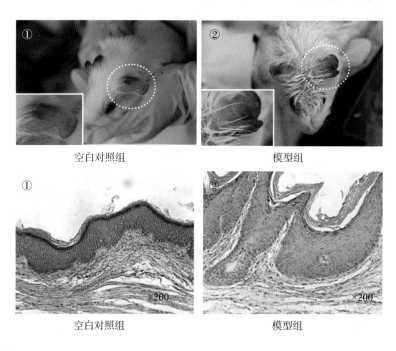

图 3-4　豚鼠耳片改变及 HE 染色（×200）

如图 3-4 所示，5% 普萘洛尔干预 10 天，模型组豚鼠耳背部皮肤出现明显红斑、红点，部分出现结痂。与空白对照组比较，模型组豚鼠耳背部皮肤出现表皮增厚，角化不全或角化过度明显，颗粒层变薄或不连续，颗粒细胞减少，棘层肥厚，真皮、表皮交界处呈波浪状起伏。真皮层见有少量炎症细胞浸润。

当采用盐酸普萘洛尔乳剂涂抹豚鼠耳部 14 天时，豚鼠精神较差，反应相对迟钝，饮食饮水量亦减少，体重减轻，表皮厚度明显增厚，耳背皮肤角质层略增厚，毛细血管扩张，棘层略肥厚；造模21天时，反应迟钝加重，皮毛光泽度较暗，易于脱落，耳部涂抹普萘洛尔乳剂处毛发全部脱落，局部皮肤红肿，触之表皮温度高，表皮厚度较14天时亦有增加，耳背皮肤角质层增厚，真皮乳头呈杵状突起上伸，表皮突出，棘层肥厚；造模28天时，豚鼠上述症状加重，大部分耳部结痂，覆有少量白色痂，部分豚鼠耳郭出现糜烂或渗出，表皮厚度较21天时明显增加，皮肤角质层增厚，棘细胞层增厚，真皮乳头略突起上伸，毛细血管扩张，表皮突出，部分角化不全。

采用5%盐酸普萘洛尔乳剂外用涂抹制备银屑病样病变是一种简便、可重复性强，且经济易得的方法；但此种方法尚有一定不足。首先，不同的基质配方配制的普萘洛尔对造成豚鼠银屑病模型的效果存在差异，其中，以5%普萘洛尔（含透皮剂）+35%PVA（成膜材料）组效果最为明显；并且，随着干预时间的延长，病变有减轻的倾向。因此在药物干预期间，为避免模型自行恢复，需隔日涂抹5%盐酸普萘洛尔乳剂。由此推断，以此种造模方法模拟的是银屑病急性期的病理改变。

上述三种方法模拟部分银屑病表皮动力学紊乱的特点，可短期内复制出部分因素与银屑病相似的动物模型，简便易行，指标单一，广泛应用于表皮增殖动力学、药物筛选等研究。然而动物所表现出的组织学变化仅为部分银屑病病理改变或针对表皮损伤的迟发反应，与人类自然发生的银屑病尚存在一定差异。

（二）免疫反应诱导模型

银屑病是由T细胞介导的，树突状细胞以及中性粒细胞共同参与的慢性炎症性、增生性皮肤病。银屑病外周血及皮损来源的活性T细胞可通过多种途径诱导正常表皮角质形成细胞的过度增殖，同时可刺激表皮角质形成细胞释放细胞因子，增加T细胞的活性状态，T细胞及其活化后分泌的细胞因子还可通过影响表皮增生及凋亡调控基因的表达影响角质形成细胞的增生，形成一个恶性循环。现研究认为T细胞免疫紊乱，角质形成细胞异常增殖，同时众多生长因子、趋化因子、炎症细胞之间的作用最终形成了银屑病皮损表现。针对银屑病的免疫机制，研究者通过调节小鼠全身或局部免疫系统反应，模拟银屑病免疫紊乱表现及皮损特征。其中具有代表性的模型有咪喹莫特诱导的小鼠模型和皮损移植模型。

1. 咪喹莫特诱导银屑病样小鼠模型

咪喹莫特是一个合成的小分子免疫激动剂，作为 TLR7/TLR8 的配体是首个用于人类 TOLL 样受体的有效药物，局部用于人乳头瘤病毒引起的外阴及肛周疣、光化性角化病以及浅表基底细胞癌的治疗。但有病例报道称，在治疗无银屑病病史及家族史或合并有银屑病的患者中，咪喹莫特可导致银屑病症状的发生或复发加重，由此将咪喹莫特应用于银屑病样模型的制备。

BALB/c 雄性小鼠以戊巴比妥钠（80mg/kg）经腹腔注射麻醉，刮除其背部毛发，形成约 2cm×3cm 大小的暴露区域，每日定时在小鼠裸露背部及右耳涂抹 4% 咪喹莫特乳膏 42mg，连续 6 天，可诱导小鼠皮肤出现红斑、鳞屑、增厚等银屑病样的皮损变化。

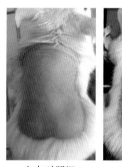

空白对照组　　　　模型组

图 3-5　咪喹莫特诱导的银屑病样小鼠皮损改变

如图 3-5，咪喹莫特作用 6 天后，空白对照组小鼠体重增加，皮肤粉嫩、光滑，皮下血管清晰可见。与空白对照组小鼠相比：模型组小鼠活动受限；体重增加缓慢，甚至降低；触之表皮温度略升高；背部皮肤有明显的突起红斑，甚至融合成片；几乎全部裸露皮肤附有成层、厚重的鳞屑，易脱落，脱落后可见针状出血点；皮肤明显增厚、隆起。

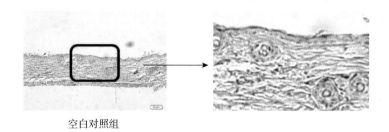

空白对照组

图 3-6　咪喹莫特诱导的银屑病样小鼠皮损 HE 染色（×200）

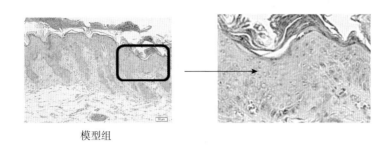

模型组

图 3-6　咪喹莫特诱导的银屑病样小鼠皮损 HE 染色（×200）（续）

咪喹莫特诱导的皮损随着时间的延长呈现一个抛物线型的动态变化：在咪喹莫特涂抹 1~3 天后小鼠皮肤即出现红斑、细小鳞屑、皮肤褶皱。在第 3~8 天红斑、鳞屑、皮损增厚逐渐明显，第 7~8 天银屑病样症状最为严重，此后随着咪喹莫特给药时间的延长，红斑不再继续加重且有消退的趋势，鳞屑脱落，皮肤逐渐光滑，但皮肤增厚依然严重。直到第 14 天，尽管红斑及鳞屑消退，但皮肤增厚仍不缓解。咪喹莫特作用后小鼠皮损组织病理学动态改变也与皮损形态变化一致（图 3-6），棘细胞层增厚、炎性细胞浸润、角化不全等典型的银屑病样病理学改变均在第 8 天表现最为明显，然后逐渐改善。同时，从第 8 天之后咪喹莫特停止给药，小鼠皮损在第 8~14 天的 PASI 评分及病理学表现也出现了上述同样的下降规律，但下降幅度明显大于咪喹莫特连续给药小鼠。咪喹莫特外用诱导的可能是一个暂时的炎症暴发，该模型可能存在药物适应、耐受的情况，致使皮损出现了自限性的倾向，类似银屑病临床急性期的自愈现象。因此，咪喹莫特诱导的小鼠银屑病样动物模型有时间窗的限制，可以认为在 8 天前为疾病的发生、发展阶段，可应用于银屑病发病机理探索、药物筛选及干预作用研究。

随着咪喹莫特给药时间的延长，小鼠出现精神萎靡、食欲降低、体重下降等全身症状，并且脾脏显著增大，第 8 天时，脾重约为正常对照组 2 倍，脾指数也明显高于正常对照组，提示咪喹莫特局部外用刺激可引起小鼠免疫系统的亢进、紊乱等全身反应。小鼠皮肤及血清中 Th1 类细胞因子如 IFN-γ、Th17 类细胞因子如 IL-17、粒细胞类的集落刺激因子（GM-CSF）等及 Treg 类细胞因子（IL-10）均显著升高，提示 Th1、Th17、Treg 细胞介导的免疫反应参与了该模型皮损的形成。IMQ 外用可诱导小鼠外周及皮损区树突状细胞的增殖及募集。在脾细胞中我们也发现 Th17（CD4$^+$IL-17$^+$）细胞的比例的显著升高，约为正常对照小鼠的 3~4 倍；而 Th1 细胞比例与正常对照组相比没有明显的变化。由此提示，Th17 细胞及其细胞因子在咪喹莫特诱导的动物模型中可能发挥着更为重要的作用。咪喹莫特外涂于皮肤后，IL-23mRNA、Th17 类细胞因子 mRNA 表达均呈一个动态变化的过程。在第 4~6 天，这些因子的 mRNA 表达水平达到高峰，随后表达水平开始下降。咪喹莫特作用后 IL-23/IL-17 轴相关细胞因子 mRNA 先升后降的动态变化规律导致 Th17 细胞介导的炎症反应不能持续存在，从而出现皮损的动态变化。但是该模型皮损的表现在第 7~8 天最为严重，可能由于 mRNA 转录、蛋白翻译表达等时间的延迟所致。

咪喹莫特诱导小鼠产生的皮损症状、病理学特征及细胞因子改变都与银屑病相似，此模型的前 8 天可模拟疾病的发展阶段，第 6~8 天为变化高峰。Th17 细胞活化及 IL-23/IL-17 轴参与了咪喹莫特诱导小鼠银屑病样皮损的形成，并呈现一个先升高后降低的动态变化过程。Th1 细胞介导的炎症反应也参与了该模型皮损的形成，并且伴随 Treg 和 Th2 类细胞因子反馈性的升高。咪喹莫特诱导的银屑病样动物模型是进行银屑病研究较为认可的动物模型，该模型操作简单，消耗较少，易于推广。

2. 皮肤移植动物模型

银屑病患者皮损包含增殖的角质形成细胞和浸润的炎症细胞，同时含有易于银屑病发生发展的细胞因子、诱导因子等。将患者皮损移植于裸鼠，皮损部分可在短期内保持其原有病变特征，炎症浸润等特征约 16 周后消失。将患者皮损移植到重症联合免疫缺陷（severe combined immunodeficiency，SCID）小鼠，移植皮片存活率更高且细胞表型与移植前相似，若同时在真皮或静脉注射同来源 T 淋巴细胞，可建立较长时间内保持银屑病局部特征的动物模型。在人体及该模型中抗 CD11a 单克隆抗体的疗效已被证实。

此外，将患者无皮损症状的皮肤移植到 AGR129 小鼠，由于携带效应 T 细胞的作用，移植皮肤也可自发产生银屑病样病变。抗 TNF 单克隆抗体和可溶性 TNF 受体结合蛋白（依那西普）的抑制作用已经在此类模型得到证实。

美国专利"银屑病小鼠模型"选择 C.B-17^scid/scid 细胞免疫缺陷小鼠作为受体，供体为主要组织相容性复合体匹配的 BALB/c 和 129/SvJ 小鼠。获取后注射 $CD4^+CD45RB^{hi}$ T 细胞的小鼠皮肤可表现为鳞屑性红斑。该模型可用于研究银屑病免疫学异常及治疗评价，然其机制可能主要为移植排斥所致非特异性炎症反应。

此类模型可模拟局部长效银屑病炎症反应，反映病变过程，可从病理生理角度评价银屑病皮损屏障功能恢复过程，应用于疗效验证及潜在治疗方法研究。但由于操作复杂，且仅由单一细胞引起局部反应，并不能充分模拟多因素的全身性疾病。

二、基因型银屑病样动物模型

（一）自发性基因突变小鼠

少部分鼠种在长期进化过程中自发突变而产生银屑病样病变，与特定遗传背景及等位基因突变有关。其中最常用为鳞片状皮肤突变（flaky skin，fsn）鼠，形态组织学特点与银屑病相似，真皮大量淋巴细胞、少量中性粒细胞和巨噬细胞浸润，而表皮缺乏 T 淋巴细胞、角化层增生不明显、再生障碍性贫血及大量乳头状瘤都限制了该模型的使用。慢性增殖性皮炎突变（chronic proliferative dermatitis，cpdm）鼠棘层增厚，而炎症主要由 Th2 细胞因子介导，且多器官受累。缺皮脂突变鼠（asebia，ab），表现为皮脂腺发育不良、皮肤轻度角化过度和真皮内肥大细胞增多，可用于研究肥大细胞在银屑病发病、发展及维持过程中的作用。

此类模型可批量化生产，从分子遗传学角度研究银屑病的发病机制及药物筛选评价，但该类鼠存在诸如皮肤 T 细胞缺乏及免疫抑制剂环孢素治疗无效等现象，故其应用仍有局限性。

（二）转基因动物模型

随着银屑病致病机制的深入研究，转基因动物模型可用于银屑病特定基因型－表型研究，以探究多种因子在炎性增生性疾患发病机制中的作用。常用的方法是在激活子的调控下，表皮过度表达的分子作用于基底或角质形成细胞，而常作为目标分子的有转化生长因子（transforming growth factor，TGF）－α、IL-6、角质细胞生长因子（keratinocyte growth factor，KGF）、IL-1α、TGF-β、血管内皮生长因子（vascular endothelial growth factor，VEGF）、IFN-γ、骨形态发生蛋白（bone morphogenetic protein，BMP）-6、血管生成有关受体 Tie2、双调蛋白、IL-12 和 IL-23 的共同亚基 -P40、IL-20、胶原酶、ERK 上游的 MAP 激酶 -MEK1 等。此模型可分为 3 类，即分别效应于表皮角质形成细胞、白细胞、血管内皮细胞的模型。

1. 表皮角质形成细胞相关转基因小鼠

针对表皮角质形成细胞的模型多数具代表性和可用性。最常见为 IKK2 基因敲除小鼠，即删除 IKB 激酶复合物的催化亚基 IKK2 而引起小鼠银屑病样皮肤炎症，其作用依赖于 TNF 而非 T 细胞。JunB/c-Jun 双基因敲除小鼠：JunB 是 AP-1 转录因子的一部分，c-Jun 为其拮抗剂，删除两者可导致银屑病样皮肤炎症与关节炎，但皮肤炎症不依赖 T 细胞及 TNF 信号，这与 Rag2 基因敲除小鼠和 TNF 受体 -1 基因敲除小鼠相似，但后者并不表现关节炎。STAT3 角蛋白 5（K5）转基因鼠：STAT3 在银屑病信号转导中至关重要，其在表皮角质形成细胞过度表达可表现为摩擦区域表皮棘层肥厚，且皮肤 T 细胞浸润方式与细胞因子同银屑病。移植 STAT3 转基因模型的皮肤并注射活化 T 细胞于 SCID 小鼠可产生银屑病表型，这一发现确立了银屑病发病机制中角质形成细胞和 CD4⁺T 淋巴细胞之间的联系。由于在银屑病角质形成细胞的细胞核中发现磷酸化 STAT3 过度表达，而 IL-10 及 IL-6 家族成员诱导 STAT3 磷酸化，故其已作为潜在治疗靶点用于银屑病研究。此外，针对上皮生长因子的转基因动物模型，如通过激活子 K14 或 K5 而过度表达 TGF-α、β 和 KGF，可表现为表皮增厚，但缺乏炎症反应及必要的细胞因子作用；通过激活子 K14 过度表达 IL-10 和 IL-20 的模型可诱导类似银屑病表型，但缺乏皮肤炎症及高死亡率制约了该模型。

2. 白细胞相关转基因小鼠

白细胞 β 整合素 CD18 亚效等位基因鼠是针对白细胞的转基因动物模型。在 PL/J 小鼠上采用基因敲除方法研究 CD18。该模型白细胞移动黏附分子与 β2 链复合物减少，表现银屑病样炎症皮损，伴大量 T 细胞浸润，地塞米松治疗有效，但其发病机制未知，且具有非银屑病样表皮增生及角蛋白异常表达，故未被广泛用于药效试验。P40 K14 转基因鼠通过 K14 启动子促使角质形成细胞过度表达 P40，但其皮肤炎症与湿疹、异位性皮炎更类似，缺乏典型 CD8⁺T 细胞皮肤浸润，在银屑病研究中有所限制。人类白细胞抗原（HLA）-B27/β2 微球蛋白转基因鼠高表达与脊柱关节病有关的 HLA-B27，表现为表皮棘层增厚与 CD4⁺、CD8⁺T 细胞浸润，类似免疫介导的关节炎和炎症性肠道疾病。尚缺乏银屑病疗效测试报告，多用于与 HLA-B27 相关的自身免疫性疾病。

3. 血管内皮细胞相关转基因小鼠

针对血管内皮细胞的模型有 Tie2 转基因小鼠和 VEGF K14 转基因小鼠。真皮乳头微血管新生是银屑病最早发生的病理过程。对银屑病新出皮损进行组织学检测显示，表皮部分正常，而真皮乳头层则表现为毛细血管的异常扩张；激光多普勒流量仪显示，在临床表现为正常皮肤的银屑病斑块边缘，其血流增加，但免疫组化尚未见表皮的增生和真皮白细胞的聚集。真皮乳头毛细血管丛静脉枝过度迂回、扩张，通透性增加，使得大量炎症或趋化因子渗出；内皮细胞增殖、迁移，新血管形成，这些新生毛细血管持续存在于银屑病的皮损及其周围外观正常的皮肤中，周而复始地介导着皮损的发展。新血管的生成可增加增生中皮肤的营养，这对T淋巴细胞的逸出和移行具重要性，可促进炎症细胞的浸润和表皮细胞的增生、分化，诱发新的皮损。

Tie2转基因小鼠由位于血管生成素-1、2受体Tie2上的驱动程序构建，存在肥大细胞浸润和不完整表皮变化，而经环孢素A治疗有效。

VEGF是目前所知最重要的生理和病理状态下血管新生的调节因素，它可增加微血管通透性，促进内皮细胞分裂、增殖，促进新生血管形成，并对炎症细胞、内皮细胞有趋化作用，是导致血管变化的主要原因。临床研究证实，银屑病患者皮损区VEGF水平较非皮损区及正常皮肤明显增高，且与病情严重程度相关，血清中VEGF也明显增加。K14/VEGF转基因小鼠利用原核显微注射技术将包含人类角蛋白14启动子和鼠编码基因VEGF-A164插入到FVB鼠基因组内，由人类角蛋白14启动子控制的小鼠VEGF-A164表达，使转基因鼠表皮基底层过度表达VEGF-A164，是模拟银屑病免疫发病机制使其自发产生银屑病临床病理表现的银屑病免疫治疗方法的良好模型。

K14/VEGF转基因幼鼠最初不表现银屑病的表型，但随着月龄增加，症状加重。3个月即可出现微血管扩张、扭曲，表皮层增厚，局部角化不全等病理变化；5个月后出现显著的银屑病样表现。且血管内皮生长因子受体VEGF-1和VEGF-2在转基因胎鼠阶段就已有显著增加用人VEGFR1的第2功能域、VEGFR2的第3功能域和免疫球蛋白IgG1的Fc片段组成的融合蛋白——VEGF Trap皮下注射K14/VEGF转基因鼠，治疗后动物表皮结构趋于正常，角化不全现象和血管增生减少，表皮中的角蛋白K6和真皮毛细血管中的E选择素均明显下降，且CD8+T细胞的分布也从表皮层转移至真皮层。同时，我们的研究结果表明8月龄K14/VEGF转基因小鼠的耳及背部皮肤微循环血流灌注量（PU值）显著高于野生型（wild type，WT）小鼠，且转基因小鼠耳部皮损的血管内皮细胞标志分子CD105的表达比野生型小鼠高出1倍；在对背部皮肤组织的检测中发现，K14/VEGF转基因小鼠ERK1/2、VEGFR和VEGF、TIE2mRNA的表达均显著性升高；在对耳部组织的检测中发现，K14/VEGF 转基因小鼠 ERK1/2、VEGFR、TIE2 和 VEGF、ANG2mRNA 的表达均显著性升高。同时 western blot 实验也表明，转基因小鼠的 VEGF、VEGFR、Tie2、p-Tie2 蛋白明显高于野生型，通路中的关键蛋白 ERK1/2、p-ERK1/2、NF-κB p65 也明显升高。（图 3-7，图 3-8）

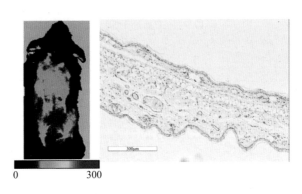

图 3-7　空白对照组皮肤微循环血流灌注及耳片 CD105 表达

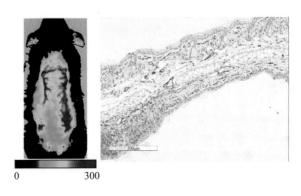

图 3-8　模型组皮肤微循环血流灌注量灌注及耳片 CD105 表达

真皮乳头微血管的异常新生与银屑病的发生、持续存在及复发有密切关系，在银屑病皮损的存在中起到了维持的作用。血管新生可能成为银屑病治疗的新靶点。上述模型从血管相关基因反映病因，表现类似银屑病的皮肤病理表现，为临床治疗和致病基因研究提供了新途径，但是否能全面解释疾病发病中各种复杂因素的关联有待深入研究。

4. 咪喹莫特复合诱导 ApoE$^{-/-}$ 转基因小鼠模型

流行病学资料表明，银屑病患者潜在心血管疾病发生率比非患者高 25%，甚至有学者提出，银屑病是冠状动脉粥样硬化和心肌梗死的独立危险因素。重度银屑病患者平均寿命缩短5年，其中伴发的心血管疾病是死亡的重要原因，这使银屑病成为一种危及生命的复杂性疾病。银屑病患者不仅表现出甘油三酯等血脂水平升高，皮损处也可见脂质代谢异常。采用核磁共振谱仪分析银屑病血热证患者与健康人血浆代谢产物谱，结果显示银屑病患者的脂类、蛋白质和能量代谢异常。另有报道，尚未出现心血管疾病危险因素及病史的银屑病患者被观察到动脉内膜中层厚度的增加，具有潜在的患病风险。从文献资料来看，银屑病伴发心血管系统疾病的研究报道日益增加，多集中在流行病学调查和临床数据分析中，其相关发病机制尚不清楚，且无特异性靶点，实验研究和药物研究尚属空白。如果建立一个同时具备银屑病样皮损合并心血管疾病的动物模型，将会是深入研究两种疾病合并症病理机制和开发治疗药物的有力工具和手段。

咪喹莫特诱导的ApoE-/-小鼠是研究银屑病和脂代谢紊乱、动脉粥样硬化合并症的复合动物模型，即可形成高血脂背景下的银屑病样皮损和免疫激活的动脉斑块形成和脂代谢紊乱。银屑病存在脂代谢异常与ApoE基因多态性密切相关，尤其是$\varepsilon 2$和$\varepsilon 3$等位基因。ApoE是银屑病与脂代谢紊乱、动脉粥样硬化发病的共同基因。ApoE是结合磷脂的糖蛋白，存在于乳糜颗粒（chylomicron，CM）、极低密度脂蛋白（very low-density lipoprotein，VLDL）、低密度脂蛋白（low-density lipoprotein，LDL）中，主要具有转运胆固醇和免疫调节功能。ApoE是高脂血症、动脉粥样硬化等发生、发展的一个重要的分子靶标。检测银屑病患者血中DNA的ApoE2进行Meta分析，银屑病组ApoE2基因型高于健康对照组，表明ApoE2基因型可能与银屑病存在一定的关联。ApoE2 $\varepsilon 2$等位基因频率增高影响脂质代谢异常而参与银屑病的发生，这与银屑病人群中高脂血症发病率极为相关。ApoE参与银屑病表皮角质层屏障功能的改变和皮损的形成，还可影响银屑病免疫过程。ApoE-/-转基因小鼠是目前公认的脂代谢紊乱和动脉粥样硬化动物模型。ApoE-/-小鼠脂质过度堆积，脂质代谢异常的改变与银屑病角质层的病理改变相同，提示脂质转运异常参与银屑病的发生。

采用咪喹莫特分别外涂ApoE-/-小鼠和野生型小鼠（C57bl/6品系）背部皮肤；并设相应空白对照组（外涂凡士林），每组8只，连续5天，均给予普通饲料。

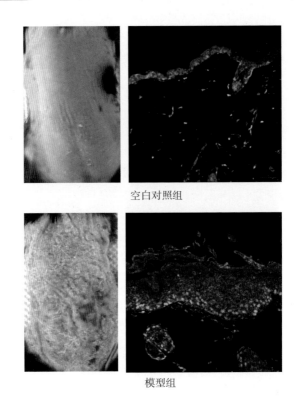

空白对照组

模型组

图 3-9 咪喹莫特诱导的 ApoE-/- 小鼠皮损改变

结果显示（图 3-9），外涂咪喹莫特的 ApoE-/- 小鼠背部皮肤较野生型小鼠明显增厚，皮损浸润，可见大量鳞屑，呈斑块状，连续 5 天 PASI 评分呈升高趋势；HE 染色后镜下观察 ApoE-/- 小鼠出现角化不全，表皮棘细胞层增厚，同时伴有炎性细胞浸润和微血管增生，更类似于银屑病样皮损的病理特征，且表皮厚度较野生型小鼠明显增厚；多重荧光染色显示氧化低密度脂蛋白受体（LOX-1）、增殖细胞核抗原（PCNA）、外皮蛋白（Involucrin）和血管内皮生长因子（VEGF）呈阳性表达；血脂检测总胆固醇（TC）、低密度脂蛋白（LDL）和高密度脂蛋白（LDL）均较 ApoE-/- 小鼠降低，但仍处于异常升高水平；咪喹莫特刺激后，血清中 IL-17/IL-23 轴相关细胞因子（IL-17A、IL-17F、TNF-α、IL-6、IL-12/IL-23p40）升高，皮肤中细胞因子 TNF-α、IL-17A、IL-17F、IL-12/IL-23p40 mRNA 表达明显升高。

该动物模型同时存在皮肤和血清中脂质代谢异常现象，具备 IL-17/IL-23 轴银屑病的病理特征，可作为研究两种疾病合并症及研发药物的复合动物模型。银屑病合并脂代谢紊乱的复合动物模型的构建，可以为深入探讨两种疾病合并症的病理发生机制，以及研发治疗合并症的有效药物提供有力的研究工具。此外，若饲养小鼠时加入不同高脂配方，ApoE-/- 小鼠主动脉部位形成粥样斑块，也可作为研究银屑病和动脉粥样硬化合并症的理想动物模型。

5. 咪喹莫特复合诱导 STAT3+/+ 转基因小鼠模型

STAT3 在银屑病患者皮损部的磷酸化显著升高。在银屑病性关节炎的研究中发现 STAT3 多基因位点与疾病发生存在显著相关性。我们前期研究发现，咪喹莫特诱导的银屑病样小鼠模型的皮损中 pSTAT3 表达较空白组明显上调。通过 STAT3 抑制剂或沉默干扰 RNA 阻断 STAT3 的激活，可抑制模型的皮损发生。

STAT3 的激活在银屑病中同时参与了 Th17 细胞、KC 及 VEC 的活化增殖过程，激发疾病炎症免疫应答持续状态。

本研究团队采用正常 C57 小鼠和 STAT3 高表达的转基因小鼠，咪喹莫特外涂背部皮肤；并设相应空白对照组（外涂凡士林），每组 8 只，连续 5 天，均给予普通饲料。

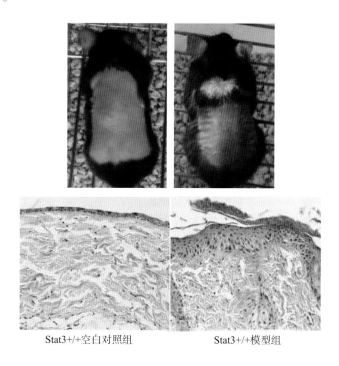

Stat3+/+空白对照组　　　　　　Stat3+/+模型组

图 3-10　咪喹莫特诱导的 Stat3+/+ 小鼠皮损改变

研究发现，如图 3-10 所示，咪喹莫特诱导的 Stat3 转基因高表达小鼠的皮损产生红斑、鳞屑、浸润等典型银屑病样皮损改变，且银屑病样皮损症状重于咪喹莫特诱导的 C57 小鼠。银屑病皮损主要病理表现之一是角质形成细胞的异常增殖与活化，实验发现咪喹莫特诱导的 Stat3 转基因高表达小鼠高于咪喹莫特诱导的 C57 小鼠，PCNA 所反映的增殖的细胞数的异常增多，都提示了咪喹莫特诱导的 Stat3 转基因高表达小鼠产生银屑病样皮损，可能是通过促进角质形成细胞的异常增殖而发挥作用。角质形成细胞的异常改变与浸润的 T 淋巴细胞及其分泌的细胞因子密切相关。实验发现 Day7 咪喹莫特诱导的 Stat3 转基因高表达小鼠皮损中 $CD3^+T$ 细胞高于咪喹莫特诱导的 C57 小鼠，由此提示咪喹莫特诱导的 Stat3 转基因高表达小鼠可促进皮损处炎症细胞募集与炎症因子的释放，激发小鼠皮损处的炎症反应状态。横向比较发现 Stat3 转基因高表达小鼠 Day7 时 PASI 评分、银屑病样皮损大体观察、PCNA、CD3 的表达量均高于 Day4，说明 Stat3 转基因高表达小鼠银屑病样皮损在 Day7 时依然存在，提示 Stat3 转基因高表达小鼠在咪喹莫特诱导下可产生更为严重和持续的病理变化。

实验发现咪喹莫特诱导的 Stat3 转基因高表达小鼠可明显促进 IL-17A、IL-17C、IL-22 的分泌，提示咪喹莫特诱导的 Stat3 转基因高表达小鼠皮损处的炎症反应状态可能与 Th17 类细胞因子的分泌有密切关系。银屑病发病过程中 Stat3 通路参与调控 Th17 类细胞因子的分泌，通过对 Stat3 通路相关蛋白表达的检测发现 Stat3 转基因高表达小鼠正常对照组的 Stat3、Jak3 的表达量高于野生型正常组，提示在 Stat3 转基因高表达小鼠皮损中 Stat3、Jak3 是高表达状态；Stat3 转基因高表达小鼠模型组 P-Stat3、Stat3、P-Jak3 的表达量高于野生型模型组，提示咪喹莫特诱导的 Stat3 转基因高表达小鼠 Stat3 通路处于活化状态，且活化程度高于咪喹莫特诱导的咪喹莫特诱导的 C57 小鼠；结合咪喹莫特诱导的 Stat3 转基因高表达小鼠 Th17 类细胞因子的高表达状态，提示咪喹莫特可刺激 Stat3 转基因高表达小鼠 Stat3 通路的高表达，促进 Th17 细胞因子的分泌。

综上所述，Stat3 转基因高表达小鼠外涂咪喹莫特乳膏可促进角质形成细胞的过度增殖与分化，诱导产生银屑病样皮损改变，促进皮损处炎症细胞的浸润；其作用机制可能与刺激 Stat3 通路的激活，促进 Th17 类细胞因子如 IL-17A、IL-17C、IL-22 的分泌有关。以上实验结果表明，使用咪喹莫特诱导的 Stat3 转基因高表达小鼠的皮损能产生持续的银屑病样皮损改变，适合作为慢性银屑病模型进行研究，且靶点明确。所以，我们认为咪喹莫特诱导的Stat3转基因高表达小鼠产生的银屑病样皮损模型要优于咪喹莫特诱导的C57小鼠银屑病样皮损模型，适合用于银屑病中针对Stat3通路靶点的研究。

三、展望

银屑病是目前公认的人类最常见的自身免疫性疾病之一，其病因及具体发病机制尚未完全明确。上述模型均基于不同的致病机制为银屑病研究提供受试主体，各具优势与限制。模型只是在短期、局部、非特异性地表现银屑病部分病理生理特征，最重要的局限为种属间的差异。因此标准化的对比方法尤为重要，不仅用于人类与动物模型对比，也可用于不同模型间的直接比较。作为研究银屑病的可用模型，应具备相应病理组织学特征、类似发病机制、对抗治疗药物的相似反应。迄今为止仍缺乏一种能够研究所有相关潜在因素的理想动物模型，因此在特定的模型中需要研究不同致病环节是否以及如何相互联系，从而建立一种能长期整体特异性地模拟出银屑病特征、反映银屑病实际发病状况的动物模型。

（底婷婷　张璐　周明学　赵京霞　解欣然）

第三节　银屑病细胞模型的研究

目前，银屑病已被认定为免疫介导的自身免疫性疾病，此病是由于皮肤细胞的固有免疫和适应性免疫组件相互作用失调引起的，固有免疫和适应性免疫系统的相互联系通过细胞因子实现。银屑病的病理表现为：表皮棘层细胞增殖、角化不全及微脓肿的形成，真皮浅层毛细血管的增生、扩张，大量淋巴细胞的浸润等。在细胞水平上，众多细胞参与了银屑病的发病过程，其中树突状细胞和T细胞被认为是关键的效应细胞，与抗原提呈细胞、中性粒细胞、角质形成细胞、血管内皮细胞和皮肤神经系统具有复杂的交互反馈作用。针对这些细胞所分泌的细胞因子的单克隆抗体在临床上显示了良好的疗效。（图3-11）

①在多种因素（炎症、感染、创伤）作用下，皮肤角质形成细胞受损，释放自身DNA或RNA；②内源性抗菌肽通过静电作用结合自身DNA或RNA使其

发生构型改变，形成抗菌肽–自身 DNA 或 RNA 复合物进入浆细胞样树突状细胞的内体中，特异性诱导 IFN–α 分泌；③异常产生的 IFN–α 诱导外周髓性树突状细胞不断成熟并迁移至皮肤淋巴结；④成熟的树突状细胞不断分泌 IL–12、IL–23 等细胞因子，活化 Th1 或 Th17 等自身反应性 T 细胞树突状细胞发挥多效性的作用，其影响可涉及一系列不同种系的细胞，它所激活的 TNF–α 又可以激活一些次级介质和黏附分子，这些被激活的介质和炎症因子在银屑病的发病中均具有重要的作用；⑤皮损处的淋巴细胞分泌众多的细胞因子，并与角质形成细胞相互作用，形成了以 Th1 细胞因子和 Th17 类细胞因子为主的庞大的细胞网络，树突状细胞、T 细胞、角质形成细胞之间相互诱导，相互促进，如此形成恶性循环，维持银屑病皮损区炎性细胞的存在并激活，形成细胞因子风暴，使局部的炎症反应持续存在，介导免疫损伤，从而形成稳定的银屑病皮损斑块，很难自行消退。

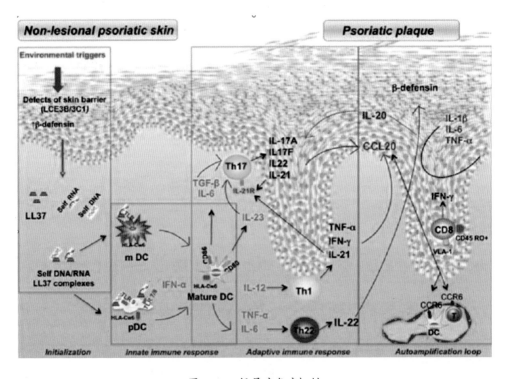

图 3–11 银屑病发病机制

引自 Monteleone G1，Pallone F，MacDonald TT，et al. Psoriasis: from pathogenesis to novel therapeutic approaches[J]. Clinical Science. 2011 Jan；120（1）:1–11.

目前，一些模型从细胞水平上模拟了部分银屑病的表现，虽缺乏多因素的共同参与，但此类模型针对性强，操作简便，为中药治疗银屑病的药物评价提供了新思路与方法。我们研究中常用的细胞模型包括以下几种：

1）树突状细胞（人外周血单核细胞来源及小鼠骨髓细胞来源）。

2）T 细胞（小鼠脾细胞来源的 Naive T 诱导分化为 Th17、Treg 及 $\gamma\delta$T 的分选，Jurkat 细胞株）。

3）角质形成细胞（HaCat、Hek、Colo 细胞株）。

4）血管内皮细胞（HDMEC 细胞株）。

一、树突状细胞的培养及鉴定

（一）人外周血来源的树突状细胞

1. 细胞培养

1）分离外周血中单个核细胞：由北京市红十字血液中心购买实验用浓缩白细胞，用细胞稀释液按 1:1 比例稀释后，缓慢沿离心管管壁加到人淋巴细胞分离液上（1:1），离心（1500rpm，30 分钟），取中间白色云雾层细胞，细胞洗涤液洗涤 2 次（1500rpm，20 分钟），得外周血单个核细胞（PBMC）。

2）磁珠法阳选 CD14$^+$ 单核细胞：PBMC 去上清后用缓冲液重悬，加入 160μL 缓冲液、80μL 磁性微珠，4℃孵育 15 分钟，离心（1200rpm，15 分钟）；500μL 缓冲液重悬细胞，筛网过滤成单细胞悬液，将 LS 细胞分离柱置于 MACS 磁力架上，先用 500μL 缓冲液洗柱，再将细胞悬液通过 LS 柱，3mL 缓冲液洗涤 3 次，收集流出液体，离心并冻存备用；将 LS 柱远离磁场，将已吸附在柱上的细胞打入离心管，离心并计数，传于 6 孔板中，每孔 1×106/mL，加入含 GM-CSF 100ng/L、IL-4 100ng/L 的完全 RPMI1640 培养液 2mL，37℃、5%CO$_2$ 培养箱继续培养，隔天半量换液，加入全量的细胞因子。

3）刺激树突状细胞成熟：培养第 7 天加入 R848 10ng/mL，第 8 天收集细胞及细胞上清液。

2. 细胞形态

培养第 8 天，倒置显微镜下观察可见，细胞呈悬浮生长，随着培养时间延长，悬浮细胞增多，体积变大，出现细胞聚集现象，呈簇状生长，形成大小不一的细胞团，形态不规则，细胞表面出现树突样突起。

3.细胞表面标志分子检测

流式细胞仪检测细胞表面 CD1a 分子表达含量，鉴定树突细胞：收集各组细胞，离心后没管加入 100μLPBS，加入 APC 标记的 anti-humanCD1a 抗体，并设立同型对照，避光 4℃孵育 30 分钟，加入 1mLPBS 洗一次（1500rpm 离心 5 分钟），流式细胞仪检测 CD1a 的表达比率，结果显示：CD1a+ 细胞数量达 90% 以上。（图 3-12）

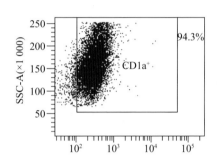

图 3-12　流式细胞仪检测 CD1a+ 细胞表达量

细胞成熟度检测：

1）刺激细胞成熟：细胞培养 7 天后，加入刺激剂 R848 10ng/mL 诱导其成熟，在 37℃、5%CO$_2$ 培养 24 小时后，PBS 溶液洗涤细胞两次。

2）细胞染色：每管加入 100μL PBS 溶液重悬细胞，加入 FITC 标记的 anti-human CD80 抗体、PE/Cy7 标记的 anti-human CD83 抗体、PE 标记的 anti-human CD86 抗体，同时加入人 FITC IgG，人 PE/Cy7 IgG，人 PE IgG 设立同型对照及补偿组，加入室温下避光 30 分钟，PBS 洗涤重悬。

3）流式细胞仪检测分析 CD80、CD83、CD86 表达量，反映树突状细胞的成熟程度。

结果显示，与空白对照组相比，经 10ng/mL R848 刺激后，细胞表面 CD80、CD83 表达升高（$P<0.01$，$P<0.05$），CD86 表达没有显著变化（$P>0.05$）。（图 3-13）

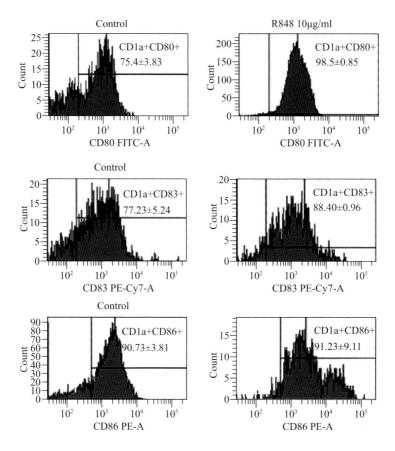

图 3-13 人外周血单核细胞来源的树突状细胞表面分子表达量

（二）小鼠骨髓来源的树突状细胞

1. 细胞培养

1）获取骨髓细胞：C57 小鼠拉颈处死，75% 酒精中浸泡 2~3 分钟后，置于无菌平皿中，剪开皮肤，取出双侧股骨，用无菌生理盐水涮洗 2~3 次后剪开骨两端，用注射器抽取 RPMI1640 液，将骨髓细胞冲入 15mL 离心管。将离心管内的细胞用吸管轻轻吹打，静置 5 分钟，悬浮细胞转入 50mL 离心管，离心 1500r，10 分钟。弃上清，细胞沉淀按 1：10 加入 Tris-NH4Cl 缓冲液，轻轻吹打混匀，室温放置 5 分钟。加适量 RPMI1640 终止反应。离心后，细胞沉淀用 RPMI1640 洗 2 次。细胞计数。

2）诱导培养：用 RPMI 1640 调整细胞浓度为（0.5-1）× 10^6 个 /mL，置于 6 孔培养板内，每孔 2mL。37℃、5%CO_2、饱和湿度下贴壁 2~3 小时。吸弃上清，用 37℃预温的 RPMI 1640 轻轻洗去非贴壁细胞，每孔加入 2mL 完全培养液继续培养。隔日半量换液，轻轻转动培养板，小心弃去悬浮细胞。培养结束后通过反复吹吸收集悬浮细胞。

3）磁珠法纯化CD11c$^+$细胞：用含有1mMEDTA及2% FBS的PBS调整收集的悬浮细胞浓度为$1×10^8$个/mL，置于14mLBD检测管中，按细胞浓度加入50μL/mL的正常大鼠血清，加入50μL/mL混合抗体，室温孵育15分钟，加入50μL/mL CD11c磁珠，室温孵育10分钟，将混悬液体积加满至5mL，混匀2~3次，放入磁力托内，静置5分钟，倒出的为CD11c-细胞，磁力托内的为CD11c$^+$细胞，重复2~3次。

4）刺激树突状细胞成熟：磁珠分选后加入R848 100ng/mL刺激24小时诱导细胞成熟。

2.细胞形态

每只小鼠能分离出骨髓细胞约$1×10^7$个，经诱导培养后，细胞半悬浮生长，大量细胞呈簇状，随着培养时间的延长，细胞体积变大，集落明显增大，细胞表面出现较多突起。

3.细胞表面标志分子检测

流式细胞仪检测细胞表面CD11c分子表达含量，鉴定树突细胞：收集各组细胞，离心后没管加入100μLPBS，加入PerCp/Cy5.5标记的anti-mouse CD11c抗体，并设立同型对照，避光4℃孵育30分钟，加入1mLPBS洗一次（1500rpm离心5分钟），流式细胞仪检测CD11c的表达比率。

结果显示：经CD11c磁珠分选后，以CD11c荧光抗体标记细胞进行流式细胞仪检测，CD11c$^+$细胞数量达90%以上。（图3-14）

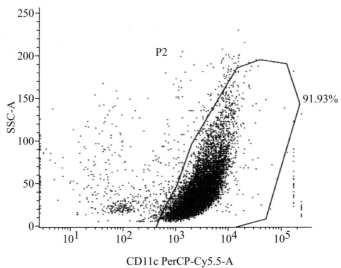

图3-14　流式细胞仪检测CD11c$^+$细胞表达量

细胞成熟度检测：

1）刺激细胞成熟：细胞经磁珠纯化后，加入刺激剂 R848 100ng/mL 诱导其成熟，在 37℃、5%CO$_2$ 培养 24 小时后，PBS 溶液洗涤细胞两次。

2）染色：每管加入 100μL PBS 溶液重悬细胞，加入 APC 标记的 anti-mouseCD86 抗体、PE 标记的 anti-mouse CD80 抗体、FITC 标记的 anti-mouse I-A/I-E 抗体，同时加入鼠 FITC IgG、鼠 PEIgG、鼠 APC IgG 设立同型对照及补偿组，加入室温下避光 30 分钟，PBS 洗涤重悬。

3）流式细胞仪检测分析 I-A/I-E、CD80、CD86 表达量，反映树突状细胞的成熟程度。

结果显示：与空白对照组相比，R848 刺激组细胞表面 I-E/I-A、CD80、CD86 均显著增高（$P<0.01$）。（图 3-15）

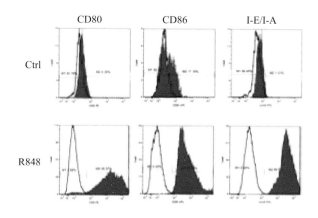

图 3-15　小鼠骨髓细胞来源的树突状细胞表面分子表达量

二、T 淋巴细胞的培养及鉴定

（一）小鼠脾细胞来源的 Th17 细胞诱导

1. 小鼠脾细胞 Naïve T 分选

1）制备单细胞悬液：常规取脾，置于冷 PBS 中洗一遍，轻柔研磨，制备脾细胞悬液；1500rmp 离心 6 分钟，弃上清，加入 PBS 洗一遍。因有大量纤维样组织存在，200 目纱网过滤。配制 3% 冰醋酸，计数。

2）采用 CD4$^+$ CD62L$^+$ T Cell Iso Kit Ⅱ 磁珠标记非 CD4$^+$ T 细胞：计算进行分选的白细胞数；1500rmp 离心 10 分钟，弃上清；每 10^8 个细胞加入 400μL PBSB

缓冲液重悬，加入 100μL CD4$^+$ T Cell Biotin-Antibody Cocktail Ⅱ，充分混匀，4℃ 冰箱孵育 10 分钟；从冰箱取出，加入 300μL PBSB 缓冲液和 200μL Anti-Biotin MicroBeads，充分混匀，4℃冰箱孵育 15 分钟；从冰箱取出，加入 10mL PBSB 缓冲液洗一次，300g 离心 10 分钟沉淀细胞，弃上清；每 10^8 个细胞加入 500μL PBSB 缓冲液重悬。

3）磁珠分选（阴选）去除非 CD4$^+$ T 细胞：准备好分离柱（LS 柱），3mL 缓冲液清洗，将细胞悬液倒入分离柱；用 3mL 缓冲液冲洗柱子，每次液体无残留时再加入新的液体，共 3 次；收集从柱子中流出的未标记细胞，即为 CD4$^+$ T 细胞。

4）磁珠标记 CD4$^+$ CD62L$^+$ T 细胞：计数，1500rmp 离心 10 分钟，弃上清；每 10^8 个细胞加入 800μL PBSB 缓冲液重悬，加入 200μL CD62L（L-selectin）磁珠，充分混匀，4℃冰箱孵育 15 分钟；从冰箱取出，加入 10mL PBSB 缓冲液洗一次，1500rmp 离心 10 分钟沉淀细胞，弃上清；每 10^8 个细胞加入 500μL PBSB 缓冲液重悬。

（5）磁珠分选（阳选）CD4$^+$ CD62L$^+$ T 细胞：准备好分离柱（MS 柱），500μL 缓冲液清洗，将细胞悬液倒入分离柱；用 500μL 缓冲液冲洗柱子，每次液体无残留时再加入新液体，共 3 次；将柱子移开磁场，加入 1mL 缓冲液，将标记的 CD4$^+$CD62L$^+$ T 细胞打入离心管中。

2.Th17 细胞诱导及培养

将 CD4$^+$CD62L$^+$ T 细胞以 2×10^6 个 / 孔的密度接种于 12 孔板或以 5×10^4 个 / 孔的密度接种于 96 孔板，在 anti-CD3（5μg/mL）及 anti-CD28（2μg/mL）包被的情况下，加入含 TGF-beta1（5ng/mL）、IL-6（20ng/mL）、IL-1β（10ng/mL）、anti-IL-2（10μg/mL）、anti-IL-4（10μg/mL）、anti-IFN-gama（10μg/mL）及 IL-23（15ng/mL）的 10%FBS 完全 1640 培养基，充分混匀，培养 3 天。

3. 细胞表面标志分子检测

1）细胞刺激：细胞培养 3 天后，加入刺激剂 PMA（10ng/mL）、Ionomycin（1μg/mL）、BfA（10μg/mL）诱导其分泌胞内细胞因子，在 37℃、5%CO$_2$ 条件下培养 6 小时后，PBS 溶液洗涤细胞两次。

2）胞外染色：每管加入 100μL PBS 溶液重悬细胞，加入 anti-mouse CD4-FITC 抗体，室温下避光 30 分钟，PBS 洗涤重悬。

3）破膜通透：每管加入 0.5mL 通透剂，室温避光 10 分钟。PBS 溶液洗涤。

4）加入 APC 标记的 anti−mouse IL−17 抗体，避光 30 分钟，PBS 洗涤后重悬细胞，流式细胞仪检测分析 CD4⁺ IL−17⁺ T 细胞比例，反应 Th17 细胞的分化率。（图 3−16）

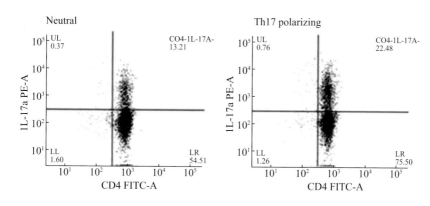

图 3−16　Th17 细胞诱导分化

（二）小鼠脾细胞来源的 Treg 细胞诱导

1. 采用 CD4⁺ CD62L⁺ T Cell Iso Kit Ⅱ分选脾脏 CD4⁺ Naive T 细胞。

2.Treg 细胞诱导及培养

将 CD4⁺CD62L⁺ T 细胞以 2×10^6 个 / 孔的密度接种于 12 孔板或以 5×10^4 个 / 孔的密度接种于 96 孔板，在 anti−CD3（5μg/mL）及 anti−CD28（2μg/mL）包被的情况下，加入含 IL−2（5ng/mL）、IL−1β（10ng/mL）的 10%FBS 完全 1640 培养基，充分混匀，培养 5 天。

3. 细胞表面标志分子检测

细胞培养 5 天后，每管加入 100μL PBS 溶液重悬细胞，加入 anti−mouse CD4−FITC、CD25−PE、FOXP3−APC 抗体，室温下避光 30 分钟，PBS 洗涤后重悬细胞，流式细胞仪检测分析 CD4⁺ CD25⁺FOXP3⁺ T 细胞比例，反映 Treg 细胞的分化率。

（三）小鼠脾细胞来源的 γδT 的分选

1. 小鼠脾脏 γδT 细胞分选

1）制备脾脏单细胞悬液。

2）采用 γδT cell Iso Kit 磁珠标记非 γδT 细胞：计算进行分选的白细胞数，1500rmp 离心 10 分钟，弃上清；每 10^8 个细胞加入 450μL PBSB 缓冲液重悬，加入 50μL not-γδT Cell Biotin-Antibody Cocktail Ⅱ，充分混匀，4℃冰箱孵育 10 分钟；从冰箱取出，加入 10mL PBSB 缓冲液洗一次，300g 离心 10 分钟沉淀细胞，弃上清；每 10^8 个细胞加入 500μL PBSB 缓冲液重悬。

3）磁珠分选（阴选）：去除非 γδT 细胞：准备好分离柱（LS 柱），3mL 缓冲液清洗，将细胞悬液倒入分离柱；用 3mL 缓冲液冲洗柱子，每次液体无残留时再加入新的液体，共 3 次；收集从柱子中流出的未标记细胞。

4）磁珠标记 γδT 细胞：计数后，1500rmp 离心 10 分钟，弃上清；每 10^8 个细胞加入 450μL PBSB 缓冲液重悬，加入 50μL Anti-Biotin MicroBeads（L-selectin）磁珠，充分混匀，4℃冰箱孵育 15 分钟；从冰箱取出，加入 10mL PBSB 缓冲液洗一次，1500rmp 离心 10 分钟沉淀细胞，弃上清；每 10^8 个细胞加入 500μL PBSB 缓冲液重悬。

5）磁珠分选（阳选）：γδTCR⁺T 细胞：准备好分离柱（MS 柱），500μL 缓冲液清洗，将细胞悬液倒入分离柱；用 500μL 缓冲液冲洗柱子，每次液体无残留时再加入新液体，共 3 次；将柱子移开磁场，加入 1mL 缓冲液，将标记的 γδTCR⁺T 细胞打入离心管中。

2.γδT 细胞活化及培养

将 γδT 细胞以 2×10^6 个 / 孔的密度接种于 12 孔板或以 5×10^4 个 / 孔的密度接种于 96 孔板，在 anti-CD28（2μg/mL）包被的情况下，加入含 IL-1β（10ng/mL）、IL-23（15ng/mL）的 10%FBS 完全 1640 培养基，充分混匀，培养 24 小时。流式细胞仪检测 γδT 细胞分化表型。

3.细胞表面标志分子检测

1）细胞刺激：细胞培养 24 小时后，加入刺激剂 PMA（10ng/mL）、Ionomycin（1μg/mL）诱导其分泌胞内细胞因子，在 37℃、5%CO_2 条件下培养 6 小时后，PBS 溶液洗涤细胞两次。

2）胞外染色：每管加入 100μL PBS 溶液重悬细胞，加入 γδTCR 抗体、CCR6 抗体避光孵育 30 分钟，PBS 洗涤重悬，流式细胞仪检测分析 IL-17⁺γδT 细胞比例，反应 γδT17 细胞的分化率。（图 3-17，图 3-18）

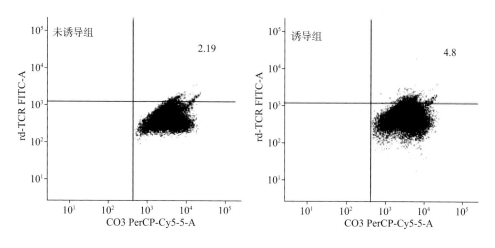

图 3-17　CD3$^+$γδT 细胞诱导比例

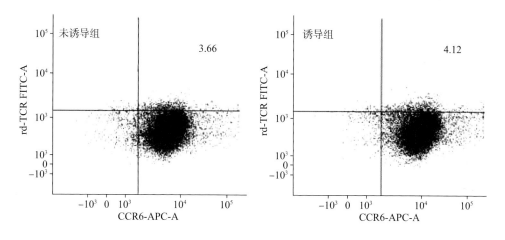

图 3-18　CCR6$^+$γδT 细胞诱导比例

（四）Jurkat 细胞株

1. 细胞来源

Jurkat E6-1 来源于人急性 T 细胞白血病细胞系，购自中国医学科学院基础医学研究所协和细胞资源中心。

2. 细胞培养

常规培养于含 10%FBS 的 RPMI 1640 培养基，在含 5%CO$_2$ 的 37℃孵箱中培养至对数生长期。每 3 天进行换液或传代。

3. 细胞形态和鉴定

该细胞为圆形悬浮细胞。（图 3-19 ）

4. 细胞活化

用 2×10^{-7}mol/L（佛波醇酯，phorbol12、13-dibutyrate，PDB）激活 Jurkat E6-1 T 淋巴细胞株。PDB 是细胞内信号转导通路中蛋白激酶 C（protein kinase C，PCK）的激活剂，可模拟磷酸肌醇酯水解产生 DAG 和 IP3 等重要的第二信使，从而激活 PKC 途径使细胞活化。CD69 是 T 细胞增生的一个共刺激信号，被认为是反映 T 细胞活化的早期标志分子。

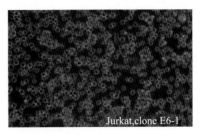

图 3-19　Jurkat 细胞株

结果显示，经 PDB 刺激后 CD69 的表达量大大提高，由未刺激时的 19.94%提高至 90.08%，PDB 所致淋巴细胞模型活化状态明显。（图 3-20 ）

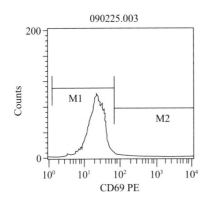
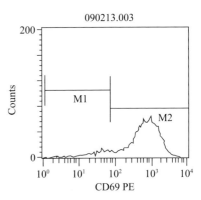

图 3-20　Jurkat 细胞表面分子表达量

三、角质形成细胞的培养及模型建立

1. 角质形成细胞的分类和培养

（1）HaCaT 细胞（人永生化表皮细胞）

1）细胞来源：该细胞源自一位 62 岁患有黑色素瘤男性的病灶外围正常皮肤，购自中国医学科学院基础医学研究所协和细胞资源中心。

2）细胞培养：常规用含 10% 胎牛血清（FBS）、青霉素 100U/mL、链霉素 100U/mL 的 MEM-EBSS（minimum essential medium with Earle's balanced salts）培养液，细胞种瓶 / 板密度为 1×10^5/mL，置于 37℃、5%CO_2、饱和湿度的培养箱中孵

育。细胞融合近 80% 后按 1∶10~1∶20 传代。

3）细胞形态和鉴定：HaCaT 细胞为贴壁生长细胞，呈铺路石状镶嵌排列，细胞为菱形或扁平多角形，边界清楚，胞浆丰富，细胞核为圆形或椭圆形，生长迅速。细胞鉴定：角蛋白、角化细胞交联外膜蛋白、中间丝相关蛋白阳性。（图 3-21）

（2）HEK-n 细胞（human epidermal keratinocytes-neonatal）

1）细胞来源：该细胞来源于新生儿上皮组织，购自 ScienCell Research Laboratories。HEK-n 对 HIV-1、HBV、HCV、支原体、细菌、酵母菌和真菌均阴性。在 ScienCell Research Laboratories 提供的条件下，HEK-n 保证进一步扩增 15 个种群。

2）细胞培养：用含 10% 胎牛血清（FBS）Keratinocyte Medium（KM）培养液 [500mL 中含 5mL keratinocyte growth supplement（KGS）和 5mL penicillin/streptomycin solution]，细胞种瓶 / 板密度为 1×10^5/mL，置于 37℃、5%CO_2、饱和湿度的培养箱中孵育。1∶10~1∶20 传代。

3）细胞形态和鉴定：HEK-n 细胞呈梭形和不规则形，铺路石样，生长迅速。细胞鉴定：免疫荧光法抗细胞角蛋白 -18 和 -19 抗体阳性。（图 3-22）

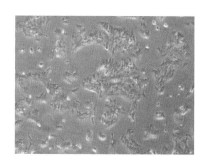

图 3-21　HaCaT 细胞镜下形态

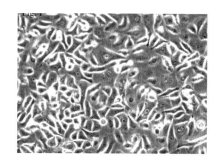

图 3-22　HEK-n 细胞镜下形态

（3）Colo-16 细胞

1）细胞来源：该细胞株来源于人表皮鳞状细胞癌的肿瘤细胞，购自北京师范大学细胞生物学研究所。

2）细胞培养：常规用含 10% 胎牛血清（FBS）DMEM（minimum essential medium）培养液，细胞种瓶 / 板密度为 1×10^5/mL，置于 37℃、5%CO_2、饱和湿度的培养箱中孵育。

3）细胞形态和鉴定：细胞呈圆形、菱形、不规则形，铺路石样排列，生长迅速。（图 3-23）

（4）角质形成细胞的原代培养

1）细胞来源：外科手术中正常人包皮环切术所切包皮。

2）原代细胞制备：取外科手术的新鲜组织放入无菌培养皿中，用含有双抗 100U/mL 氨苄青霉素及 100U/mL 硫酸链霉素的 D-Hanks 液初步清洗包皮组织直至血污基本去除，用眼科剪尽可能地清除皮下脂肪和结缔组织，用双抗的 D-Hanks 液反复清洗，将组织块剪成约 5mm×5mm 大小，放至含有 Dispase（2.4U/mL）的培养皿中，4℃冰箱过夜，分离包皮组织的表皮与真皮，然后用含有 0.25% 胰酶及 0.02%EDTA 的消化酶在 37℃下消化 3 分钟，血清终止消化，吹打后过滤，1000rpm 离心 5 分钟收集细胞，用角质形成细胞无血清培养基（K-SFM）培养，置于 37℃、5%CO_2、饱和湿度的培养箱中孵育。

3）细胞形态：初期细胞以圆形为主，随着时间的延长，逐步为不规则形或多角形，3 天左右可见许多角质形成细胞形成的小集落，四周有卫星样角质形成细胞增殖，细胞的均质性和透明度加强,1 周左右细胞融合可达 90%。细胞鉴定：角蛋白阳性。（图 3-24）

 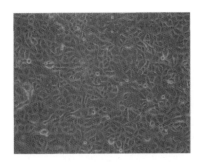

图 3-23　Colo-16 细胞镜下形态　　　　图 3-24　人来源的角质形成细胞镜下形态

2. 角质形成细胞增殖模型的建立

（1）活化 T 细胞诱导的 Colo-16 细胞增殖模型

1）流式细胞仪测定 T 淋巴细胞的早期活化标志分子 CD69。将 T 细胞以 $5×10^5$ 个 /mL 种于培养瓶中，加入 PDB $2×10^{-7}$mol/L 作用 24 小时后，2500r/min 离心 10 分钟，用 PBS 清洗一遍，加 CD69（并做同型对照），4℃孵育 20 分钟，用 PBS 清洗两遍，采用流式细胞仪进行检测（方法同 Jurkat T 细胞部分）。

2）活化 T 淋巴细胞诱导 Colo-16 细胞增殖模型。将 Colo-16 细胞以 2×10^4 个 /mL 接种于 96 孔板，细胞融合近 80%，加入 T 淋巴细胞（细胞密度为 5×10^5 个 /mL）和 PDB 2×10^{-7} mol/L，共同作用 24 小时后进行指标检测。

(2) IL-17A 诱导 HaCaT 细胞增殖模型

将 HaCaT 细胞以 1×10^5 个 /mL 接种于细胞培养板（瓶），细胞融合近 80% 进行实验。IL-17A（Pepro Tech 公司）的药物终浓度为 200ng/mL，细胞与药物共同作用 24 小时后，进行指标检测。

(3) TNF-α 诱导 HaCaT 细胞增殖模型

将 HaCaT 细胞以 1×10^5 个 /mL 接种于细胞培养板（瓶），细胞融合近 80% 进行实验。TNF-α（PeproTech 公司）的药物终浓度为 100ng/mL，细胞与药物共同作用 24 小时后，进行指标检测。

四、人真皮微血管内皮细胞的培养及鉴定

1. 细胞来源

取材于人真皮层微血管，购自美国 Scien Cell 公司（Catalog Number:2000），实验中使用 2-5 代细胞。

2. 细胞培养

培养于含 5% 胎牛血清、1% 内皮细胞生长添加剂（endothelial cell growth supplement，ECGS）的 ECM 培养基中，在含 5%CO_2 的 37℃ 孵箱中培养至对数生长期。

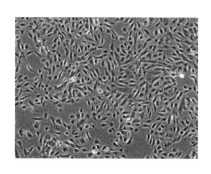

图 3-25　人真皮微血管内皮细胞

3. 细胞形态

长梭形原代细胞。（图 3-25）

4. 细胞活化

采用佛波酯（Phorbol 12-myristate 13-acetate，PMA）诱导内皮细胞过度增殖体外模拟银屑病血管新生的病理状态。活化后可见内皮细胞胞浆充盈、膨胀，细胞延长，个体增大，呈现增殖状态。（图 3-26）

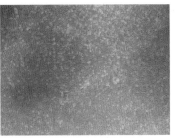

Control group   Model group

图 3-26　人真皮微血管内皮细胞诱导增殖活化

5. 细胞迁移

0.1% 明胶 50μL/ 孔包被 transwell 上室，37℃固化 1 小时；分别按照 bFGF 诱导组、PMA 诱导组将下室各孔加入 bFGF（25μg/L）35μL/ 孔或 PMA（2×10^{-7}mol/L）35μL/ 孔，各组均计数 5×10^4/ 孔（100μL）HDMEC 加入 transwell 的上室，于 5% CO_2、37℃孵箱中孵育 24 小时。用细棉签擦净上室明胶，上室底膜用甲醇：丙酮 =1：1 固定液固定 10 分钟，Giemsa 染色 10 分钟，PBS 轻洗 3 次，取底膜置于载玻片上，在正置显微镜（BX-51，OLYMPUS，Japan）下，按数字表法随机选择 7 个高倍视野计数，按每个视野中细胞数〔个 / 高倍视野（HPF）〕，取平均值计算迁移细胞数。

结果：无诱导组细胞无迁移。单纯 bFGF 诱导，细胞迁移数为（0.86 ± 1.21）个 /HPF，和无诱导组相比，差异无统计学意义（$P>0.05$）。单纯 PMA 诱导，细胞迁移数目明显增多，为（48.00 ± 2.65）个 /HPF，和无诱导组相比，差异有统计学意义（$P<0.01$）。（图 3-27）

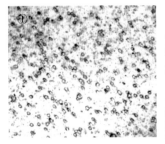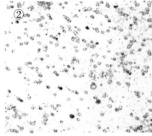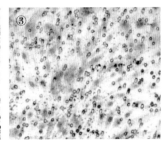

A：无诱导组   B：bFGF诱导模型组   C：PMA诱导模型组

图 3-27　人真皮微血管内皮细胞诱导迁移

6. 血管生成

取对数生长期的细胞 HDMEC，同步化后调节其浓度为 $1.2 \times 10^5/mL$，96 孔培养板内接种 90μL/ 孔 HDMEC 细胞悬液，1.2×10^4 个 / 孔，24 小时待细胞贴壁后，分别加入 bFGF（25μg/L）10μL/ 孔或 PMA（$2 \times 10^{-7}mol/L$）10μL/ 孔，每组设 5 个平行孔，8 小时后包被 1 : 3 稀释的人工细胞外基质 matrigel（1g/L），75μL/ 孔，37℃孵育 24 小时，细胞将在人工基底膜上形成管腔。在倒置相差显微镜（IMT，OLYMPUS）下，按数字表法随机选择 5 个高倍视野计数，以其均值（个 /HPF）计算 HDMEC 的管腔形成能力。

结果显示，单纯 bFGF 及 PMA 诱导，细胞形成管腔数目明显增多，分别为（37.80 ± 3.70）个 /HPF、（39.40 ± 1.14）个 /HPF，而未诱导组为（30.20 ± 2.59）个 /HPF，差异均有统计学意义（$P<0.01$）。

（王燕　底婷婷　谢欣然　刘欣）

第四节　理血解毒中药的现代研究

一、靛玉红通过抑制 γδT 细胞介导的免疫反应减轻银屑病皮损炎症浸润

靛玉红是凉血解毒中药代表之一的青黛的主要活性成分之一，性寒、味咸，药价低廉，具清热解毒凉血的功效，临床应用广泛。靛玉红为双吲哚类抗肿瘤药物。多项研究表明，靛玉红具有一定的免疫调节作用，已被广泛用于治疗自身免疫性疾病、炎症性疾病，以及增殖性疾病。研究发现，细胞外 ATP 可抑制巨噬细胞吞噬并导致细胞死亡，而靛玉红对 ATP 引起的免疫反应有抑制作用。在免疫性血小板减少性紫癜（ITP）中，靛玉红可抑制 ITP 小鼠脾细胞增殖，减少 $CD4^+T$ 细胞的数量，提高 $CD4^+CD25^+Foxp3^+$ 调节性 T 细胞的相对比例，改善 ITP 的血小板减少程度。在溃疡性结肠炎的体外实验中，靛玉红有一定的体外抗炎作用，抗炎机制可能为下调 IL-6/TNF-α 的表达。在表皮角质形成细胞中，靛玉红可通过抑制 EGFR 的激活改善银屑病患者的皮损。这些结果表明了靛玉红在免疫性疾病中对多重免疫进程有调节作用，可抑制 T 细胞介导的炎症反应。

γδT 细胞在银屑病皮损形成和复发中至关重要。研究指出，导致银屑病发生发展的 IL-17，是由迁移至真皮的 γδT 细胞产生。在银屑病模型小鼠的真皮中存在大量的 γδT 细胞且 γδT 细胞在银屑病发病机制中具有重要作用。研究还发现，γδT 细胞能迁移到淋巴结，并作为记忆细胞持续存在。在受到二次应激时，记忆型 γδT 细胞相比原始的 γδT 细胞，能迅速产生大量的 IL-17，更快地导致皮肤的炎症反应，在银屑病的复发中起重要作用。针对 γδT 细胞分泌的 IL-17 抗体，可以从源头上阻滞 γδT 型细胞因子的产生。IL-17 也作为银屑病潜在治疗靶点取得预期疗效。Secukinumab、Ixekizumab 和 Brodalumab 是人 IL-17A 特异性单抗，用于治疗银屑病，已通过多次临床实验，其 Secukinumab 是 FDA 批准的治疗银屑病的安全有效的药物；Brodalumab 和 Ixekizumab 目前仍在临床开发。然而，靛玉红对银屑病 γδT 细胞及其分泌的 IL-17 的作用及具体的免疫调节机制还没完全明确。

因此，我们将整体实验与体外细胞实验相结合，观察了靛玉红对咪喹莫特诱发银屑病样皮损动物模型及 γδT 细胞介导的免疫反应的作用，明确其作用机制。

1. 靛玉红对咪喹莫特诱发银屑病样皮损动物模型的作用

我们采用咪喹莫特诱导的小鼠银屑病样模型探索了靛玉红的作用。研究结果表明，在大体观察上，靛玉红对咪喹莫特诱导的小鼠银屑病样皮损的形成具有一定干预作用；在 HE 染色结果上也得到了同样的结果，从皮损组织病理学图片可以看出，模型组表皮层增厚，角质层内残留有细胞核，棘细胞数量增加，出现类似银屑病样表现；靛玉红组表皮层较薄，以靛玉红高剂量组为最薄。皮损组织切片的免疫组织化学检测进一步明确，靛玉红可改善角质形成细胞的增殖程度，减轻 CD3$^+$T、γδT、CD11b 等炎症细胞在银屑病皮损中的浸润，抑制银屑病样小鼠模型皮损中炎症因子 IL-1mRNA、IL-6mRNA、IL-23 p40 mRNA、IL-17A mRNA 与 IL-22 mRNA 的表达水平，尤其是 IL-17A mRNA 的水平。而且，50mg/kg 的靛玉红比 12.5mg/kg 和 25mg/kg 的靛玉红更能改善银屑病样皮损。这个剂量也和以前的研究相似，急性早幼粒细胞白血病小鼠模型和免疫性血小板减少症动物模型最佳浓度也是 50mg/kg。以上结果提示，靛玉红可显著改善咪喹莫特诱导的小鼠银屑病样皮损，减轻炎症细胞浸润、表皮细胞过度增殖，降低炎症因子的水平。

2. 靛玉红抑制咪喹莫特诱发银屑病样模型免疫器官中 γδT 的表达

银屑病已被定义为 T 淋巴细胞介导的自身免疫性疾病。γδT 细胞是一种特殊的免疫细胞类型，在自身免疫性疾病的过程中起着重要的作用，能迅速响应病原体并有提高先天免疫的作用。缺乏 γδT 细胞能降低 IL-23 诱导的表皮增厚和炎症细胞浸润。此外，多项研究表明，γδT 细胞在人银屑病皮损中数量增加。γδT 细胞持续的表达 IL-23 受体和各种趋化因子受体，如 CCR6 等。CCR6 和转录因子 RORγt 也在脾脏和淋巴结的 γδT 细胞中表达。我们的研究表明，模型组中脾脏和淋巴结的 γδT、CCR6$^+$γδT 细胞比例显著高于空白组；MTX 与靛玉红组小鼠淋巴结中 γδT、CCR6$^+$γδT 细胞比例明显低于模型组。说明靛玉红能够改变 γδT 和 CCR6+γδT 细胞在脾脏和淋巴结中的比例。

3. 靛玉红对 γδT 细胞分泌和表达 IL-17A 的影响

我们的研究发现，γδT 细胞参与咪喹莫特诱导的银屑病样小鼠模型皮损的形成，整体实验证实靛玉红可以调节咪喹莫特诱导银屑病样小鼠模型皮损中 γδT 细胞 IL-17A 的表达。研究证明，真皮 γδT 细胞是产 IL-17 的主要细胞。IL-17$^+$γδT 细胞在咪喹莫特致敏的皮肤内能扩大引流淋巴结，并能通过血液迁移至真皮和淋巴结。记忆型的 IL-17$^+$γδT 细胞在面对已知的刺激时，其数量能迅速地增加，并产生更多的 IL-17。在此基础上通过体外分选培养 γδT 细胞，观察靛玉红能否直接干预 γδT 细胞分泌和表达 IL-17A，进一步明确靛玉红的作用靶点。我们结合以往的文献，采用了成熟的方法在体外进一步分选了 γδT 细胞，流式仪检测纯度大于 90%。我们的研究结果表明，靛玉红在 0.04~5μM 浓度范围内对 γδT 细胞的活性没有影响。我们发现，靛玉红可直接抑制 γδT 细胞 IL-17A 的表达，显著抑制 γδT 细胞 IL-17A mRNA 的表达。随后，我们也采用流式细胞术探讨了靛玉红对胞内 IL-17 表达的影响，结果发现 IL-17A 染色组和空白组没有差异性，与 γδT 细胞 IL-17A mRNA 的表达不一致（数据未显示）。这可能是因为流式细胞术检测细胞内 IL-17 表达之前，需要提前 4~6 个小时加入刺激因子刺激细胞分泌细胞因子，以保证细胞因子在胞内达到较高的表达量，从而利于流式细胞仪的检测。而采用荧光定量 PCR 检测 IL-17mRNA 表达时，不需要加入上述试剂。由此推测，上述试剂的后刺激作用可能干扰了部分实验结果。也可能由于本实验只观察了靛玉红作用 48 小时后的结果，靛玉红对 IL-17 表达的抑制效应尚未显现，在今后的实验中拟延长靛玉红的作用时间，观察其对 IL-17 表达的影响。

4.靛玉红可能通过调节 JAK3/STAT3 通路发挥其抑制 γδT 细胞介导的免疫反应

JAK-STAT 通路已被证实在银屑病免疫失调中起重要作用。多项研究表明，STAT3 信号通路在银屑病和咪喹莫特诱导的银屑病样皮损中表达上调。STAT3 在 IL-17 的转录和 p-STAT3 蛋白转移到核诱导转录因子（如 IL-17A 和 IFN-γ）中扮演着重要角色。也有研究显示 STAT3 信号通路参与 γδT 细胞的活化。JAK3 参与 T 细胞的活化和增殖。JAK 蛋白目前已成为治疗银屑病等自身免疫性疾病的潜在治疗靶点，并取得满意的结果。JAK1/3 抑制剂 Tofacitinib 已进入Ⅲ期临床试验。在 K5.Stat3C 转基因小鼠的局部治疗中，STAT3 信号通路阻断剂 STA21 可通过下调表皮角质细胞 c-Myc、CyclinD1 而改善症状。最近的研究表明，活化的 JAK3 介导 STAT3 磷酸化和随后的激活。此外，JAK3 JAK/STAT 通路促进细胞因子 IL-17A 表达。为了进一步探索靛玉红在银屑病中的作用机制，我们利用免疫蛋白印迹技术对银屑病样小鼠皮损中 JAK1、JAK2、JAK3、STAT1、STAT3、STAT5、TYK2 磷酸化蛋白进行了检测，结果提示模型组 P-STAT1、P-STAT3 和 P-JAK3 水平升高，JAK1、STAT1、STAT5、P-STAT5 和 TYK2 没有显著变化。靛玉红作用后，可抑制银屑病样皮损形成过程中的 P-STAT3 和 P-JAK3 的水平，对其他通路蛋白的表达没有影响。体外实验显示，靛玉红可直接减轻 p-STAT3、p-JAK3 磷酸化水平，揭示靛玉红可能通过 JAK3/STAT3 信号通路抑制 γδT 细胞介导的免疫反应。

5.结论

综上所述，我们的研究发现靛玉红可显著改善咪喹莫特诱导的小鼠银屑病样皮损，减轻炎症细胞浸润、表皮细胞过度增殖，降低炎症因子的水平。而靛玉红可在体内外抑制 IL-17A 表达以及 STAT3 和 JAK3 的磷酸化，揭示靛玉红可能通过 JAK3/STAT3 抑制 γδT 细胞表达 IL-17A 及介导的炎症免疫反应。

二、芍药苷通过抑制 Th17 细胞介导的免疫反应减轻银屑病皮损炎症浸润

芍药苷（paeoniflorin，PF）主要来源于毛茛科植物芍药的根，为中药赤芍、白芍的主要有效成分，其中以赤芍含量为高，是一种单萜类糖苷化合物。近年

来，多家研究机构围绕芍药苷进行了大量的研究工作。目前以芍药苷为主要成分的白芍总苷（商品名：帕夫林，芍药苷含量 >90%）已经作为第一个抗炎免疫调节药被正式批准生产上市，主要用于炎症免疫性疾病的治疗，如类风湿性关节炎、肝炎、红斑狼疮等。也有芍药苷用于银屑病治疗的报道，但是关于芍药苷治疗银屑病的作用效果及机制研究较少。

我们在咪喹莫特诱导银屑病样小鼠模型的基础上，结合体外细胞实验，观察了芍药苷对咪喹莫特诱发银屑病样皮损动物模型及 Th17 细胞介导的免疫反应的作用，明确了其作用机制，为其临床应用提供了理论支持。

1. 芍药苷可显著减轻咪喹莫特诱发的银屑病样动物模型皮损

我们采用咪喹莫特诱导银屑病样小鼠模型，观察芍药苷对动物模型银屑病样皮损形成的影响并探索其作用机制。从各组小鼠皮损照片及 PASI 积分趋势图上可以明显看出芍药苷对咪喹莫特诱导的小鼠银屑病样皮损形成的干预作用。给药后第 2 天，芍药苷对银屑病样皮损形成的抑制作用已经显现，芍药苷组小鼠皮损的红斑较少，以高剂量组最为明显，与阳性药 MTX 作用相当。至第 8 天，正常对照组小鼠皮肤光滑、红润、菲薄；模型组小鼠鳞屑较厚，呈层状排列，几乎覆盖全部皮肤表面，皮损肥厚，隆起明显，红斑色较深；芍药苷组及 MTX 组小鼠皮损有零星小细屑，红斑色较浅，皮肤增厚不明显，其中以芍药苷高剂量组银屑病样皮损的缓解更为显著；芍药苷高剂量与阳性药 MTX 在抑制皮损红斑及鳞屑形成方面作用相当，但在抑制皮损增厚上，芍药苷高剂量组的作用更为明显。这一点在 HE 染色结果上也得到了证实，从皮损组织病理学图片可以看出，模型组表皮层增厚，角质层内残留有细胞核，棘细胞数量增加，可见 Munro 微脓肿、真皮淋巴细胞浸润、微血管增生等典型银屑病样病理学表现；芍药苷组及 MTX 组表皮层较薄，以芍药苷高剂量组为最薄，银屑病样组织病理学特征不显著，角化不全的细胞减少，炎症细胞浸润减少。皮损组织切片的免疫组织化学检测进一步明确了芍药苷对角质细胞异常增殖、分化及炎症细胞（T 淋巴细胞、粒细胞）浸润的抑制作用。以上结果提示芍药苷可显著改善咪喹莫特诱导的小鼠银屑病样皮损，减轻炎症细胞浸润、表皮细胞过度增殖及异常分化，芍药苷高剂量组效果优于 MTX 组。

2. 芍药苷可抑制咪喹莫特诱发银屑病样皮损中 Th17 类因子的表达

寻常型银屑病是一以 T 淋巴细胞的异常活化和浸润为主要表现的皮肤疾病。

皮损组织切片检测证实芍药苷可减少 CD3⁺T 淋巴细胞的浸润，为了进一步明确芍药苷的作用靶点，我们采用实时荧光定量 PCR 的方法对皮损组织中 Th1/Th17/Th2/Treg 四类细胞因子 mRNA 进行了检测，结果发现经咪喹莫特诱导后，皮损组织中 Th1/Th17/Th2/Treg 四类细胞因子 mRNA 表达均升高，这与文献的报道是一致的，但芍药苷高剂量只显示了对 Th17 细胞因子 mRNA 表达的抑制作用，没有发现其对 Th1、Th2 及 Treg 类细胞因子的调节作用；而 MTX 对 Th1 及 Th17 类细胞因子 mRNA 的表达均有抑制作用。实验过程中我们也发现，皮损组织中 Th1/Th17/Th2/Treg 四类细胞因子 mRNA 表达呈现一个先升高后降低的趋势，与皮损变化趋势一致。虽然第 8 天模型组多数细胞因子 mRNA 表达已经下降，可能由于基因表达的后续效应，皮损的表现在第 8 天最为严重。

3. 芍药苷可直接抑制 Th17 细胞分化及 IL–17 的分泌和表达

我们通过体外培养 Th17 细胞，观察芍药苷能否直接干预 Th17 细胞分化及细胞因子的分泌，进一步明确芍药苷的作用靶细胞。研究结果表明，芍药苷在 2~200μg/mL 浓度范围内对 T 细胞的活性没有影响。在该浓度范围内，芍药苷对 Th17 细胞的分化率没有影响，只有 2μg/mL 的芍药苷显示出对 Th17 细胞中 IL–17 表达量的抑制作用，抑制率约为 20%，没有发现芍药苷的浓度依赖关系。但是在 2~200μg/mL 浓度范围内，芍药苷对 IL–17A mRNA、IL–17F mRNA 及 Th17 细胞分化转录因子 ROR γ t mRNA 的表达水平具有明显的抑制作用，其中以 20μg/mL 浓度的作用最显著，抑制率分别为 83%、95%、90%。芍药苷抑制 IL–17 表达的作用在基因水平和蛋白水平的浓度差异及效率差异可能与实验检测方法的不同有关。按照常规方法，流式细胞术检测细胞内 IL–17 表达之前，需要提前 4~6 个小时加入 PMA 和 Ionomycin 刺激细胞分泌细胞因子，并用高尔基阻断剂阻断因子的胞吐作用，以保证细胞因子在胞内达到较高的表达量利于流式细胞仪的检测。而采用荧光定量 PCR 检测 IL–17mRNA 表达时，不需要加入上述试剂。由此推测，上述试剂的后刺激作用可能干扰了部分实验结果。也可能由于本实验只观察了芍药苷作用 3 天后的结果，芍药苷对 IL–17 蛋白表达的抑制效应尚未显现，在今后的实验中拟延长芍药苷的作用时间观察其对 IL–17 蛋白表达的影响。

孤独核受体（Orphan nuclear receptor，ROR γ t）是控制 Th17 细胞分化的转录因子，ROR γ t 诱导编码 IL–17A、IL–17F 等细胞因子基因的表达。本研究表明，芍药苷可抑制 Th17 细胞 ROR γ tmRNA 的表达，其中 20μg/mL 芍药苷的作用最显著，这可能是其抑制 Th17 细胞因子 mRNA 表达的上游。但是芍药苷对 Th17 细胞分化无抑制作用的结果与其对 ROR γ tmRNA 表达的高抑制率也是矛盾的，可能也与芍药苷作用时间短有关。

4. 芍药苷通过抑制 Stat3 磷酸化减轻 Th17 细胞介导的免疫反应

IL-23 主要由树突状细胞分泌，是 Th17 细胞分泌细胞因子的上游。IL-23 作用于记忆性 T 细胞，在分化起始后 Th17 细胞的增殖和维持过程以及之后其介导的免疫应答中起着重要的作用。IL-23 受体由 IL-12R β 1 和 IL-23R 构成，IL-12R β 1 和 IL-23R 可分别与 Jak 家族成员 Tyk2 和 Jak2 结合。IL-23 分子与受体结合后导致下游 Jaks 分子的激活，并磷酸化受体胞内区的 Stat3 结合位点，Stat3 分子以二聚体的形式聚集，再由 Jaks 将其磷酸化，磷酸化的 Stats 二聚体入核，诱导下游靶基因（IL-17AmRNA、IL-17FmRNA、IL-22mRNA 等）的转录。IL-23 下游激活以 Stat3 为主，而对 Stat1、Stat4 的激活较弱（图 3-28）。

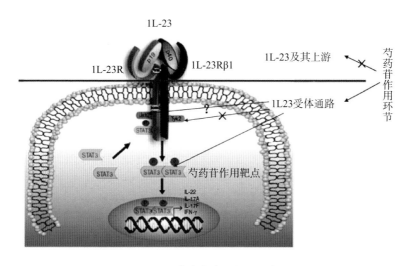

图 3-28　芍药苷作用靶点示意图

经咪喹莫特诱导后，皮损组织中 IL-23mRNA 表达升高，MTX 可降低皮损组织中 IL-23mRNA 的表达。与张洪英等研究的结果不同，我们没有发现芍药苷对 IL-23mRNA 表达的抑制作用，可能由于使用的药理模型不同导致芍药苷出现不同的药理结果。

芍药苷作用于本模型后，IL-23/IL-17 轴的上游——IL-23 的表达没有变化，说明芍药苷的作用靶点不在 IL-23 表达及其上游的层面，其抑制 Th17 细胞因子 mRNA 表达的作用可能是通过 IL-23 下游——IL-23 受体通路实现的。我们利用免疫蛋白印迹技术对该模型小鼠皮损中 IL-23 受体通路上的相关分子 Tyk2、Jak2、Stat3 及其磷酸化蛋白进行了检测，结果提示咪喹莫特外涂于皮肤诱导皮损组织中 Tyk2 及 Stat3 磷酸化水平升高，与 Ishizaki 的研究结果一致。芍药苷作用后，可抑制银屑病样皮损形成过程中 Stat3 的磷酸化，对其他通路蛋白的表达没有影响，MTX 也出现了相似的结果。实验中我们使用了多个抗体生产公司的 p-Jak2 一抗，但是都没有检测到 p-Jak2 的表达，可能由于皮损中 p-Jak2 表达水平较低，难以检测所致。目前不排除芍药苷对 p-Jak2 表达的影响。

体外研究结果也证实芍药苷也抑制 Th17 细胞 Stat3 的磷酸化。

5. 结论

综合以上结果，我们的研究发现芍药苷可显著改善咪喹莫特诱导的小鼠银屑病样皮损，减轻炎症细胞浸润、表皮细胞过度增殖及异常分化。芍药苷的作用靶点主要体现在其对 Th17 类细胞因子表达的调节，没有发现其对 Th1、Th2 及 Treg 类细胞因子的调节作用。芍药苷可能主要通过干预转录因子 Stat-3 的磷酸化来调节 Th17 类细胞因子的分泌。芍药苷高剂量组抑制咪喹莫特诱导的小鼠银屑病样皮损形成的作用优于 MTX，MTX 可能通过调节 Th1 及 Th17 类细胞因子的表达达到其治疗作用。

三、落新妇苷通过抑制 IL-17$^+$T 细胞活化减轻银屑病样模型的免疫紊乱

落新妇苷是中药土茯苓根茎中质量成分含量最多的黄酮类物质，其具有解毒、除脾湿、通利关节的功效，因此常在除湿润燥的中药方剂中发挥重要作用。多项报道称落新妇苷具备多重生物学活性，具有抗炎、抗氧化、抗肥胖及糖尿病肾病等功效，甚至在抗抑郁方面也表现出潜在的疗效。落新妇苷可选择性地抑制活化的细胞免疫，而不影响体液免疫和正常功能的 T 淋巴细胞。与其他系统免疫抑制剂相比，充分体现出落新妇苷安全有效的临床潜能。在胶原诱导的关节炎和过敏性疾病的研究中，落新妇苷可通过选择性细胞凋亡、诱导负向调节的细胞因子、抑制活化的 T 细胞的黏附和迁移而下调 T 淋巴细胞的活性。

银屑病现被认为是 T 淋巴细胞过度活化引发的免疫紊乱疾病，而目前落新妇苷用于银屑病治疗的研究报道较少。因此我们在咪喹莫特（imiquimod，IMQ）诱导银屑病样小鼠模型的基础上，结合体外细胞实验，观察了落新妇苷对银屑

病样动物模型及 T 细胞介导的免疫反应的作用，明确了其作用机制，为其临床应用提供了理论支持。

1. 落新妇苷显著缓解咪喹莫特诱导的银屑病样皮损和免疫组织细胞比例失衡

外用 IMQ 可诱发和加剧炎症性皮肤病变，IMQ 是 Toll 样受体 7/8 配体，作为有效的免疫激活剂已广泛应用于银屑病皮肤炎症模型。该模型可有效模拟银屑病的临床及病理表现，包括红斑、鳞屑、由凋亡的表皮细胞和中性粒细胞形成的微脓肿，以及在真皮中 T 淋巴细胞的浸润。落新妇苷干预的模型小鼠皮损表现出更少的红斑、细小的鳞屑、趋于光滑平整的皮肤，病理切片也表现出较薄的表皮层，角化不全现象减少，处于增殖状态的细胞数目减少，真皮中 CD3 阳性的细胞数量降低。

此外，落新妇苷可显著缓解咪喹莫特诱导的淋巴结和脾脏增生，同时显著降低淋巴结中 $CD4^+$ 细胞比例，使淋巴结中 $CD4^+$ 与 $CD8^+$ 细胞比例的比值趋向于正常。但是在脾脏中，模型小鼠 $CD4^+$ 细胞比例较正常小鼠降低，而落新妇苷处理的脾脏中 $CD4^+$ 细胞比例比模型小鼠更低。这可能的原因在于，淋巴结中主要为 T 淋巴细胞聚集，而脾脏主要为 B 淋巴细胞聚集的器官，除了 B 淋巴细胞外，脾脏中还含有大量的树突状细胞。模型小鼠由于咪喹莫特诱导，脾脏中 DC 大量增殖，因此脾脏中的 $CD4^+$ 细胞比例相对降低。我们推测落新妇苷减少了体内 $CD4^+$ 细胞的数量，因此在脾脏中表现为更低的 $CD4^+$ 细胞比例。

2. 落新妇苷可抑制 Th17 细胞对 IL-17 的分泌和表达

目前研究认为病理性的 $IL-17^+T$ 细胞过度活化可能在银屑病的发病机制中发挥重要的作用。IL-17 及相关细胞因子参与的自身免疫应答与银屑病的严重程度高度相关。银屑病患者皮损和外周血中 IL-17A、IL-17F、IL-22、IL-23 蛋白和基因的表达显著升高。Th17 细胞正是由于其主要分泌 IL-17 而得名，也是 IL-17 的主要来源细胞。随着对 Th17 细胞结构和功能的深入探索，以及 Th17 相关通路靶向治疗的探索，Th17 细胞在银屑病发病过程中的作用得到了广泛认可。目前，IL-17 与 IL-22 也作为银屑病潜在治疗靶点取得预期疗效。

前期研究发现在 IMQ 处理的小鼠脾脏检测 DC 与 T 细胞比例，存在大量的浆细胞样树突状细胞（pDCs），$CD4^+IL-17^+T$ 细胞上调，而 $CD4^+IFN-\gamma^+T$ 细胞数量变化不明显，提示在咪喹莫特诱导的小鼠模型中，主要是 Th17 细胞而非

Th1 细胞发挥自身免疫反应，造成银屑病样皮损形成。落新妇苷可降低皮损和外周血中 IL-17A 的表达，提示落新妇苷可能对 Th17 细胞的数量和功能都存在抑制作用。通过体外培养 Th17 细胞，观察落新妇苷直接干预 Th17 细胞分化及细胞因子的分泌，我们发现落新妇苷在 0.01~10μg/mL 浓度范围内对 T 细胞的活性没有影响。在该浓度范围内落新妇苷显示出对 Th17 细胞中 IL-17 表达量的抑制作用，抑制率约为 20%，并且存在浓度依赖关系。在 0.01~10μg/mL 浓度范围内，落新妇苷对 Th17 细胞分化转录因子孤独核受体（orphan nuclear receptor，RORγt）mRNA 的表达水平具有明显的抑制作用。RORγt 是控制 Th17 细胞分化的转录因子，RORγt 诱导编码 IL-17A、IL-17F 等细胞因子基因的表达。落新妇苷对 Th17 细胞因子 mRNA 的抑制可能就是通过阻断上游 RORγt 的表达发挥作用的。

3. 落新妇苷对 $\gamma\delta$T17 细胞分化及细胞因子表达具有抑制作用

目前关于皮损中 Th17 细胞是来源于循环外周血还是皮损局部尚存在争议。最近研究表明，真皮中的 $\gamma\delta$T 细胞也是银屑病皮损中 IL-17 的主要来源，导致银屑病发生发展的 IL-17，可能是由迁移至真皮的 $\gamma\delta$T 细胞产生。$\gamma\delta$T 细胞在感染和自发性免疫疾病中是 IL-17A 和 IL-22 的重要来源，其产生的 IL-17A 要早于 CD4$^+$ 和 CD8$^+$$\alpha\beta$T 细胞，最先发挥 IL-17A 哨兵功能。研究证实，在银屑病模型小鼠的真皮中存在大量的 $\gamma\delta$T 细胞，除特异性地表达 Vγ4 和 RORγt 外，其表面还有 CCR6 和 IL-23R 分布，提示 $\gamma\delta$T 细胞在银屑病发病机制中具有重要作用。我们观察了落新妇苷对 $\gamma\delta$T 细胞的作用，并分离出脾脏和淋巴结中的 $\gamma\delta$T 细胞，进一步探究了落新妇苷对 $\gamma\delta$T 细胞的免疫功能的影响。

研究表明，在淋巴细胞生发、聚集和归巢的部位，落新妇苷显著抑制了 CD3$^+$$\gamma\delta$T 细胞的比例，这一结果与 IL-17 的表达相一致。落新妇苷可直接抑制 CD3$^+$$\gamma\delta$T 细胞的数量，并且直接抑制 $\gamma\delta$T 细胞表面 CCR6 的表达，从而阻止 $\gamma\delta$T 细胞向皮损处的迁移能力和向产生 IL-17 的 T 细胞表型转化的能力。由此证实，落新妇苷可直接抑制 $\gamma\delta$T 细胞的数量及功能，调控机体的免疫状态。

4. 落新妇苷可能通过调节 Jak3/Stat3 通路发挥其抑制 T 淋巴细胞活化的作用

在银屑病中 STAT3 信号通路表达上调，JAK 蛋白为其上游信号。其中，

JAK3 主要是参与 T 细胞的活化和增殖。SCOSE3 是由磷酸化 STAT3 特异的负调节因子，与 RORγT 都是在 Th17 细胞激活过程 STAT3 信号通路的下游效应分子。目前，Jak 蛋白已成为治疗包括银屑病在内的自身免疫性炎症性疾病新的潜在的治疗靶点，处于临床前期试验并取得满意的结果。Jak1/3 抑制剂 Tofacitinib 正处于银屑病治疗的 III 期临床试验。Stat3 信号通路阻断剂 STA21 局部治疗 K5.Stat3C 转基因小鼠 2 周后，可通过下调表皮 KC 的 c-Myc，CyclinD1 抑制增殖而改善症状。落新妇苷抑制银屑病样小鼠皮损中 Jak3 和 Stat3 磷酸化，抑制 RORγT 的表达，揭示落新妇苷可能通过 Jak3/Stat3 信号通路抑制 Th17 分化增殖过程。此外，落新妇苷上调 SCOSE3 的表达，表明落新妇苷可直接影响 Stat3 信号通路在银屑病样炎症诱导中的进程。

5. 结论

在银屑病的治疗方式中，针对 IL-23/Il-17 炎症轴的靶向治疗，由于其靶点明确，与疾病相关性较高，作为"精准医疗"的体现受到广大科研团队的重视。因此，对于 IL-23p40、IL-17A 和 IL-17A 受体的抗体研究一直是银屑病治疗的关注点之一。我们研究发现，落新妇苷可直接抑制分泌 IL-17 的 Th17 细胞和 γδT 细胞的活化，有效调节 IL-17A 在银屑病样小鼠皮损和外周的含量，而且相比较于单克隆抗体，落新妇苷具有相对较低的成本和药物毒性。目前可能还需要更多的研究来明确落新妇苷的分子途径，但其为对抗银屑病病程中的免疫紊乱提供了新方向。

四、中药单体（丹皮酚、紫草素）抑制 IL-17A 诱导的角质形成细胞增殖及作用机制

丹皮酚（paeonol）又称牡丹酚，是中药牡丹皮和徐长卿的主要活性成分，药理活性广泛，具有抗炎、抗肿瘤、调节免疫的作用，提示丹皮酚可能对于银屑病的免疫细胞浸润和角质形成细胞增殖有一定的作用。已有文献报道，丹皮酚能够抑制 KGF 刺激的 HaCaT 细胞增殖，其机制是通过阻滞 HaCaT 细胞向 S 期和 G_2M 期转化，使细胞生长增殖停滞在 G_0G_1 期，从而抑制银屑病的发生。

紫草素（Shikonin）是清热凉血中药紫草的主要有效成分，紫草是治疗银屑病的常用中药之一。紫草素的药理作用极为广泛，包括抗炎、抗肿瘤、抗病毒、抗氧化损伤、保护肝脏、抑制细胞凋亡、抑制子宫内膜异位症等。紫草素对银

屑病的治疗作用也有相关报道：紫草素能够通过抑制 HaCaT 细胞向 S 期和 G_2M 期转化，使细胞生长增殖停滞在 G_0G_1 期；紫草素对 IL-17 刺激角质细胞分泌 VEGF、IL-6 及 IL-23 有抑制作用。

因此，我们采用体外细胞培养技术，构建白介素-17A（interleukin-17A，IL-17A）刺激的角质形成细胞增殖模型，观察丹皮酚和紫草素对表皮细胞增殖及其分泌的细胞因子的作用。

1. 丹皮酚、紫草素可显著抑制 IL-17A 诱发的角质形成细胞增殖

近年来研究表明，T 辅助 17（thelper17，Th17）细胞及其分泌的细胞因子 IL-17A 在银屑病和其他自身免疫疾病中发挥重要作用。我们应用 IL-17A200ng/mL 刺激 HaCaT 细胞株（人永生化表皮细胞）24 小时，可以观察到 IL-17A 对 HaCaT 细胞的增殖呈现明显的促进作用。丹皮酚为晶体化学物，水溶性差，用 0.1%DMSO 溶解后，加入到正常培养的 HaCaT 细胞中，发现 200μg/mL 浓度以下丹皮酚无细胞毒作用。丹皮酚在 50~200μg/mL 浓度对于 IL-17A 刺激的 HaCaT 细胞有一定的抑制作用，且呈剂量依赖性。结果显示，不同浓度的丹皮酚（50~200μg/mL）对细胞增殖呈现一定的抑制作用，且具有剂量依赖性。紫草素水溶性较差，采用 DMSO 溶解（终浓度低于 0.8%），观察到对于正常 HaCaT 细胞，紫草素在小于 4μg/mL 浓度时无细胞毒作用。紫草素在 2μg/mL 和 1μg/mL 两个浓度时均对 IL-17A 诱导的细胞增殖有明显的抑制作用（$P<0.01$），抑制率分别为 30%、27%。

2. 丹皮酚、紫草素可显著抑制 IL-17A 诱发的角质形成细胞分泌的细胞因子

银屑病皮损病理学检查可见 $CD4^+T$ 细胞亚群 Th1、Th17、Th22 和 $CD8^+$ 亚群 Tc17 和 Tc22 显著增加，这些细胞亚群通过一系列炎症因子产生炎症反应是银屑病的发病基础。IL-17A 对角质形成细胞的基因表达具有直接的调控作用，包括先天免疫防御和调节一系列细胞趋化因子。IL-23 来源于抗原提呈细胞，为 Th17 细胞的激活和存活所必需，IL-23/Th17 轴在银屑病发病机制中具有重要作用。趋化因子是由多种细胞分泌的具有可引起白细胞趋化特性的细胞因子，趋化因子除了趋化及激活白细胞外，还具有刺激细胞增殖、促进新生血管形成等多方面的生物学活性，在炎症性皮肤病的致病机制中发挥重要作用。趋化因子及受体在银屑病病理发生机制的研究，可以从药物干预炎症反应方面，对银屑

病的治疗提供依据和新的思路。

IL-17A 刺激 HaCaT 细胞能够引起 DEFB4 的高表达，DEFB4 为已知银屑病患者皮损中高度表达的基因，证明 IL-17A 诱导 HaCaT 细胞模型与银屑病表型相类似，丹皮酚和紫草素对升高的 DEFB4 表达有明显的抑制作用，证实两种单体对银屑病具有直接的治疗作用。通过对细胞分泌上清液的检测发现，丹皮酚各剂量组对细胞分泌的炎症因子 IL-23、IL-6 呈现不同的抑制趋势，紫草素对 IL-23 的分泌具有明显的抑制作用。采用 realtime-PCR 法检测细胞内炎症因子和趋化因子的基因表达，丹皮酚对 HaCaT 细胞内炎症因子 IL-23mRNA 和趋化因子 IL-8、CXCL2 和 CCL20mRNA 的表达有显著的抑制作用；而紫草素对 CXCL1、CXCL2、CCL20mRNA 具有明显的抑制作用，表明丹皮酚和紫草素能够通过抑制趋化因子的产生来抑制 T 细胞和中性粒细胞的募集，从而达到治疗银屑病的目的。

3. 丹皮酚抑制 IL-17A 诱发的角质形成细胞增殖是通过 STAT3 通路实现的

在银屑病皮损的角质形成细胞中，信号传导与转录激活因子 3（signal transducers and activators of transcription 3，STAT3）表现为结构性激活，导致炎症细胞的浸润和斑块的形成。STAT3 是 IL-23/Th17 轴和细胞增殖的重要细胞内信号通路蛋白，细胞外调节蛋白激酶（extracellular regulated protein kinases 1/2，ERK1/2）也在细胞增殖中起重要作用。丹皮酚对 IL-17A 刺激 HaCaT 细胞使胞内 STAT3 蛋白和 STAT3 磷酸化表达具有一定的抑制作用，与 STAT3 抑制剂 S3I-201 的作用相符，其中对 STAT3 磷酸化表达的抑制有统计学意义。但对 ERK1/2 和 ERK1/2 磷酸化的表达无影响。角质形成细胞过度分泌 IL-23，可进一步刺激 Th17 细胞分泌。

4. 结论

丹皮酚能够显著抑制 Th17 细胞（IL-17A）引起的角质形成细胞增殖，以及减少细胞因子 IL-23、IL-6 的分泌和趋化因子（IL-8、CXCL2 和 CCL20）的表达，抑制对 Th17 细胞的正反馈作用，从而阻断 Th17 细胞和角质形成细胞的相互作用，可以作为治疗银屑病的一个新的途径。同时，丹皮酚抑制表皮细胞增殖的作用可能是通过抑制 STAT3 通路来实现的。但药物对于 T 淋巴细胞、角质形成细胞和中性粒细胞之间的趋化因子及相关受体的关系，需要以不同细胞为靶点进一步深入研究。

五、阿卡宁、丹皮酚、乳香酸及鸡血藤黄酮类有效成分 SSCE 通过抑制树突状细胞活化减轻银屑病皮损炎症浸润

紫草素（shikonin）及 β，β – 二甲基丙烯酰阿卡宁（β，β –dimethylacry lalkanin，DMA）主要来源于紫草科植物紫草的根，为中药紫草的主要有效成分，是萘醌类成分。紫草为《中华人民共和国药典》收载的临床常用传统中药，集凉血、解毒双重功效于一身，是银屑病凉血解毒治则的典型代表，具有良好的疗效。近年来关于紫草素治疗银屑病的报道较多，均围绕其抗炎及抑制 T 细胞活化作用等方面，对其另一成分 β，β – 二甲基丙烯酰阿卡宁的研究较少。

鸡血藤黄酮类有效成分（spatholobus suberectus column extract，SSCE）是从豆科植物密花豆的干燥藤茎鸡血藤中分离而来。体内外研究均表明 SSCE 具有显著的抗肿瘤作用，然而对其治疗银屑病的作用鲜有报道。

丹皮酚（paeonol，Pae）是从毛茛科植物牡丹的干燥根皮中提取出来的一种有效成分，具有镇痛、抗炎、解热和抑制变态反应的作用，有报道表明丹皮酚外用对色斑、肌肉痛、皮肤瘙痒、带状疱疹、湿疹具有较好的治疗和保健效果，对银屑病也有一定的治疗效果，然而对其治疗银屑病的作用机制研究较少。

乙酰基 –11 酮 –β – 乳香酸（acetyl–11–keto–β –boswellic acid，AKBA），是中药乳香中活性最强的化学成分，是一种萜类化合物。研究表明，AKBA 具有抗炎、抗氧化、抗肿瘤、免疫调节等作用，外用具有治疗银屑病的作用，其作用机制与抑制 NF–κB 的活化及 TNF–α 的过量合成有关，然而关于其对银屑病发病免疫环节的作用尚未见报道。

我们在咪喹莫特诱导银屑病样小鼠模型的基础上，结合体外细胞实验，观察了以上单体对咪喹莫特诱发银屑病样皮损动物模型及活化的树突状细胞的作用，明确了其作用机制，为其临床应用提供了理论支持。

1.DMA、Pae、AKBA 及 SSCE 均可显著减轻咪喹莫特诱发的银屑病样动物模型皮损

我们采用咪喹莫特诱导银屑病样小鼠模型，观察药物对动物模型银屑病样皮损形成的影响并探索其作用机制。从各组小鼠皮损照片及 PASI 积分趋势图上可以明显看出各单体对咪喹莫特诱导的小鼠银屑病样皮损形成的干预作用。

给药第 3 天，DMA、Pae、AKBA 及 SSCE 开始起效，至第 7 天，正常对照组小鼠皮肤光滑、红润、菲薄；模型组小鼠鳞屑较厚呈层，几乎覆盖全部皮肤表面，皮损肥厚、隆起明显、红斑色较深；各单体组及 MTX 组小鼠皮损有零星小细屑，红斑色较浅，皮肤增厚不明显；HE 染色结果可见，模型组表皮层增厚，角质层内残留有细胞核，棘细胞数量增加，可见 Munro 微脓肿、真皮淋巴细胞浸润、微血管增生等典型银屑病样病理学表现；中药单体各组及 MTX 组表皮层较薄，银屑病样组织病理学特征不显著，角化不全的细胞减少，炎症细胞浸润减少。皮损组织切片的免疫组织化学检测进一步明确了 DMA、Pae、AKBA 及 SSCE 对角质细胞异常增殖、分化及免疫细胞（树突状细胞、T 淋巴细胞）浸润的抑制作用，并可降低小鼠脾脏中树突状细胞的数量，且树突状细胞的数量与表皮厚度成相关性。以上结果提示 DMA、Pae、AKBA 及 SSCE 可显著改善咪喹莫特诱导的小鼠银屑病样皮损，减轻炎症细胞浸润、表皮细胞过度增殖及异常分化，可通过降低皮损中树突状细胞的含量改善银屑病样皮损。

2.DMA、Pae 及 AKBA 可抑制咪喹莫特诱发银屑病样皮损中树突状细胞的活化

目前，银屑病已被现代医学定义为免疫介导的器官特异性的自身免疫性疾病，树突状细胞处于银屑病发病的始动环节，一旦树突状细胞被激活，其分泌的细胞因子可激活 Th1 类及 Th17 类细胞，他们创造许多细胞因子、化学增活素及生长因子，构成"细胞因子风暴"的恶性循环，共同导致银屑病的红斑。皮损组织切片检测证实 DMA、Pae 及 AKBA 可减少 CD11c$^+$ 树突状细胞的浸润，为了进一步明确药物的作用靶点，我们采用实时荧光定量 PCR 的方法对皮损组织中树突状细胞分泌的炎性细胞因子 mRNA 的表达进行了检测，结果发现经咪喹莫特诱导后，皮损组织中 IL-23、IL-12、IL-1β mRNA 表达均升高，DMA 可抑制此三种细胞因子 mRNA 的表达，Pae 可抑制 IL-23mRNA 的表达，AKBA 可抑制 IL-23、IL-12 mRNA 的表达，阳性药 MTX 仅抑制 IL-23mRNA 的表达。

3.DMA、Pae、AKBA 及 SSCE 均可直接抑制树突状细胞的活性

我们通过体外培养人外周血单核细胞来源的及小鼠骨髓细胞来源的树突状细胞，观察中药单体能否直接干预树突状细胞的活化及功能，进一步明确药物的作用靶细胞。

研究结果表明，12.5μg/mL DMA 可抑制人外周血单核细胞来源的树状细胞炎性细胞因子抑制细胞 IL-12p40、IL-1β、TNF-α、IL-23 mRNA 的表达，抑制 IL-1β、TNF-α、IL-23、IL-10 细胞因子分泌，抑制树突状细胞促进同种异体 T 淋巴细胞的增殖。DMA 10μg/mL、5μg/mL、2.5μg/mL 可抑制细胞表面 I-E/I-A 的表达，DMA 5μg/mL、2.5μg/mL 可抑制细胞表面 CD80 的表达，DMA 5μg/mL 可抑制细胞表面 CD86 的表达，DMA10μg/mL 可抑制细胞 IL-1β mRNA 的表达，DMA 5μg/mL、2.5μg/mL 可抑制细胞 IL-12p40mRNA 的表达，DMA 10μg/mL、5μg/mL、2.5μg/mL 可抑制细胞因子 IL-1β 的分泌，抑制 IL-23 细胞因子的分泌；DMA 10μg/mL 可抑制细胞因子 IL-12 的分泌。

Pae 75μg/mL 可以抑制细胞表面 I-E/I-A、CD80、CD86 的表达，75μg/mL、35.5μg/mL、17.75μg/mL Pae 可抑制细胞 IL-23mRNA 的表达，75μg/mL、35.5μg/mL Pae 可抑制细胞 IL-12p70 和 IL-12p40 的分泌。

AKBA 2.5μg/mL、1.25μg/mL、0.625μg/mL 可抑制 CD80、CD86 的表达，抑制 IL-12 及 IL-23mRNA 的表达，抑制 IL-12、IL-23 及 IL-1β 的分泌，抑制树突状细胞促进同种异体 T 淋巴细胞的增殖。

SSCE 15μg/mL、7.5μg/mL、3.75μg/mL 可以抑制细胞表面 CD80、CD86 的表达，15μg/mL SSCE 可抑制树突状细胞促进同种异体 T 淋巴细胞的增殖。

4. β，β-二甲基丙烯酰阿卡宁通过抑制 TLR7/8 及 NF-κB 通路的活化发挥抑制树突状细胞功能的作用

IMQ 是 Toll 样受体 7/8（Toll-like receptors，TLR7/8）的激动剂，重复外用 IMQ 可诱发银屑病皮肤炎症模型。该模型有效模拟人类银屑病，包括红斑、鳞屑、凋亡的表皮细胞、中性粒细胞形成的微脓肿，以及在真皮中 T 淋巴细胞的浸润。而树突状细胞的活化主要通过 Toll 样受体激活的信号转导通路。TLR7、TLR8 属于 TLR7、TLR8、TLR9 组成的亚家族。细胞外的 LRR 结构域负责识别配体，胞质中的 TIR 结构域可与髓样分化因子 88（myeloid differentiation factor 88，MyD88）家族中包含 TIR 结构域的连接蛋白产生同型交互作用，从而启动两条主要的信号转导通路：一条是核因子 κB（nuclear factor-kappaB，NF-κB）介导的途径产生促炎因子；另一条是干扰素调节因子（interferon regulatory factor，IRF）介导的途径导致 1 型干扰素的产生。

在体内实验中，经咪喹莫特诱导后，皮损组织中 TLR8、MyD88 的蛋白表达水平升高，DMA、Pae、AKBA 及 MTX 均可降低皮损组织中 TLR8 的表达，且

DMA 可降低 MyD88 的蛋白表达水平。在体外实验中，经 TLR7/8 激动剂 R848 刺激的树突状细胞 TLR7、TLR8、MyD88、IRAKM、p-IRF7、p-p65 的表达均明显增加，经过 DMA 的处理，TLR7、TLR8、MyD88、IRAKM、p-p65 的表达下降，而 p-IRF7 的表达没有显著变化，以上结果说明，R848 活化了 TLR7/8 通路，启动了 NF-κB 途径及 IRF7 途径，而 DMA 可抑制 TLR7/8 及下游的 NF-κB 通路，对 IRF7 通路没有抑制作用。

5. 结论

综合以上结果，我们的研究发现阿卡宁、丹皮酚、乳香酸及 SSCE 可显著改善咪喹莫特诱导的小鼠银屑病样皮损，减轻炎症细胞浸润、表皮细胞过度增殖及异常分化，其作用靶点主要是通过降低皮损中 CD11c$^+$ 树突状细胞数量及功能发挥治疗作用。阿卡宁主要通过抑制树突状细胞活化的 TLR7/8 通路及 NF-κB 的磷酸化调节树突状细胞的活化，丹皮酚及乳香酸则通过抑制树突状细胞活化的 TLR8 通路调节树突状细胞的活化。（表 3-2）

表 3-2　各单体成分在银屑病发病机制中的作用环节

IMQ 模型	大体观察	组织学						对 DCs 的直接作用		
	皮损	组织形态	KC增殖	T细胞浸润	DCs数量	TLR7/8通路	细胞表型	细胞因子mRNA表达及分泌	促进T细胞增殖及分化	TLR7/8通路
紫草素						↓			↓	
阿卡宁	↓	↓	↓	↓	↓	↓	↓	↓	↓	↓
丹皮酚	↓	↓	↓	↓	↓	↓	↓	↓		
乳香酸	↓	↓	↓	↓	↓	↓	↓	↓	↓	
SSCE	↓	↓	↓	↓	↓	↓			↓	

（王燕　蒙玉娇　王明星）

第四章　中药治疗银屑病制剂及关键技术研究

第一节　凉血活血胶囊的研制及处方优化

一、凉血活血胶囊的研制

（一）命名依据

进行期银屑病（血热型白疕）的中医辨证主要为血热和血瘀。"凉血活血胶囊"是将凉血药与活血药根据中医药理论合理配伍，使凉血而不凝血，凉中有散，清化并施，其汤剂"凉血活血汤"在临床应用多年，治疗进行期银屑病已取得满意疗效，此次将剂型改为胶囊剂，故命名为"凉血活血胶囊"。

（二）处方组成及分析

1. 处方组成

板蓝根 8g，白茅根 8g，羚羊角粉 0.2g，茜草 4g，紫草 2g，地黄 2g，赤芍 4g，熟大黄 2g。

2. 处方分析

血热是进行期银屑病发病的主要根源。热毒壅于血络则发为鲜红斑片，血瘀肌肤失养则皮疹层层脱屑，故治疗本病宜清热解毒、凉血活血。

"凉血活血胶囊"处方中赤芍清热凉血且有活血化瘀之效，为本方君药。羚羊角粉清热解毒、息风退斑；紫草、茜草凉血活血；三药协助君药凉血解毒且可清除血络之壅滞，促进红斑消退，为本处方之臣药。板蓝根清热解毒凉血，白茅根清热凉血，二药共同清解血分之毒热，生地黄清热凉血，且有养阴生津之功，即可消除红斑又可滋养皮肤，三药共为本方之佐药。熟大黄破积行瘀，为本方之使药。

（三）工艺研究

1. 配制工艺的设计说明

本处方为临床经验方，一直以汤剂的形式使用。因此，为保持汤剂的治疗效果，又使病人服用方便，选择了胶囊剂为本药的剂型。

本方由 8 味中药组成，其中羚羊角粉是不经过提取的。根据出膏率试验，本提取物的出膏率为 25% 左右，装入胶囊则服用量太大。如果用传统的醇沉的方法除去杂质，会使大量具有免疫调节作用的多糖类成分损失，因此使用澄清剂除去鞣质、蛋白、树胶等杂质，则能保存有效成分且减少服用量。

板蓝根中的有效成分靛蓝、靛玉红，在水煎煮的条件下，煎出率很低，因此将其先用 95% 乙醇提取后，再与其他群药同以水为溶媒提取，可更好地发挥疗效。

2. 研究资料

（1）出膏率试验

以上 8 味，取两倍处方量药材，加水煎煮两次，第一次加水 10 倍量，煎煮 2 小时；第二次加水 8 倍量，煎煮 1.5 小时；煎液滤过，合并，冷藏 24 小时；取上清液，浓缩至稠膏；干燥；称重，出膏率为 24.9%。根据出膏率试验的结果，为除去植物蛋白、鞣质等杂质，选用 ZTC1 + 1 澄清剂进行纯化，以减少出膏率。

（2）澄清剂用量试验

取 9 倍处方量的药材，加水煎煮 2 次，过滤，药液浓缩至相对密度 1.04（80℃测），精密量取 100mL 各 3 份，1 份加入 8% 的澄清剂，1 份加入 10% 的澄清剂，1 份加入 12% 的澄清剂，冷藏 12 小时，离心，上清液浓缩至稠膏，干燥，称重，计算出膏率，结果见表 4-1。拟定以加入 8% 的澄清剂为最佳。中试规模的结果见表 4-2。

表 4-1　澄清剂用量试验结果

澄清剂加入量	干膏重量（g）	出膏率（%）
未加澄清剂	8.09	26.98
8%B，4%A	5.80	19.33
10%B，5%A	6.30	21.00
12%B，6%A	6.25	20.83

表 4-2　药品中试结果

投药量（kg）	出药粉量（kg）	出膏率（%）
37.35	7.02	18.80

3.制备工艺确定

以上 8 味，取板蓝根药材，加入药材重量 8 倍的 95% 乙醇，回流提取 1.5 小时，过滤；药渣再加入 6 倍量的 95% 乙醇，回流提取 1 小时，过滤；合并提取液，回收乙醇至无醇味，备用。板蓝根药渣挥发尽乙醇后，与其他药一起，加入药材量 10 倍的水煎煮 2 小时，过滤；药渣加入药材量 8 倍量水煎煮 1 小时，过滤，合并两次滤液，浓缩至相对密度 1.03~1.05（80℃测）（药材：药液 =1：1）。加入 ZTC1+1 澄清剂，放置过夜，离心（5000 转 / 分钟），取上清液，加入板蓝根乙醇提取物，浓缩至稠膏，干燥，粉碎，与羚羊角粉混合，与适量糊精混合，轧粒，装胶囊，制得成品 1000 粒。

（四）质量标准

1.原料药（药材）的质量标准

板蓝根为十字花科植物菘蓝 *Isatis indigotica* Fort. 的干燥根。主产地为河北省。

白茅根为禾本科植物白茅 *Imoerata cylindrica* Beauv.Var.*major*（Nees）C.E.Hubb. 的干燥根茎。主产地为河北省。

羚羊角为牛科动物赛加羚羊 *Saiga tatarica Linnaeus* 的角。主产地为新疆。

茜草为茜草科植物茜草 *Rubia cordifolia* L. 的干燥根及根茎。主产地为陕西、河南省。

紫草为紫草科植物新疆紫草 *Arnebia euchroma*（Royle）Johnst.、紫草 *Lithospermum erythrorhizon* Sieb.et Zucc. 或内蒙紫草 *Arnebia guttata Bunge* 的干燥根。主产地为新疆。

生地黄为玄参科植物地黄 *Rehmannia glutinosa* Libosch. 的干燥块根。主产地为河南省。

赤芍为毛茛科植物芍药 *Paeonia lactiflora* Pall. 或川赤芍 *Paeonia veitchii* Lynch 的干燥根。主产地为内蒙古、东北。

大黄为蓼科植物掌叶大黄 *Rheum palmatum* L.、唐古特大黄 *Rheum tanguticum* Maxim.ex Balf. 或药用大黄 *Rheum officinale* Baill. 的干燥根及根茎。主产地为西北地区。

以上均为《中华人民共和国药典》2000 年版一部收载品种，其形状、鉴别、检查、含量等符合各药材项下有关规定。

2. 成品的质量标准

凉血活血胶囊

LIANG XUE HUO XUE JIAO NANG

【处方】板蓝根 664g，白茅根 664g，羚羊角粉 16.6g，茜草 332g，紫草 166g，生地黄 166g，赤芍 332g，熟大黄 166g。

【制法】取板蓝根药材，加入药材重量 8 倍的 95% 乙醇，回流提取 1.5 小时，过滤；药渣再加入 6 倍量的 95% 乙醇，回流提取 1 小时，过滤；合并提取液，回收乙醇至无醇味，备用。

板蓝根药渣与其他群药，加入药材量 10 倍的水煎煮 2 小时，过滤；药渣加入药材量 8 倍量水煎煮 1 小时，过滤，合并两次滤液，浓缩至相对密度 1.03~1.05（80℃测）（药材：药液 =1：1）。加入 ZTC1+1 澄清剂，放置过夜，离心（5000 转 / 分钟），取上清液，加入板蓝根乙醇提取物，浓缩至稠膏，干燥，粉碎，与羚羊角粉及适量糊精混匀，轧粒，装胶囊，制得成品 1000 粒。

【性状】本品内容物为棕褐色粉末，气微味苦。

【鉴别】1）取本品 5 粒，倾出内容物，加甲醇 25mL 超声处理 15 分钟，滤过，滤液蒸干，残渣以 1mL 甲醇使溶解为供试品溶液。另取茜草药材 0.3g 同法制成对照药材溶液。照薄层色谱法（《中华人民共和国药典》2000 年版一部附录 ⅥB）试验，吸取供试液 10μL，对照品溶液 5μL，分别点于同一硅胶 G 薄层板上，以环己烷 – 醋酸乙酯 – 甲酸（15：5：0.5）为展开剂，展开 9cm，取出，晾干，至氨气中熏 5 分钟，供试品色谱中于 Rf 值在 0.27 左右与对照药材相同的位置上显橙色的斑点。

2）取胶囊 15 粒，倾出内容物，以 95% 乙醇回流提取 1 小时，过滤，滤液蒸干，残渣以 10mL 水溶解，以醋酸乙酯萃取 2 次（25mL、15mL），合并醋酸乙酯提取液，蒸干，残渣用醋酸乙酯溶解，上中性氧化铝柱（2g 中性氧化铝，醋酸乙酯洗涤后备用），以 40mL 醋酸乙酯洗脱，收集洗脱液，蒸干，残渣用醋酸乙酯 0.5mL 溶解作为供试液。另取靛玉红以醋酸乙酯制成每 1mL 含 1mg 的对照品溶液。照薄层色谱法（《中华人民共和国药典》1995 年版一部附录 ⅥB）试验，吸取供试品溶液 20μL，对照品溶液 2μL，分别点于同一硅胶 G 薄层板上，以氯仿 – 醋酸乙酯 – 丙酮（5：3：0.5）为展开剂，展开，取出，晾干。供试品色谱中，在与对照品靛玉红色谱相应的位置上，分别显相同的紫红色斑点。

3）取 5 粒胶囊，倾出内容物，加甲醇 50mL 超声处理 30 分钟，过滤，滤液蒸干，残渣加 10mL 水溶解，乙醚萃取 2 次（15mL/ 次）弃去，再以水饱和正丁醇萃取 2 次（25mL、15mL），合并丁醇液，蒸干，残渣以少许甲醇溶解，拌以 2g 中性氧化铝，挥尽甲醇，上柱（∅ =1cm，加入 1g 中性氧化铝），以 100mL 甲醇洗脱，收集洗脱液，蒸干，残渣用 0.5mL 甲醇溶解，作为供试品溶液。另取芍药苷对照品，以甲醇制成每 1mL 含 0.5mg 的对照品溶液。照薄层色谱法（《中华人民共和国药典》2000 版一部附录 Ⅵ B）试验，吸取供试液 10μL，对照品溶液 5μL，分别点于同一硅胶 G 薄层板上，以氯仿 - 醋酸乙酯 - 甲醇 - 甲酸（40∶5∶10∶0.2）为展开剂，展开，取出，晾干，喷以 5% 香草醛硫酸乙醇溶液，加热至斑点清晰。供试品色谱中在与对照品相同的位置上显相同颜色的斑点。

【检查】按《中华人民共和国药典》2000 年版一部附录 Ⅰ L 胶囊剂中的规定进行。

【含量测定】本处方中，大黄和茜草均含有大量的蒽醌类成分，这些成分也是有治疗效果的化合物。如果只测定某一个化合物，不一定能反映本药的综合质量。因此，以大黄中的成分大黄酸（该成分在本药剂使用的大黄中含量最高）为对照品，用分光光度法测定总的游离蒽醌的含量，更能反映药品的综合质量。

测定波长选择：根据可见光扫描，大黄酸在 430nm 处有最大吸收峰，样品经可见光扫描，最大吸收峰在 426nm，两者极为接近，因此，选择 430nm 进行测定。

对照品溶液的制备：精密称取大黄酸对照品 2mg，置 25mL 量瓶中，加甲醇 20mL，超声处理 10 分钟，再以甲醇定容刻度，摇匀，即得（每 1mL 中含大黄酸 0.08mg）。

标准曲线的制备：精密吸取对照品溶液 0.2mL、0.4mL、0.6mL、0.8mL、1.0mL，分别置于 5mL 量瓶中，以甲醇稀释至刻度，摇匀，以甲醇为空白，照分光光度法（《中华人民共和国药典》1995 年版一部附录 Ⅴ B），在 430nm 的波长处测定吸收度，以吸收度为纵坐标、浓度为横坐标，绘制标准曲线。

测定法：取胶囊内容物约 0.2g，加甲醇 25mL 超声处理 30 分钟，过滤，药渣再以甲醇 25mL 超声处理 15 分钟，过滤，药渣再以甲醇 15mL 超声处理 15 分钟，过滤，合并 3 次提取液，回收甲醇至干，残渣以甲醇转移至 25mL 量瓶中，并稀释至刻度，摇匀。在 430nm 的波长处测定吸收度，计算即得。

本品每克含总游离蒽醌以大黄酸（$C_{15}H_8O_6$）计算，不得少于 0.6mg。

【功能与主治】凉血活血，清热解毒。用于治疗进行期银屑病（白疕血热证）。

【用法与用量】每次 4 粒，日 3 次，温开水送服。

【规格】每粒 0.5g，每瓶 50 粒。

【注意事项】脾胃虚寒者慎用。

【贮存】存于阴凉干燥处。

（五）初步稳定性实验

将药品采用自然条件下留样观察方法，在室温（20~30℃）对三批样品进行初步稳定性考察，时间为 3 个月，考察项目包括性状、鉴别、水分检查，通过观察和测定，在观察期间样品稳定，无任何变化。

（六）凉血活血胶囊治疗血热证银屑病 133 例临床验证观察结果

1. 资料和方法

（1）病例选择标准（参照《中药新药治疗白疕的临床研究指导原则》）

1）寻常型银屑病的诊断标准：皮损以丘疹、斑丘疹和大小不等的红色斑块为主，覆有多层干燥银白色鳞屑，刮除鳞屑可见一层光亮的薄膜，薄膜下可有点状出血。皮损形态可分为点滴状、钱币状、地图状、混合状等多种类型。皮损可发生在身体表面各处：发生头皮处者，毛发呈束状；发于甲板（指、趾）者，可有点状凹坑呈顶针状或甲板不平整、变黄增厚。可伴有不同程度的瘙痒。

2）血热证中医辨证标准：①主症：皮损以丘疹、斑丘疹为主，鳞屑较多，基底皮色鲜红，可见点状出血，可有同形反应出现。②次症：初发或复发、皮损发展迅速，伴有不同程度瘙痒、心烦、口渴或口干、便秘溲黄，舌质红，苔黄或苔薄，脉弦数。

3）临床分期标准：①进行期：发病急，新疹多且不断有新皮损出现，可见同形反应。②静止期：皮损稳定无新发皮损。③消退期：皮损变薄、颜色转淡，鳞屑明显减少，直至皮损消退，留有淡褐色色素沉着斑或淡白色色素脱失斑。

4）疾病分型标准：①冬季型：冬季症状加重或复发，至夏季减轻或消退。②夏季型：夏季症状加重或复发，至冬季减轻或消退。

5）评分标准

①疾病评分标准

A. 症状评分标准

a. 主症评分标准

红斑：0分：无红斑；2分：红斑色淡或暗；4分：皮损红色；6分：皮损鲜红。

鳞屑程度：0分：无鳞屑；2分：可见鳞屑；4分：鳞屑较厚；6分：鳞屑堆积。

浸润肥厚：0分：无浸润肥厚；2分：略高于皮面，外观不明显；4分：明显高于表面，触之中度浸润硬度；6分：中度肥厚或苔藓化。

瘙痒程度：0分：无瘙痒；3分：轻度瘙痒；5分：瘙痒轻，少量搔抓但不影响睡眠；7分：瘙痒严重，多数抓痕影响睡眠。

b. 次症评分标准

血热型银屑病中医辨证评分，治疗前后评定：

心烦易怒程度：0分：无症状；3分：轻度口干；5分：常有发生，易缓解；7分：常有发生，不易缓解。

口干舌燥程度：0分：无症状；3分：偶有发生；5分：常有发生，易缓解；7分：常有发生，不易缓解。

大便：0分：大便正常或便溏；3分：大便偏干，每日1次；5分：大便干，隔日1次；7分：大便干，排便困难，3日以上1次。

小便：0分：小便正常；3分：小便略黄；5分：小便黄；7分：小便深黄。

舌象：0分：舌质淡红；3分：舌质红，苔白；5分：舌质红，苔黄；7分：舌质红绛，苔黄厚。

脉象：0分：平脉；3分：脉滑；5分：脉弦滑；7分：脉滑数。

B. 皮损面积评分：见表4-3。

表4-3　皮损面积评分表

部位（泛发）分值		部位（限局）分值
双上肢8分	单侧4分	2分
双下肢8分	单侧4分	2分
躯干部8分		4分
头面部6分		3分
会阴部6分		3分
全身36分		

②疾病病情分级标准

轻度：皮损面积分值 <12分；主症分值 <7分；总分值 <19分。

中度：皮损面积分值 12~24分；主症分值 7~14分；总分值 19~38分。

重度：皮损面积分值 ≥ 24 分；主症分值 ≥ 14 分；总分值 ≥ 38 分。

6）纳入病例标准

年龄 18~65 岁；符合寻常型银屑病的诊断标准和中医辨证标准；临床分期属进行期；冬季型；签署知情同意书。

7）排除病例标准

年龄 18 岁以下或 65 岁以上；妊娠或准备妊娠、哺乳期妇女；对本研究药物过敏者；合并有心血管、脑血管、肝、肾和造血系统等严重原发性疾病，精神病患者；关节型、脓疱型、红皮病型银屑病；近 2 周内服过类固醇药物，或受过放射治疗，或接受免疫抑制剂者，用过与本病相关的药物及方法。以往曾使用含砷药物的患者。

8）剔除病例标准

纳入后发现不符合纳入标准的病例，予以剔除；纳入后未曾用药的病例，予以剔除。

9）试验中止标准

发生严重不良反应；被申办者中止。

（2）病例及分组情况

符合上述要求的病例共 133 例。所有病例均为在我科就诊的患者。

将全部病例以随机表法随机分为治疗组和对照组，治疗组 68 例，对照组 65 例。治疗组 68 例，年龄 18~65 岁，平均 36.28 岁；男性 35 例，女性 33 例；病程 7 天 ~35 年，平均病程 122.25 个月。对照组 65 例，年龄 18~63 岁，平均 35.95 岁；男性 33 例，女性 32 例；病程 10 天 ~32 年，平均病程 123.21 个月。两组在年龄、性别、病程方面比较均无显著性差异。

（3）治疗方法

治疗组：口服凉血活血胶囊，每次 4 粒，每日 3 次。制剂来源为北京中医医院制剂室委托北京市东升制药厂加工，批准文号：（2002）京药制试加字 [056] 第 F–2155 号。疗程 8 周。

对照组：口服复方青黛胶囊，每次 4 粒，每日 3 次。制剂来源于陕西天宁制药有限责任公司，批准文号：陕卫药准字（1996）第 000512 号。疗程 8 周。

治疗期间两组均外用芩柏软膏等中药软膏。

合并用药：试验期间禁用一切与试验药物效用相同的中西药品。

（4）观测指标

安全性检测：一般体检项目检查；血、尿、便常规；心、肝、肾（GOT、GPT、BUN、Cr 等）功能；可能出现的不良反应。

疗效性观测：主症及相关体征变化情况，如皮肤损害变化情况，包括皮损面积、形态、性质、浸润、厚薄、色泽、鳞屑多少等。做用药前后变化情况记录。次症变化情况（全身症状及舌象、脉象）。

（5）**疗效判定标准**

$$积分比 = \frac{（治疗前积分-治疗后积分）}{治疗前总积分} \times 100\%$$

1）综合疗效评定标准

临床痊愈：皮损全部消退，各临床症状明显改善，积分比 ≥ 90%。

显效：皮损大部分消退，各临床症状改善，积分比 ≥ 70%，<90%。

有效：皮损部分消退，各临床症状有所改善，积分比 ≥ 30%，<70%。

无效：皮损消退不明显，或临床症状反见加重，达不到有效标准者。

2）中医证候疗效评定标准

痊愈：积分比 ≥ 90%。

显效：积分比 ≥ 70%，<90%。

有效：积分比 ≥ 30%，<70%。

无效：达不到有效标准者。

（6）**统计方法**

采用 SPSS11.0 软件包进行。计量资料用 t 检验，计数资料用卡方检验。

2. 结果

（1）疗效判定：见表 4-4。两组总有效率经 χ^2 检验，χ^2 值为 2.158，$P>0.05$。

表 4-4　两组治疗血热证银屑病疗效比较　例（%）

	例数	痊愈	显效	有效	无效
治疗组	68	13（19.1）	26（38.2）	22（32.4）	7（10.3）
对照组	65	6（9.2）	23（35.4）	26（40.0）	10（15.4）

（2）**中医辨证评分比较**：见表 4-5。两组在治疗前各项中医辨证评分无显著性差异（$P>0.05$），具有可比性。治疗组各项中医症状的改善在治疗前后有

显著性差异（$P<0.01$），对照组治疗后较治疗前除大便状况及舌象外的其他中医症状有差异，其中在改善"口干舌燥程度"上治疗组较对照组有显著性差异（$P<0.01$）。治疗组在治疗前后症状积分改善率较对照组为高。

表 4-5 两组治疗血热证银屑病中医辨证评分比较（$\overline{X} \pm SD$）

	治疗组		对照组	
	治疗前	治疗后	治疗前	治疗后
瘙痒程度	4.3±2.1	2.2±1.5△	3.5±1.5	2.1±1.8▲
口干舌燥程度	3.5±2.6	1.2±1.7△☆	4.4±2.7	2.5±2.1▲
心烦易怒程度	3.6±2.9	1.4±2.0△	3.6±2.6	2.0±2.0△
大便	1.3±2.4	0.5±1.3▲	1.2±1.4	0.9±1.6
小便	2.1±2.5	0.7±1.4△	1.7±2.3	0.6±1.2△
舌象	3.5±1.6	2.2±1.8△	3.4±1.8	2.4±1.8
脉象	4.0±1.7	2.4±1.6△	3.9±1.3	2.9±1.7△

△与治疗前比较，$P<0.01$。治疗组 t 值分别为 6.76、6.00、4.11、3.73、3.38、5.48；对照组 t 值分别为 4.44、2.82、3.19。

▲与治疗前比较，$P<0.05$。治疗组 t 值为 2.08；对照组 t 值分别为 2.60、3.11。

☆与对照组比较，$P<0.01$。t 值为 2.95。

（3）不良反应及毒副作用

1）血常规：白细胞总数最低 $5.3 \times 10^9/L$，最高 $9.8 \times 10^9/L$，平均（7.1+0.3）$\times 10^9/L$，全部在正常范围。红细胞计数最低 $4.6 \times 10^9/L$，最高 $5.5 \times 10^9/L$，平均（5.1+0.1）$\times 10^9/L$，全部在正常范围。

2）尿、便常规：均在正常范围。

3）谷丙转氨酶（GPT）：最低值 13U/L，最高值 40U/L，全部在正常范围。

4）谷草转氨酶（GOT）：最低值 17U/L，最高值 39U/L，全部在正常范围。

5）尿素氮（BUN）：最低值 5.8mmol/L，最高值 6.1mmol/L，全部在正常范围。

6）肌酐（Cr）：最低值 61μmol/L，最高值 85μmol/L，全部在正常范围。

7）胃肠道反应：其中 4 例治疗组和 5 例对照组患者饭前服药后出现胃部不适，改为饭后服药，症状消失。

3. 小结

以上临床验证资料证明：凉血活血胶囊治疗血热证银屑病的疗效好，其痊愈率（19.1%）高于复方青黛胶囊（9.2%），显效率（38.2%）也高于复方青黛胶囊（35.4%）。

凉血活血胶囊治疗血热证银屑病可全面改善中医症状及体征（如瘙痒程度、口干舌燥程度、心烦易怒程度、大便、小便、舌象、脉象等），特别在改善口干舌燥的程度方面显著优于复方青黛胶囊。

凉血活血胶囊使用安全，在血、尿、便常规检查及心、肝、肾功能方面均未发现毒副作用。

个别患者空腹服用后出现胃脘不适，改为饭后服药后症状消失，故本药以饭后服用为宜，且脾胃虚寒者慎用。

二、凉血活血胶囊处方优化研究

1. 研究背景

凉血活血胶囊源于现代中医皮外科泰斗、北京中医医院皮肤科创建者赵炳南先生创制的治疗银屑病血热证方剂——凉血活血方。此方历经赵炳南学术继承人、我国中西医结合皮肤科学的创建者和开拓者之一张志礼教授，以及陈凯教授、邓丙戌教授、王萍教授等几代人的不断优化改进。经40余年10万余人次临床应用表明，凉血活血方治疗银屑病血热证疗效肯定，不良反应少。为了方便患者，北京市中医研究所何薇、曾祖平等进行了制剂工艺学改进，将凉血活血汤剂型改革为凉血活血胶囊，2005年北京市药监局批准凉血活血胶囊为院内制剂（京药制字Z20050004），2008年凉血活血胶囊进入北京市医保药品目录。

凉血活血胶囊现处方中含有羚羊角粉，不仅价格昂贵，而且来源受到极大的限制。由于赛加羚羊角库存量严重不足，已属于处于濒危状态的药材，《濒危野生动植物种国际贸易公约》和世界自然保护联盟还通过了有关赛加羚羊的保护决议，国务院已批准进一步加强资源保护和规范其产品入药管理。从长远考虑，方剂中羚羊角粉的存在与否是不可回避的问题。寻找低价、来源稳定的替代品种是极其必要的。水牛角价格低廉，来源丰富，药效与羚羊角相近，是理想的替代品。为此我们开展了原方与去掉羚羊角方的药效比对研究，为进一步传承名老中医经验、开发新制剂奠定基础。

2. 与银屑病相关的药效学比对实验研究

银屑病是一种常见的慢性复发性炎症性皮肤病，它的发病机制与遗传、感染以及免疫等多种因素相关。银屑病由于角质形成细胞增殖加速，表皮更替时间缩短，因此在组织病理上具有表皮增厚、角化不全、颗粒层变薄或消失的特点。而雌激素周期中小鼠阴道上皮增生活跃，细胞转换加快，能模拟银屑病表皮增生过快的特点；鼠尾鳞片因表皮正常角化缺乏颗粒层，故可模拟银屑病角化不全的特点。药物如能抑制小鼠阴道上皮有丝分裂和促进鼠尾颗粒细胞形成，则可能具有抗银屑病作用。银屑病是一种常见的炎性增殖性皮肤疾病，属于自身免疫性疾病。咪喹莫特为免疫激活剂，可通过激发 Toll 样受体致免疫激活，诱发小鼠皮肤类似银屑病样的皮损改变。

通过以上 3 个银屑病动物模型，分别从角质形成细胞过度增生、角化不全和棘层肥厚、炎性细胞浸润等银屑病样组织学改变，观察比较不同组成的凉血活血方治疗银屑病的药效作用。

（1）凉血活血方对小鼠阴道上皮增殖的影响

1）实验动物：昆明种小鼠 32 只，雌性，体重 18~22g，由中国食品药品检定研究院提供，动物许可证编号：SCXK（京）2014-0013。

2）试剂及药品：己烯雌酚（广州顺驰医药科技有限公司，注射用油配制成 2mg/mL）；秋水仙碱（Sigma 公司，少量乙醇溶解后加生理盐水配制成 0.2mg/mL）；阿维 A 酸（重庆华邦制药有限公司，纯净水配制成 0.625mg/mL）；羚羊角组（原方）提取物（生药 0.8g/mL），水牛角组（水牛角 30g 替代羚羊角粉 0.2g）提取物（生药 1g/mL），无角组（原方去掉羚羊角粉）提取物（生药 0.8g/mL）。

3）实验分组：正常对照组（6 只）、模型组（6 只）、羚羊角组（7 只）、无角组（7 只）、阿维 A 酸组（6 只）。

4）实验方法：除空白组外，其余各组腹腔注射己烯雌酚注射液 20mg/kg，0.2mL/ 只，连续 3 天后隔天进行注射造模，使阴道上皮处于增殖期；并在造模开始的同时，各组灌胃给予相应组的药物 0.3mL/ 只，连续 11 天。第 12 天腹腔注射秋水仙碱 2mg/kg，0.1mL/10g，使细胞有丝分裂周期停滞在有丝分裂中期，方便计数。6 小时后脱颈椎处死小鼠，取阴道组织，10% 福尔马林溶液固定，石蜡包埋，苏木精－伊红（HE）染色。光镜下观察有丝分裂指数，即每 100 基底细胞中有丝分裂数。应用 SPSS15.0 进行统计处理，组间比较采用单因素方差分析。

5）实验结果及分析：雌激素周期中动情期小鼠阴道上皮增生活跃、细胞转换加快，能模拟银屑病的表皮角质形成细胞增生过度的特点。实验结果表明，小鼠腹腔注射己烯雌酚注射液后，基底层细胞有丝分裂数明显增多（**$P < 0.01$），如表 4-6、图 4-1、图 4-2 所示，各实验组与模型组对比，均对基底层细胞有丝分裂有抑制作用，其中，阿维 A 酸组和无角组作用比较明显（*$P < 0.05$）。

表 4-6　不同给药组对小鼠阴道上皮增殖的影响

组别	有丝分裂指数（$\bar{X} \pm SD$）
空白组	48.66±1.95**
模型组	67.40±4.13
无角组	59.38±1.58*
羚羊角组	60.57±1.94
水牛角组	64.45±2.00
阿维A酸组	56.62±1.83*

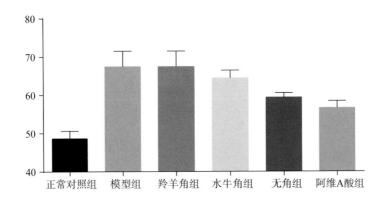

图 4-1　不同给药组小鼠给药 11 天后对阴道上皮有丝分裂的影响

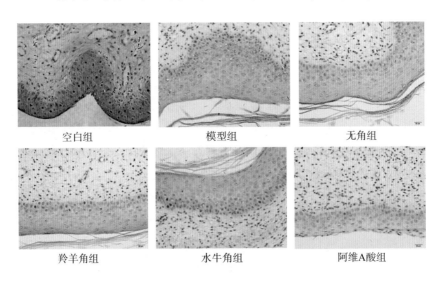

图 4-2　不同给药组小鼠给药 11 天后阴道上皮增殖程度

（2）凉血活血方对小鼠尾部鳞片表皮颗粒层形成的影响

1）实验动物：昆明种小鼠，18~22g，雌雄各半。由中国食品药品检定研究院提供，动物许可证编号：SCXK（京）2014-0013。

2）实验分组：模型组、羚羊角组、水牛角组、无角组、阿维A酸组，每组10只，雌雄各半。

3）实验方法：选取健康昆明种小鼠，随机分为4组，每组雌雄各半。除模型外每组分别给予各组相应药物0.3mL/只，连续19天，脱颈椎处死，选取距尾根部1.8cm的尾部皮肤，10%福尔马林溶液固定，进行常规组织切片，HE染色。光镜下观察，凡两个毛囊口之间的鳞片表皮有连续成行的颗粒细胞层者，称为有颗粒层形成的鳞片。计数每100个鳞片中有颗粒层的鳞片数，即颗粒层指数。

4）实验结果及分析：利用小鼠鼠尾鳞片因表皮正常角化缺乏颗粒层而模拟银屑病角化不全的特点，评价药物促进颗粒层形成的作用。实验结果显示，与模型组比较，无角组具有显著的促进颗粒层形成的作用（**$P < 0.01$），阳性药组及羚羊角组具有促进颗粒层形成的作用（$P < 0.05$*），见表4-7、图4-3、图4-4。

表4-7 不同给药组对小鼠尾部鳞片颗粒层形成的影响

组别	颗粒层指数（$\overline{X} \pm SD$）
模型组	11.91±5.63
阳性药组	21.27±10.39*
无角组	24.22±9.84**
羚羊角组	23.53±11.85*
水牛角组	16.39±5.6

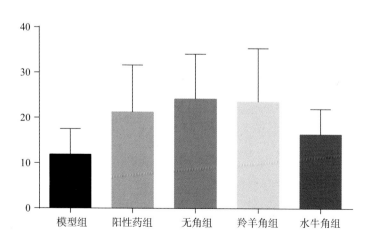

图4-3 不同给药组对小鼠尾部鳞片颗粒层形成的影响

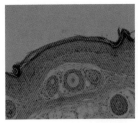
空白组

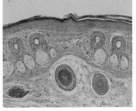
羚羊角组

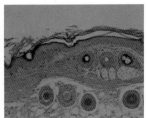
水牛角组

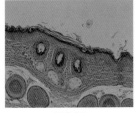
无角组

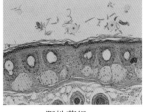
阳性药组

图 4-4　不同给药组给药 19 天后尾部鳞片颗粒层形成情况

(3) 凉血活血方对咪喹莫特诱导的小鼠银屑病样皮损的影响

1）实验动物：BALB/c 雄性小鼠，体重 18~20g，由中国食品药品检定研究院提供，动物许可证编号：SCXK（京）2014-0013。

2）造模及分组：参考 Leslie 等模型制备方法。实验前 BALB/c 雄性小鼠戊巴比妥钠腹腔注射麻醉（80mg/kg），背部去毛后单笼饲养。随机分为正常对照组、模型组、羚羊角组、水牛角组、无角组、阳性药组（甲氨蝶呤），每组 10只。各组小鼠（除正常对照组小鼠涂抹适量凡士林）背部每日涂抹 4% 咪喹莫特乳膏 42mg，同时灌胃给药，每天 1 次，每次 0.3mL，连续 7 天；模型组给予等量蒸馏水。

3）检测指标与方法：各组小鼠银屑病样皮损面积和疾病严重程度（psoriasis area and severity index，PASI）评分，依据 PASI 评分标准给予小鼠相应红斑、鳞屑及浸润增厚程度的积分。

各组小鼠皮损病理改变采用 HE 染色观察。剪取各组小鼠相同大小的裸露皮肤，经 HE 染色观察皮肤组织学改变，并测量表皮厚度以反应表皮增厚情况。

4）统计学处理数据：以均数 ± 标准差（$\bar{X} \pm SD$）表示。使用 SPSS15.0 软件分析，多组间比较采用单因素方差分析（ANOVA）进行处理，以 $P < 0.05$ 为差异有统计学意义。

5）实验结果

① PASI 评分：红斑：不同给药组对咪喹莫特诱导小鼠背部红斑的评分结果见表 4-8 和图 4-5。实验结果表明，从造模第 3 天到第 7 天，模型组小鼠背部皮肤的红斑增加；从造模第 4 天到第 7 天，各给药组均能不同程度地抑制红斑的形成，其中无角组抑制作用较好，仅次于阳性药（甲氨蝶呤）组。

表 4-8　不同给药组对咪喹莫特诱导银屑病小鼠背部红斑的影响

红斑	D1	D2	D3	D4	D5	D6	D7
正常对照组	0.00	0.00	0.00	0.00	0.00	0.00	0.00
模型组	0.00	0.05	0.81	1.08	1.34	1.54	1.53
无角组	0.00	0.00	0.23	0.72	0.80	0.94	0.87
羚羊角组	0.00	0.00	0.23	0.92	1.11	1.24	1.32
甲氨蝶呤组	0.00	0.00	0.14	0.63	0.73	0.86	0.70
水牛角组	0.00	0.00	0.11	0.53	0.90	1.03	1.27

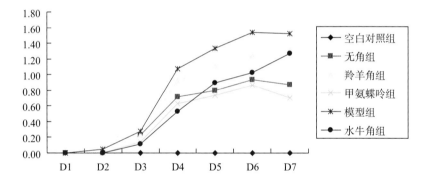

图 4-5　不同给药组对咪喹莫特诱导银屑病小鼠背部红斑的影响

鳞屑：不同给药组对咪喹莫特诱导小鼠背部鳞屑的评分结果见表 4-9 和图 4-6。实验结果表明，从造模第 4 天到第 7 天，模型组小鼠背部皮肤的鳞屑明显增加；治疗第 4 天到第 7 天，各给药组均能不同程度地减少鳞屑的形成，其中无角组抑制作用较好，仅次于阳性药（甲氨蝶呤）组。

表 4-9　不同给药组对咪喹莫特诱导小鼠背部鳞屑的评分结果

鳞屑	D1	D2	D3	D4	D5	D6	D7
正常对照组	0.00	0.00	0.00	0.00	0.00	0.00	0.00
模型组	0.00	0.10	0.58	0.95	1.45	1.59	1.71
无角组	0.00	0.18	0.37	0.72	0.93	0.96	1.07
羚羊角组	0.00	0.14	0.43	0.79	1.11	1.45	1.53
甲氨蝶呤组	0.00	0.00	0.35	0.61	0.83	0.90	0.78

| 水牛角组 | 0.00 | 0.03 | 0.24 | 0.57 | 1.01 | 1.23 | 1.47 |

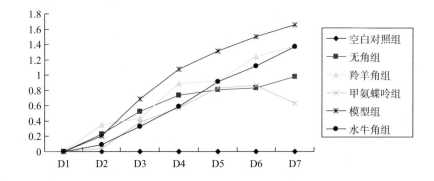

图 4-6　不同给药组对咪喹莫特诱导小鼠背部鳞屑评分结果

浸润：不同给药组对咪喹莫特诱导小鼠背部浸润的评分结果见表 4-10 和图 4-7。实验结果表明，从造模第 3 天到第 7 天，模型组小鼠背部皮肤的浸润明显增加。治疗第 4 天到第 6 天，各给药组均能不同程度地抑制浸润的形成，其中无角组抑制作用较好，仅次于阳性药（甲氨蝶呤）组。

表 4-10　不同给药组对咪喹莫特诱导小鼠背部浸润的评分结果

浸润	D1	D2	D3	D4	D5	D6	D7
正常对照组	0.00	0.00	0.00	0.00	0.00	0.00	0.00
模型组	0.00	0.20	0.69	1.08	1.31	1.50	1.65
无角组	0.00	0.23	0.52	0.73	0.81	0.83	0.98
羚羊角组	0.00	0.35	0.43	0.89	0.92	1.24	1.38
甲氨蝶呤组	0.00	0.04	0.38	0.57	0.83	0.86	0.63
水牛角组	0.00	0.09	0.33	0.59	0.91	1.11	1.37

图 4-7　不同凉血活血方对咪喹莫特诱导小鼠背部浸润的评分结果

②背部皮肤组织学变化：HE 染色显示，治疗 7 天后，对照组皮肤表皮层菲薄，仅 2~3 层；模型组表皮突延长，角化不全，表皮棘细胞层增厚，基底细胞核分裂象较多，类似银屑病样的皮损形成；给药各组皮损中表皮层较平整，角化不全的细胞明显减少，表皮层厚度明显低于模型组，作用结果与阳性药（甲氨蝶呤）组相似，见图 4-8。通过测量表皮层的垂直厚度发现，模型组表皮层增厚明显；各给药组表皮增厚程度低，与模型组比较有显著差异（$P<0.001$），其中无角组抑制作用较好，仅次于阳性药（甲氨蝶呤）组。见表 4-11、图 4-9。

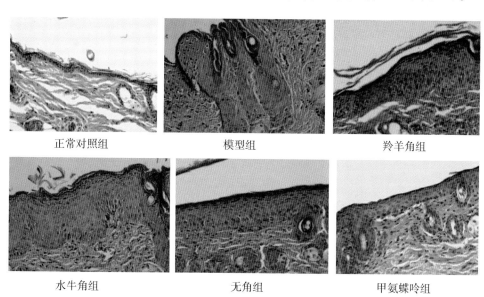

| 正常对照组 | 模型组 | 羚羊角组 |
| 水牛角组 | 无角组 | 甲氨蝶呤组 |

图 4-8　不同给药组小鼠背部皮肤 HE 染色图片

表 4-11　不同给药组对咪喹莫特诱导小鼠背部皮肤厚度的影响

组别	表皮厚度（$\overline{X} \pm SD$, μm）
正常对照组	17.88±5.75***
模型组	98.51±22.83
羚羊角组	53.74±15.84***
水牛角组	72.42±15.51***
无角组	49.94±19.34***
甲氨蝶呤组	37.12±10.98***

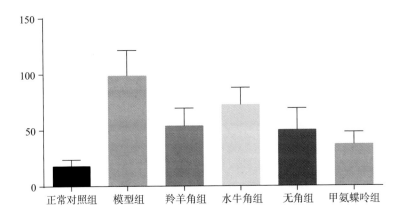

图 4-9 不同给药组对咪喹莫特诱导银屑病小鼠背部皮肤厚度的影响

3. 与银屑病血热证相关的药效学比对试验研究

北京中医医院皮外科创始人赵炳南先生认为"内有蕴热，郁于血分"是银屑病的基本病机，血热是进行期银屑病发病的主要根源。热毒壅于血络则发为鲜红斑片，血瘀肌肤失养则皮疹层层脱屑，故治疗本病宜清热解毒、凉血活血。

现代医学长期多角度的研究证实，银屑病是多种免疫细胞共同参与的慢性复发性炎症性皮肤病。目前银屑病的发病机制并不明确，其与遗传、感染以及免疫等多种因素相关。

根据凉血活血胶囊的立法治则，本研究采用急、慢性炎症模型，观察不同凉血活血方对二甲苯致小鼠耳肿胀、冰醋酸致小鼠毛细血管通透性增加和大鼠棉球肉芽肿的抑制作用，阐明其凉血、解毒的药理学基础；同时比较药效差异。

（1）不同凉血活血方对冰醋酸致小鼠毛细血管通透性增加的影响

1）实验动物：昆明种小鼠，30 只，雌雄各半，18~22g。由中国食品药品检定研究院提供，动物许可证编号：SCXK（京）2014-0013。

2）试剂及药品：阿司匹林（北京曙光药业有限责任公司 4g/mL），0.5% 伊文思蓝生理盐水溶液（上海研臣实业有限公司 314-13-6），0.7% 冰醋酸溶液（北京化工厂），羚羊角组提取物（生药 0.8g/mL）、水牛角组提取物（生药 1g/mL）、无角组提取物（生药 0.8g/mL）。

3）实验分组：空白组、模型组、羚羊角组、水牛角组、无角组、阳性药（阿司匹林）组，每组 6 只，雌雄各半。

4）实验方法：实验开始前 5 天每天每组给予相应药物灌胃 0.4mL/ 只，第

5 天灌胃给药 1.5 小时后，小鼠尾静脉注射 0.5% 伊文思蓝生理盐水溶液 0.2mL/
只，10 分钟后，空白组腹腔注射生理盐水溶液 0.2mL/ 只，除空白组以外的其他
各组腹腔注射冰醋酸溶液 0.2mL/ 只。20 分钟后，小鼠脱颈椎处死，腹腔注射生
理盐水 5mL，轻揉腹部 3 分钟，收集腹腔洗出液 3mL。1000r/min 离心 5 分钟，
取上清液，用紫外 – 可见光分光光度计测定 590nm 吸光度（A）值。

5）实验结果：见表 4-12 和图 4-10。与模型组相比较，羚羊角组、水牛角
组、无角组及阿司匹林组对冰醋酸致小鼠毛细血管通透性的增加均有显著的抑
制作用（*$P < 0.05$）。其中，水牛角组的作用最为明显，但是羚羊角组、水牛
角组、无角组间差别无显著意义（$P<0.05$）。

表 4-12　不同给药组对冰醋酸导致小鼠毛细血管通透性增加的影响

组别	吸光度值（A, $\overline{x} \pm SD$）
空白组	0.056±0.036**
模型组	0.812±0.427
羚羊角组	0.223±0.149*
水牛角组	0.219±0.089*
无角组	0.230±0.079*
阿司匹林组	0.179±0.049*

与模型组比较：*$P < 0.05$，**$P < 0.01$。

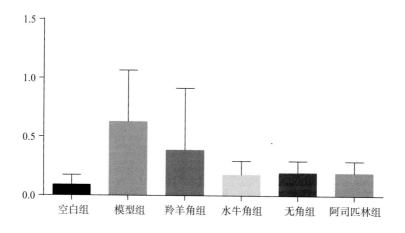

图 4-10　不同凉血活血方对冰醋酸导致小鼠毛细血管通透性增加的影响

（2）不同凉血活血方对二甲苯致小鼠耳肿胀的影响

1）动物：昆明种小鼠 50 只（雌雄各半），体重 18~22g。由中国食品药品检
定研究院提供，动物许可证编号：SCXK（京）2009-0017。

2）试剂及药品：马来酸氯苯那敏溶液（扑尔敏）0.08mg/mL，天津力生制药股份有限公司；羚羊角组提取物（生药 0.8g/mL）、水牛角组提取物（生药 1g/mL）、无角组提取物（生药 0.8g/mL）。

3）分组：模型组、水牛角组、羚羊角组、无角组、阳性药（扑尔敏）组。

4）实验方法：将健康昆明种小鼠随机分为 6 组，雌雄各半，称重，各组给予相应药物灌胃 0.4mL/ 只，每日 1 次。模型组给予 0.4mL/ 只蒸馏水灌胃。连续 6 天。第 7 日，各组给予相应药物 / 蒸馏水灌胃 0.4mL/ 只。1 小时后，右耳内外侧涂抹二甲苯 20μL/ 只，给药顺序同前。50 分钟后，脱颈椎处死小鼠，沿耳郭基线剪下两耳后，使用直径 7mm 打孔器，分别在同一位置打下耳片，电子天平称重，以两片重量之差表示肿胀度，具体计算公式如下：

肿胀度 = 右耳片重量 – 左耳片重量

5）实验结果：见表 4-13 及图 4-11。给予二甲苯刺激的鼠耳较未给予刺激的鼠耳红肿、变大。各治疗组的肿胀度较模型组均小，其中扑尔敏组与模型组相比较差别有显著意义（$P < 0.05$），水牛角组好于无角组，无角组好于羚羊角组，但无统计学意义。

表 4-13　不同给药组小鼠二甲苯致耳肿胀度平均值

组别	肿胀度（$\overline{X} \pm SD$）
模型组	0.006367 ± 0.002232
无角组	0.00473 ± 0.002218
水牛角组	0.004658 ± 0.001848
羚羊角组	0.004878 ± 0.001471
扑尔敏组	0.003725 ± 0.001607*

与模型组比较：*$P < 0.05$。

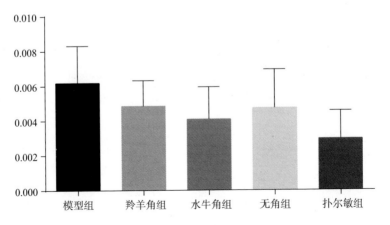

图 4-11　不同凉血活血方对二甲苯致小鼠耳肿胀度的影响

（3）不同凉血活血方对大鼠棉球肉芽肿的影响

1）动物：SD 大鼠，雌雄兼用，体重 200~220g，北京维通利华实验动物技术有限公司提供，合格证号：SCXK（京）2012-0001。

2）试剂及药品：醋酸地塞米松片 0.75mg/ 片，国药集团荣生制药有限公司；药敏纸青霉素 G：10IU/ 片，北京天坛药物生物技术开发公司，批号：201508131；羚羊角组提取物（生药 0.8g/mL）、水牛角组提取物（生药 1g/mL）、无角组提取物（生药 0.8g/mL）。

3）分组：模型组、羚羊角组、水牛角组、无角组、阳性药（醋酸地塞米松）组。

4）实验方法：取体重 180g~200g 的 SD 大鼠 80 只，雌雄各半，10% 水合氯醛 400mg/kg 腹腔注射麻醉后腹部切口，将药敏纸片植入大鼠两侧腹股沟皮下，左右各一片，缝合。于手术后 24 小时将动物随机分为 8 组，每组 10 只，即空白对照组灌胃无菌饮用水 10mL/kg，阳性对照组给予醋酸地塞米松片 0.53mg/kg，羚羊角组给予生药 3.125g/kg，无角组给予生药 3.146g/kg，水牛角组给予生药 4.167g/kg。大鼠每日给药 1 次，连续给药 14 天，于末次给药 1 小时后，动物脱臼处死，将药敏纸片和肉芽组织一起摘出。于 60℃干燥 24 小时后称重，空白纸片同法处理。肉芽组织与纸片的重量减去空白纸片重量，即为肉芽肿净重，按动物体重折算成 mg（肉芽肿重量）/100g 体重表示。

5）实验结果：见表 4–14 及图 4–12。与空白对照组比较，醋酸地塞米松片可显著抑制肉芽组织增生（$P<0.01$），其他各给药组均无抑制肉芽组织增生的作用（$P>0.05$）。

表4–14　不同凉血活血方对大鼠肉芽肿形成的影响

组别	肉芽肿重量（mg）/100g 体重（$\bar{X} \pm SD$）
空白对照组	20.76±4.47
阳性药组	14.73±1.98**
羚羊角组	20.26±2.98
水牛角组	21.28±5.70
无角组	19.17±5.35

与模型对照组比较：**$P<0.01$。

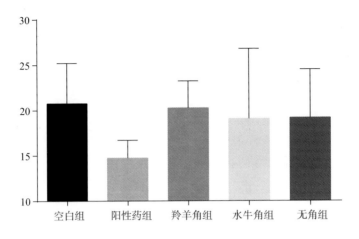

图 4-12　不同凉血活血方对大鼠肉芽肿形成的影响

4. 结论

以上 3 个与银屑病病理特点相关的动物实验表明，羚羊角方、水牛角方、无角方均可抑制小鼠阴道上皮有丝分裂，显著促成小鼠尾部鳞片表皮的颗粒层的形成，改善小鼠银屑病样皮损如红斑、鳞屑、浸润、皮肤厚度；组间药效无显著性差异。

根据凉血活血胶囊的立法治则，我们采用急慢性炎症模型，观察不同凉血活血方凉血解毒药效的药理学基础。结果显示，三方对冰醋酸导致的小鼠毛细血管通透性增加均有一定的抑制作用，组间无显著性差异；三方对二甲苯导致的小鼠耳肿胀及大鼠棉球肉芽组织增生均无抑制作用（$P > 0.05$）。

综合以上药效学实验结果，作为珍稀濒危物种的中药饮片羚羊角粉在凉血活血方中的作用并不十分显著，与去掉羚羊角的凉血活血方和水牛角替代羚羊角的凉血活血方无显著性差异。因此，凉血活血方可以去掉羚羊角，后续还需进行两方的临床比对试验，评价二者的临床等效性。

（曾祖平　韩旭阳　王　宏）

第二节　芩柏凝胶的研制

一、研究背景

中医药治疗银屑病有着悠久的历史，作为一种治疗银屑病确实有效的方法，具有改善病情、延长缓解期、副作用小的特点。中医外治法在银屑病的治疗中有其独特的优势和重要的地位，外用药具有"直达病位，奏效迅速"的特点，对症状的改善发挥了重要作用。目前银屑病外用药品种少，且多有副作用，但病人需求量较大。

芩柏软膏，也称普连软膏，是赵炳南先生自行研制的治疗银屑病血热证或银屑病性红皮病的有效外用制剂，现已成为北京市医疗机构法定制剂。该药由黄柏、黄芩两味药物组成，其中黄芩具有清热燥湿、泻火解毒、止血、安胎之功；黄柏具有清热燥湿、泻火解毒、除骨蒸、清虚热之效。两药合用共奏清热解毒、利湿消肿之功。芩柏软膏作为北京中医医院皮科传统用药，经过多年临床应用和观察，证实其治疗进行期银屑病效果较好，是皮科常用外用制剂。

芩柏软膏制备工艺简单，是将药物粉碎成细粉后加入到熔化的凡士林中，搅匀至凝即得。所得制剂较为粗糙，应用时易产生刺激；曾有研究对芩柏软膏中的药粉进行细化，虽降低了不良反应的发生，但仍不能解决药膏颜色深、易染色、患者不愿接受等问题。由于中药复方外用制剂的成分复杂，往往是多种成分共同发挥治疗作用，且用药量一般较大，故一时难以借鉴化学药物先进的外用新剂型，大部分传统制剂一直沿用至今，临床迫切需要透皮吸收好、使用方便的新剂型。

凝胶剂既具有中药传统外用剂型所不具备的优势，又可容纳较大量的中药提取物，工艺条件相对简单，比较适应中药复方制剂的生产现状，是中药传统外用剂型改革的一种很好的选择。凝胶剂具有水溶性的特点，局部给药后，患处表面皮肤吸收良好；同时，水溶性凝胶剂给药后皮肤表面的药膜不粘衣物，也使患者乐于接受。卡波姆（carbomer/carbopol）是一种高分子丙烯酸交联聚合物，其化学性质稳定，无过敏性反应，是一种多用途的高分子材料和具有前景的药用辅料；以卡波姆为黏附剂的凝胶剂具有释药快、易涂展、无油腻性、对皮肤和黏膜无刺激性、药膜的附着性和均匀性好、干燥快、不污染衣物等优点。研究表明，在众多的黏附材料中，以卡波姆的生物黏附性最强，能增加药物的黏膜通透性，提高生物利用度。在前期政府课题资助下，我们经过药材提取工艺研究、凝胶成型工艺研究，将其制成凝胶剂型，建立了芩柏凝胶的质量标准。研究结果显示，新制剂在节约药材、药物释放和吸收方面优于老制剂，具有使用方便、涂展性好、肤感佳等特点。临床观察表明，芩柏凝胶治疗血热证银屑病疗效与芩柏软膏相当，但减少了皮肤刺激等不良反应，增加了透气性，使用舒适、清洁，患者更易接受。

二、芩柏凝胶药材提取工艺研究

（一）黄芩的提取研究

1. 溶剂的选择

以出膏率和总黄酮含量作为评价指标，考察分别以水和 70% 乙醇作为提取溶剂。结果出膏率分别为 36.6% 和 35.8%；总黄酮以黄芩苷计算，分别为 7.62% 和 16.13%。选择乙醇为提取溶媒。

2. 药材粒度与浸泡时间选择

以总黄酮含量作为评价指标，分别以黄芩粗粉（22 目）和黄芩饮片用 70% 乙醇直接提取或浸泡 1 小时后提取。结果各提取液中总黄酮含量以黄芩苷计算，分别为黄芩粗粉浸泡 1 小时为 13.56%、黄芩饮片浸泡 1 小时为 11.04%、黄芩粗粉直接提取为 12.56% 和黄芩饮片直接提取为 13.44%。黄芩提取时选择饮片直接回流。

3. 正交实验

以黄芩苷含量为评价指标，考察乙醇浓度（A）、用量（B）、提取次数及时间（C）对黄芩提取的影响，设计 $L_9(3^4)$ 因素水平表，按表中实验条件进行试验；采用高效液相色谱法测定供试品溶液中黄芩苷含量，色谱条件同《中华人民共和国药典》。测定结果进行直观分析和方差分析。结合直观分析表明，黄芩提取的影响因素大小为 A>C>B，最佳条件为 $A_1B_3C_3$；方差分析结果显示，因素 A 对黄芩苷含量有极显著影响（$P<0.01$），因素 B 和因素 C 的差异有显著影响（$P<0.05$）。

4. 验证实验

为考察正交实验优选出的提取条件的重现性，按最佳条件重复试验三次。由于实验中的 B_3 与 B_2 结果相差不大，考虑生产成本等因素，同时验证 $A_1B_2C_3$ 与 $A_1B_3C_3$。结果黄芩苷含量分别为 7.73% 和 8.37%，经两样本 t 检验，$P>0.05$，表明两提取条件无显著性差异。考虑生产成本等因素，确定黄芩提取工艺为 $A_1B_2C_3$，即饮片用 60% 乙醇提取 3 次，时间分别为 1 小时、1 小时、0.5 小时，每次溶剂量为药材重量的 10 倍。

（二）关黄柏的提取研究

参考有关文献，选择乙醇作为提取溶剂。以出膏率和盐酸小檗碱含量作为评价指标，考察乙醇浓度（A）、溶剂用量（B）、提取次数及时间（C）三个因素，进行 $L_9(3^4)$ 正交实验；采用薄层扫描法测定提取液中盐酸小檗碱含量；测定结果进行直观分析和方差分析。以出膏率为评价指标时，各因素影响为 C>A>B，因素 C 的影响具有显著性意义（$P < 0.05$），以 $A_2B_3C_3$ 组合为佳；以盐酸小檗碱含量为评价指标时，影响因素大小依次为 C>B>A，因素 C 具有极显著影响（$P<0.01$），最佳条件为 A_1（A_2）B_3C_3。综合考虑，确定黄柏提取条件为 $A_2B_3C_3$。

由于实验中的 B_3 与 B_2 结果相差不大，考虑生产成本等因素，验证实验时同时验证 $A_2B_2C_3$ 与 $A_2B_3C_3$。结果盐酸小檗碱含量分别为 0.91% 和 0.96%。分别经两样本 t 检验，均为 $P > 0.05$，说明两提取条件无显著差异，考虑生产成本等因素，确定关黄柏提取工艺为 $A_2B_2C_3$，即 60% 乙醇提取 3 次，时间分别为 1 小时、1 小时、0.5 小时，每次溶剂量为药材重量的 10 倍。

三、芩柏凝胶制剂成型工艺研究

卡波姆为水性凝胶常用的凝胶基质，对黏膜无刺激，皮肤耦合效果好，以此为基质制备的凝胶剂制备方法简单，透皮性好，治疗效果好。但有文献报道，卡波姆对盐较敏感，常用的季铵盐类不能与其配伍，否则易引起沉淀。黄柏中所含的盐酸小檗碱即属季铵盐类生物碱，我们的预试验也证实了这一点。本研究将黄芩提取物分散于卡波姆凝胶中，同时引入羟丙甲基纤维素用以分散黄柏提取物，较好地解决了这一问题，制得的芩柏凝胶均匀、细腻。

根据预试验结果，卡波姆用量为 0.75%，羟丙甲基纤维素用量为 2.5%，中和剂三乙醇胺用量为 0.75%。为确定配方中甘油（A）、丙二醇（B）、氮酮（C）的用量，设计 $L_9(3^4)$ 正交实验，以凝胶稳定性和释药速率为考核指标；稳定性考察内容包括外观性状、pH 值、离心试验、低温试验、热恒温试验和室温留样观察；体外释药试验采用垂直式改良 Franz 扩散池，以透析膜作为药物的支撑膜，建立释放液中盐酸小檗碱的 HPLC 测定方法，测定不同时间点的药物释放量，计算释药速率，对正交试验结果进行直观分析和方差分析。极差分析结果显示，影响体外释药的主要因素为 C，其次为 B、A；配方以 $A_1B_2C_2$ 组合为佳；方差分析显示，因素 C 对释药速率有极显著影响（$P<0.01$），因素 A、B 有显著影响（$P<0.05$）。优选出的最佳配方为：羟丙甲基纤维素 2.5%，卡波姆 0.75%，三乙胺 0.75%，甘油 5%，丙二醇 5%，氮酮 2%；凝胶稳定性良好。

四、芩柏软膏与芩柏凝胶的含量测定

采用 HPLC 法测定芩柏软膏与芩柏凝胶中盐酸小檗碱及黄芩苷的含量，以此控制制剂质量。色谱条件：色谱柱采用 ZORBX SB-C18（4.6mm×150mm，5-Micron）；盐酸小檗碱流动相为乙腈 -0.1% 磷酸水溶液（50∶50，每 100mL 加十二烷基磺酸钠 0.1g），黄芩苷流动相为甲醇 - 水 - 磷酸（47∶53∶0.2）；检测波长盐酸小檗碱为 265nm，黄芩苷为 278nm；流速为 1.0mL/min；柱温为室温。色谱图见图 4-13、图 4-14。

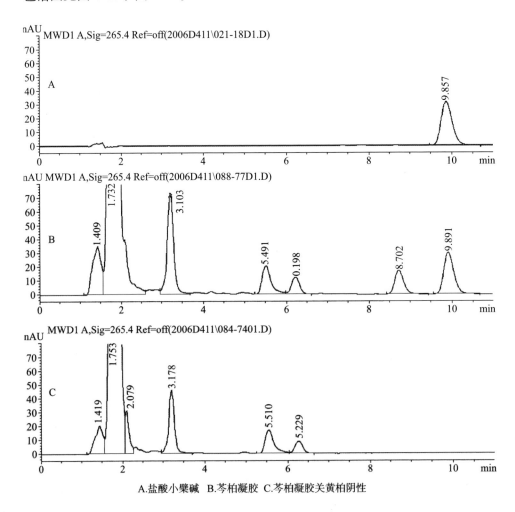

A.盐酸小檗碱 B.芩柏凝胶 C.芩柏凝胶关黄柏阴性

图 4-13 盐酸小檗碱 HPLC 色谱图

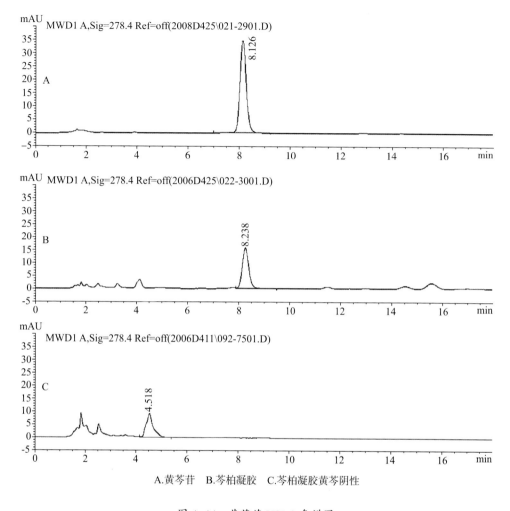

A.黄芩苷 B.芩柏凝胶 C.芩柏凝胶黄芩阴性

图 4-14 黄芩苷 HPLC 色谱图

结果：盐酸小檗碱的线性范围为 0.00136~0.0272μg，凝胶与软膏的平均回收率分别为 99.72% 和 96.96%，三批凝胶和软膏的平均含量分别为 0.0279%~0.0349% 和 0.0604%~0.0755%；黄芩苷的线性范围为 0.01064~0.532μg，凝胶与软膏的平均回收率分别为 97.49% 和 97.08%，三批凝胶和软膏的平均含量分别为 0.3467%~0.5293% 和 0.8865%~1.2531%。高效液相色谱法测定两种制剂中盐酸小檗碱和黄芩苷含量，方法简便准确，稳定性好。

五、芩柏凝胶与芩柏软膏的体外释药性能与经皮渗透性能比较

为了科学地阐述新制剂的优点，本试验比较了芩柏软膏和凝胶的释药性能和经皮渗透情况。

1. 体外释药性能比较

采用改良的 Franz 扩散池法，以透析袋为药物支撑膜，收集 9 小时内接收液，采用 HPLC 法测定盐酸小檗碱和黄芩苷单位面积的累积释放量，计算释药速率，结果见表 4-15、表 4-16。结果显示，两种剂型体外释药行为均符合 Higuchi 方程，芩柏凝胶中黄芩苷和盐酸小檗碱的释药速度和程度明显大于芩柏软膏，释药性能优于芩柏软膏。

表 4-15 两种剂型盐酸小檗碱 Higuchi 方程及参数（n=3）

样品	Higuchi 方程	相关系数 r	释药速率 J	9 小时累积释药量（μg/cm²）
凝胶	$Q=3.2952t^{1/2}-1.196$	0.9966	3.2952	8.4878
软膏	$Q=0.3367t^{1/2}+0.0564$	0.9842	0.3367	1.0538

表 4-16 两种剂型黄芩苷 Higuchi 方程及参数（n=3）

样品	Higuchi 方程	相关系数 r	释药速率 J	9 小时累积释药量（μg/cm²）
凝胶	$Q=252.4314t^{1/2}-98.5296$	0.9993	252.4314	662.425
软膏	$Q=19.8145t^{1/2}+28.5596$	0.9195	19.8145	80.8335

2. 透皮吸收性能比较

采用改良的 Franz 扩散池法，以小鼠背部去毛皮肤为透皮吸收屏障，收集 8 小时内透皮液，采用 HPLC 法测定各取样时间点盐酸小檗碱和黄芩苷的含量，计算单位面积的累积透皮量，结果见表 4-17。结果表明，芩柏凝胶中盐酸小檗碱的经皮渗透速度和程度明显大于软膏，黄芩苷的经皮渗透行为两剂型无明显差异。

表 4-17 两种剂型有效成分累积透皮量（n=3）

时间（h）		1	2	4	6	8
盐酸小檗碱累积透皮量	凝胶	0.2733	0.4588	0.9092	1.3483	2.2329
	软膏	0.1342	0.1569	0.2877	0.2696	0.2943
黄芩苷累积透皮量	凝胶	1.9737	3.1902	4.5541	5.6228	6.6474
	软膏	1.4423	2.2357	3.2528	4.2528	6.126

3. 结论

芩柏软膏和凝胶中的盐酸小檗碱和黄芩苷的体外累积释药量和释药速率存在较大差异，凝胶中两种有效成分的累积释药量和释药速率均明显高于软膏，说明芩柏凝胶的释药性能优于芩柏软膏。芩柏凝胶中盐酸小檗碱的经皮渗透速度和程度明显大于软膏，黄芩苷的经皮渗透行为两剂型无明显差异。

（曾祖平）

第三节　紫草乳膏的研制

一、处方分析及立题依据

紫草膏收载于《赵炳南临床经验集》，源自明代薛己《外科方》，由当归四两、紫草四两、白芷二两、红花二两组成，用香油二斤半和黄蜡八两炼膏去渣制成。方中紫草为君，凉血活血解毒；当归为臣，活血补血；红花活血化斑、凉血解毒，白芷散风消肿止痒，共为佐使，全方共奏凉血活血、解毒消肿之功，主治银屑病、丹毒等。

中医药治疗银屑病采用中医整体观念进行辨证论治，用药时内服外用相结合。中医外治法在银屑病的治疗中有其独特的优势，外用药具有"直达病位，奏效迅速"的特点，对症状的改善发挥了重要作用。目前银屑病外用药品种少，且多有副作用，而且病人需求量大。

原紫草膏属油膏剂，药物经高温炼制，虽可得到一些脂溶性成分，但不利于热不稳定性成分和水溶性成分的提出；而且基质皆为油性基质，存在释药性能差、油腻性强等缺点。本研究根据药物中药效成分的理化性质进行适当提取，并将油膏剂改为乳膏剂，治疗银屑病血热证、血燥证和血瘀证患者，具有较好的临床疗效，药效学实验研究方面也取得了有利的佐证。

二、药物提取工艺研究

（一）提取工艺路线设计

紫草膏处方由当归、紫草、白芷、红花组成。当归具有补血活血、调经止痛、润肠通便的功效。现代药理学研究显示，当归水煎液对多种致炎剂引起的急性毛细血管通透性增加、组织水肿及慢性炎症损伤均有显著抑制作用,且能抑制炎症后期肉芽组织增生;对豚鼠 Forssman 皮肤血管炎及大鼠反向皮肤过敏反应具有显著的抑制作用,且能明显抑制大鼠波动 Arthus 反应,提示当归对Ⅱ、Ⅲ型变态反应炎症也有抑制作用。紫草功效清热凉血、活血解毒、透疹消斑;紫草中主要的生物活性成分为脂溶性的萘醌类化合物,具有抑菌、抗病毒、抗肿瘤、抗炎症及调节免疫的作用,其水提物和醇提物对实验性银屑病样表皮细胞过度增殖和恢复角化异常方面有着共同作用,而且醇提取物较水提取物作用强,有效剂量低。白芷解表散寒、祛风止痛、宣通鼻窍、燥湿止带、消肿排脓,近年来临床广泛用于治疗鼻炎、银屑病、白癜风等;白芷的脂溶性成分香豆素类具有解热、镇痛、抗炎、抗病原微生物、抗病毒等作用,其中欧前胡素和异欧前胡素等呋喃香豆精类物质,在黑光照射下能与细胞内的 DNA 结合,抑制 DNA 的复制,白芷 - 黑光疗法治疗银屑病机理之一可能是抑制银屑病表皮细胞的 DNA 合成,使迅速增殖的银屑病表皮细胞回复正常的增殖率。红花功效活血通经、散瘀止痛;红花中的主要成分红花黄色素具有扩张血管、增加血流量及改善微循环、抗凝血及抑制血小板聚集、镇痛、抗炎及免疫抑制作用;红花注射液临床用于治疗寻常型银屑病疗效确切,副作用小,过敏反应较低。

根据以上所述各味药主要化学成分及与紫草膏功效相关的药理作用,对紫草膏的提取工艺设计为紫草、白芷一定浓度乙醇提取,当归、红花水提。

(二)提取工艺研究

1. 紫草、白芷提取工艺参数确定

(1)提取溶剂选择

紫草中的蒽醌类色素是脂溶性的成分,易溶于石油醚等有机溶剂,可溶于乙醇。参考相关文献并考虑到生产实际情况,采用 95% 乙醇提取。白芷中治疗银屑病的有效成分欧前胡素、异欧前胡素也具有脂溶性,溶于乙醇,与紫草一起采用 95% 乙醇提取。

(2)提取方法选择

研究显示,紫草中羟基萘醌衍生物具有热不稳定性,高于 60℃可使成分大部分破坏,因此提取温度为提取关键条件。本研究设计了渗漉法和温浸法,以提取液中羟基萘醌总色素的含量作为评价指标,结果渗漉法提取的羟基萘醌总

色素含量高于温浸法，故采用渗漉法提取紫草、白芷。

（3）渗漉工艺参数确定

根据渗漉法的操作要点，确定考察因素为紫草粒度、浸润时间、溶剂用量；根据预实验结果，每个因素设计三个水平，选用 $L_9(3^4)$ 正交表进行试验，以羟基萘醌总色素的转移率作为评价指标。正交实验结果进行直观分析和方差分析，结果影响羟基萘醌总色素转移率的因素依次为紫草粒度、提取时间、乙醇用量，紫草粒度对转移率具有显著性影响（$P<0.05$），最佳提取工艺是紫草粗粉、浸润48小时、10倍量溶剂渗漉。

（4）闪式提取法与渗漉法比较

近年来发展起来的闪式提取技术巧妙地结合了剪切、真空、渗透、流体动力等原理，利用高速剪切力和搅拌力将药材粉碎至细微颗粒，并在局部负压渗透的作用下使组织内有效成分迅速达到溶解平衡，实现高效提取的目的，具有快速、常温提取、节能降耗、安全、适用广泛等优点，非常适合紫草萘醌类成分的提取要求。

为了比较闪式提取法与渗漉法的提取效率，闪式提取溶剂用量与渗漉法优选出的最佳溶剂量平行，均为14倍量。参考仪器使用说明及相关研究文献，采用120V电压提取两次。利用单因素法考察提取时间，以左旋紫草素、乙酰紫草素、β,β'－二甲基丙烯酰阿卡宁含量为评价指标，最终确定每次闪提60秒。结果显示，闪式提取液和渗漉液中三种萘醌成分之和分别为每克紫草3.29mg和2.59mg，闪式提取法优于渗漉法。

2. 当归、红花提取工艺参数确定

参考相关文献，红花、当归饮片采用一定量蒸馏水浸泡0.5小时后提取2次。

文献报道，红花黄色素具有不稳定性，遇热易分解，因此正交试验中考察因素设计了溶剂用量（A）、提取温度（B）、提取时间（C）三因素，采用 HPLC 法测定提取液中红花黄色素、羟基红花黄素 A 和阿魏酸的含量，以此作为评价指标，设计 $L_9(3^4)$ 因素水平表，对试验结果进行直观分析和方差分析。直观分析表明，影响提取因素的顺序：B>C>A；最佳条件为 A1B3C3，即：饮片浸泡30分钟后，70℃温浸2次，每次60分钟，第一次用14倍水，第二次用12倍水。方差分析显示，因素 B 具有显著性差异（$P<0.05$）。

3. 提取液浓缩工艺考察

考虑到药效成分的热不稳定性，采用减压浓缩的方法回收紫草、白芷提取液中的乙醇至完全，水浴温度控制在 50~60℃；采用常压浓缩的方法对当归、红花水提液进行适当浓缩，温度控制在 70℃以下，浓缩至每毫升含生药 0.1g。比较浓缩前后成分的变化，最终确定紫草、白芷醇提液 50℃减压浓缩至稠膏；当归、红花水提液 70℃浓缩至每毫升含生药 0.1g，即得。

三、制剂成型工艺研究

（一）剂型选择依据

考虑银屑病的临床表现、皮肤的生理结构以及处方中药味所含药效成分的理化性质，同时结合医生的用药经验和患者的用药感受，选择乳膏剂作为紫草膏的新剂型。乳膏剂是将药物加入乳剂型基质中制成的半固体外用制剂，在一定温度下借乳化剂的作用将油相和水相混合乳化，最后在室温下形成半固体的基质。乳膏剂由于乳化剂的表面活性作用促使药物与皮肤接触，药物的释放和透皮吸收速度较其他基质快；由于基质中水分的存在，增加了润滑性，易于涂布和洗除，有保护、润滑、防干裂和软化鳞屑的作用。处方中药味所含药效成分如紫草中的羟基萘醌总色素具有脂溶性，可溶解于油相，水溶性成分如红花所含的红花黄色素可溶解于水相，较原剂型，用植物油经高温油炸取得的药油更具科学性。一般来说，基质对药物透皮吸收强弱顺序为 O/W 乳剂 >W/O 乳剂 > 水溶性基质 > 动物油 > 植物油 > 烃类基质。因此，选择软膏剂中的 O/W 型基质制成 O/W 乳膏。

（二）主要基质配方筛选

1. 乳膏制备

考虑到基质与药物间的配伍、基质毒性及安全性等因素，选择非离子表面活性剂作为乳膏剂的乳化剂。参考相关文献，预选 3 种成熟且经典的 O/W 型乳膏基质配方；考虑到银屑病的主要临床症状为皮肤干燥，有白色皮屑并伴有奇痒，同时选择 1 种 W/O 型乳膏基质配方。制备乳膏时，将紫草、白芷提取物加入油相，将当归、红花浓缩液加入水相，采用乳化法按基质配方分别制成 4 种含药乳膏。

2. 乳膏评价

评价 4 种配方时首先进行稳定性考察，项目包括外观性状、pH 值、离心试验、耐热耐寒试验，结果配方 A 与配方 B 的稳定性及涂后感觉相对较好。

对配方 A 和配方 B 再进行体外释药性和透皮吸收评价。体外药物释放实验采用 Franz 扩散池法，以透析膜作为药物制剂的支撑膜，采用 HPLC 法测定接收液中羟基红花黄素 A 含量，测定不同时间点的药物释放量，计算释药速率、累积释药量，以此评价两种配方中有效成分从基质中释放的速度和程度。透皮吸收实验装置和方法相同，只是以离体小鼠皮肤作为屏障。结果，两配方中羟基红花黄素 A 体外释放符合 Fick 定律，其动力学过程可以用 Higuchi 方程描述，配方 B 中羟基红花黄素 A 释放速度和程度大于配方 A；两配方中羟基红花黄素 A 累积透皮量均随时间的增加而增加，线性关系良好，其渗透过程符合一级释放动力学，透皮速率和累积透皮量配方 A 均大于配方 B。最终确定配方 A 作为紫草乳膏的主要基质配方。

3. 透皮促进剂筛选

参阅相关文献并结合以往研究经验，选择氮酮（Azone）、丙二醇（PG）作为透皮促进剂，加入配方 A 制备含药乳膏，同时制备不含透皮促进剂的配方 A 含药乳膏和空白基质乳膏。考察 5 种透皮促进剂的组合及用量，采用分光光度法测定接收液在 403nm 的吸收度，以此作为评价指标，结果 5 种加入透皮促进剂的配方吸收度均不如无透皮剂的配方 A。最终确定紫草乳膏中不添加透皮促进剂。

4. 增溶剂的选择

紫草中的萘醌类成分脂溶性较强，水溶性差，易溶于油相，本研究之初将紫草、白芷提取物先用液状石蜡溶解，再加入到已加热熔化了的其他油相中，但发现提取物溶解困难，而且最终溶解不完全，故考虑添加增溶剂。

PEG-400 为黏稠液体，性质稳定、不易变质，具有与各种溶剂的广泛相容性，是很好的溶剂和增溶剂，当植物油不适合作为活性物配料载体时，PEG 则是首选助溶材料。有研究比较了紫草素在乙醇、丙二醇、甘油、PEG-400 中的溶解度，结果紫草素在丙二醇和甘油中几乎不溶解，在乙醇和 PEG-400 中的溶解度分别为 1.856mg/mL 和 1.419mg/mL。

选用 PEG-400 作为紫草、白芷提取物的增溶剂、分散剂。采用熔融法，试验中考察了不同浓度 PEG-400 对紫草、白芷提取物的溶解情况以及温度等条件对溶解的影响。确定加入 5%PEG-400，50℃搅拌或超声使溶解。

5. 抗氧剂的选择

由于结构特点，紫草萘醌类化合物对光、氧、热、酸和碱较为敏感，易发生氧化反应、聚合反应，使颜色加深。有研究显示，紫草红色素在双氧水中不是很稳定，易被双氧水氧化；在抗坏血酸条件下，能使紫草红色素被分解；强烈的日光照射会使色素降解；pH 值和温度对色素的稳定性影响也较大，随着温度的升高色素溶液颜色增加，但是在 20~60℃范围内、pH<8 时稳定性较好，可以在室温环境下放置；离子实验表明，个别金属离子会使色素变色。故考虑添加抗氧化剂以增加其稳定性。

研究中选用天然抗氧化剂 VE 稳定脂溶性成分，选用金属离子螯合剂乙二胺四乙酸二钠（EDTA-Na$_2$）用于螯合金属离子，消除金属离子对色素的影响。设计了不同抗氧化剂配比的乳膏配方，制备各配方的含药乳膏，在常温和加速试验（温度 40℃，湿度 75%）的条件下考察其稳定性，HPLC 法测定其中 β，β′-二甲基丙烯酰阿卡宁和羟基红花黄素 A 的含量变化。配方 4 无论室温放置还是稳定箱中进行的加速试验，有效成分含量相对稳定，选择配方 4 的抗氧化剂即 VE1% 和 EDTA-Na20.05% 加入乳膏基质中。

6. 紫草乳膏含药量确定

分别制备含药 3%、6% 和 12% 的紫草乳膏，进行与银屑病相关的药效学实验（对小鼠阴道上皮增殖的影响，对小鼠尾部鳞片表皮颗粒层形成的影响）和抗炎实验（对二甲苯致小鼠耳肿胀的影响）。结果：含药 6% 的紫草乳膏均有显著或极显著效果（与模型对照组相比，$P<0.05$ 或 $P<0.01$），确定紫草乳膏含药量为 6%。

四、紫草乳膏制备工艺

（一）处方

当归 20g，紫草 20g，白芷 10g，红花 10g，16-18 醇 100g，液状石蜡 100g，凡士林 150g，维生素 E 10g，平平加 25g，对羟基苯甲酸乙酯 1g，甘油 50g，聚乙二醇 400 50g，乙二胺四乙酸二钠 0.5g，水适量，制成 1000g。

（二）制法

紫草、白芷粉碎成粗粉，混合均匀，用95%乙醇4倍量浸渍48小时后，缓缓渗漉，继续添加95%乙醇10倍量，收集渗漉液，减压浓缩至稠膏，得醇提物。当归、红花加水浸泡半小时后，70℃温浸2次，加水量第一次12倍、第二次10倍，每次1小时；合并提取液，滤过，滤液70℃浓缩至适量，得水提物。醇提物中加入聚乙二醇400使分散、溶解，将加热至熔化的油相（16-18醇、液状石蜡、凡士林、维生素E、平平加）加入其中，搅拌；将水提物与水相基质（甘油、聚乙二醇400、乙二胺四乙酸二钠、水）混合，加热使混合均匀；将水相加入油相中，搅拌至冷凝，即得。

五、紫草乳膏含量测定

（一）仪器和试药

1100系列高效液相色谱仪（二元泵，自动进样器，多波长检测器，美国Agilent）。

SK7210HP型超声清洗器（上海科导超声仪器有限公司）；Milli-Q纯水仪（MILLIPORE）。

滤头（0.45μm，德国MEMRANA公司）。B，β′-二甲基丙烯酰阿卡宁（111689-200501）、羟基红花黄素A（11637-200905）购于中国食品药品检定研究院；紫草乳膏（20100906，20101129，20110510，自制）；甲醇、乙腈（色谱纯），纯净水（自制），其他试剂为分析纯。

（二）方法和结果

1. 色谱条件

色谱柱为kromasil 100-5C18（150mm×4.6mm，5μm）；测定β，β′-二甲基丙烯酰阿卡宁的流动相为乙腈-水-甲酸（700：300：0.5），测定羟基红花黄素A的流动相为甲醇-乙腈-0.7%磷酸溶液（26：2：72）；β，β′-二甲基丙烯酰阿卡宁的检测波长为275nm，羟基红花黄素A检测波长为403nm；流速均为1.0mL/min；柱温均为室温；理论板数按β，β′-二甲基丙烯酰阿卡宁和羟基红花黄素A计算，均不低于2000。

2. 标准曲线和线性范围

精密称取 β，β′-二甲基丙烯酰阿卡宁对照品 12.3mg 于 10mL 量瓶中，用甲醇定容至刻度，摇匀，即得对照品储备液；精密吸取储备液 1mL 于 5mL 量瓶中，用甲醇稀释至刻度，摇匀，用 0.45μm 滤头滤过，注入高效液相色谱仪，进样体积分别为 0.1μL、0.5μL、1μL、2μL、4μL、8μL，按上述色谱条件测定峰面积，以 β，β′-二甲基丙烯酰阿卡宁的峰面积（Y）为纵坐标，进样量（X）为横坐标进行线性回归，得回归方程 Y=1191.1X−42.83（R=0.9998），表明 β，β′-二甲基丙烯酰阿卡宁在 0.0246~1.968μg 之间线性关系良好。

精密称取羟基红花黄素 A9.8mg 于 50mL 量瓶中，蒸馏水溶解并稀释至刻度，作为储备液，用 0.45μm 滤头过滤，注入高效液相色谱仪，进样体积分别为 0.1μL、0.5μL、1μL、2μL、3μL、4μL，按上述色谱条件测定峰面积，以羟基红花黄素 A 的峰面积（Y）为纵坐标，进样量（X）为横坐标进行线性回归，得回归方程 Y=3099.5X−36.186（R=0.9999），表明羟基红花黄素 A 在 0.0196~0.784μg 之间线性关系良好。

3. 供试品溶液制备

取紫草乳膏 2g，精密称定，加等量硅藻土，分散均匀。取混合物 2g，精密称定，置具塞锥形瓶中，加 95% 乙醇 40mL，精密称定，50℃超声处理 20 分钟，放冷，称重，用相应溶剂补足减失的重量，摇匀，静置，精密吸取上层 30mL，50℃减压回收溶剂，残渣加 95% 乙醇定容至 10mL，用 0.45μm 滤头滤过，滤液作为测定 β，β′-二甲基丙烯酰阿卡宁的供试品溶液 1。另取混合物 1g，精密称定，置具塞锥形瓶中，加蒸馏水 25mL，精密称定，超声处理 30 分钟，放冷，称重，用相应溶剂补足减失的重量，摇匀，用 0.45μm 滤头滤过，滤液作为测定羟基红花黄素 A 的供试品溶液 2。

4. 阴性对照液制备

取紫草阴性乳膏 1g 加等量硅藻土，分散均匀，其余操作同以上供试品溶液 1 制备，得紫草阴性对照液。取红花阴性乳膏 0.5g 加等量硅藻土，分散均匀，其余操作同以上供试品溶液 2 制备，得红花阴性对照液。

5. 方法学考察

(1) 精密度试验

供试品溶液 1 和供试品溶液 2 照以上色谱条件连续进样 6 次，其峰面积的 RSD 分别为 0.92% 和 1.30%，表明仪器精密度良好。

(2) 稳定性试验

供试品溶液 1 和供试品溶液 2 照以上色谱条件每隔 1 小时左右测定 β，β′-二甲基丙烯酰阿卡宁和羟基红花黄素 A 的峰面积，计算峰面积 RSD 分别为 1.27%（n=7）和 1.46%（n=7），表明 β，β′-二甲基丙烯酰阿卡宁和羟基红花黄素 A 在 6 小时内稳定性良好。

(3) 重复性试验

取同一批号样品 6 份，按供试品制备方法制备供试品溶液 1 和供试品溶液 2，照以上色谱条件测定 β，β′-二甲基丙烯酰阿卡宁和羟基红花黄素 A 含量，RSD 分别为 0.89% 和 1.26%，表明分析方法重复性良好。

(4) 专属性试验

紫草阴性对照液和红花阴性对照液照以上色谱条件分析，分别在 β，β′-二甲基丙烯酰阿卡宁和羟基红花黄素 A 色谱峰位置无干扰峰。

(5) 回收率试验

取已知含量的紫草乳膏 10g，精密称定，加等量硅藻土，分散均匀。取混合物 1g，共 6 份，精密称定，置具塞锥形瓶中，分别加入 β，β′-二甲基丙烯酰阿卡宁对照品储备液 2mL，其余操作同上制备供试品溶液 1 的方法制备供试液，照以上色谱条件测定 β，β′-二甲基丙烯酰阿卡宁含量，计算紫草乳膏中 β，β′-二甲基丙烯酰阿卡宁的加样回收率，结果平均回收率为 101.54%，RSD=1.80%，符合要求。详见表 4-18。

另取混合物 0.5g，共 6 份，精密称定，置具塞锥形瓶中，分别加入羟基红花黄素 A 对照品储备液 0.2mL，其余操作同上制备供试品溶液 2 的方法供试液，照以上色谱条件测定羟基红花黄素 A 含量，计算紫草乳膏中羟基红花黄素 A 的加样回收率，结果平均回收率为 100.96%，RSD=1.71%，符合要求。详见表 4-18。

表 4-18　紫草乳膏回收率试验结果

测定成分	样品中含量（μg）	加入量（μg）	测得量（μg）	回收率（%）	均值（%）	RSD（%）
	43.03	39.36	82.42	100.07		
β，β′	43.04	39.36	82.02	99.04		
－二甲基	43.04	39.36	83.15	101.91	101.54	1.80
丙烯酰	43.04	39.36	83.65	102.90		
阿卡宁	43.05	39.36	84.14	104.02		
	43.04	39.36	82.95	101.28		
	35.75	39.20	74.88	99.55		
羟基	35.74	39.20	76.68	104.44		
红花	35.74	39.20	76.08	102.92	102.50	1.70
黄素	35.75	39.20	75.53	101.49		
A	35.75	39.20	76.11	102.96		
	35.74	39.20	76.36	103.64		

6. 样品含量测定

取 3 批样品，按供试品溶液制备方法制成供试品溶液 1 和供试品溶液 2，按上述色谱条件分别进样 30μL 和 20μL，测定，计算紫草乳膏中 β，β′-二甲基丙烯酰阿卡宁和羟基红花黄素 A 含量，结果见表 4-19。

表 4-19　紫草乳膏含量测定结果

批号	β，β′-二甲基丙烯酰阿卡宁		羟基红花黄素 A	
	平均含量（μg/g）	RSD（%，n=3）	平均含量（μg/g）	RSD（%，n=3）
20100906	59.63	1.66	125.94	0.99
20101129	78.16	1.72	123.33	1.31
20110510	59.08	1.60	115.07	1.22

（曾祖平）

附录1

养血方与养血解毒方对咪喹莫特诱导的银屑病样小鼠模型作用的研究

银屑病是由免疫系统、银屑病相关易感基因位点、自身抗原和环境等多种因素交互作用引起的，以表皮细胞过度增殖和角化不全为特征的慢性炎症性皮肤疾病，包括角质细胞、树突状细胞、T淋巴细胞等在内的多种细胞参与其中。其中，T细胞调节功能异常对银屑病的发生发展起到了至关重要的作用。银屑病属中医"白疕"范畴，中医药治疗银屑病疗效显著、毒副作用小，目前依据患者皮损特点、病程等临床表现和体征，银屑病的中医证候分布包括血热证、血燥证和血瘀证。养血解毒方为首都医科大学附属北京中医医院皮科治疗血燥型银屑病的常用方剂，临床疗效颇佳，并且通过前期研究，我们对其部分作用机制有了初步认识。为了深入探索和优化养血解毒方，我们将其解毒类药物去除，化裁为养血方，采用咪哇莫特（imiquimod，IMQ）诱导的银屑病样小鼠模型，验证养血方及养血解毒方对银屑病样皮损的干预作用，同时观察两组方剂对此模型干预作用的异同点，为养血解毒方的深入研究和优化奠定基础，为临床提供实验数据和理论支持。

由北京中医医院中药房提供养血方（当归15g，生地黄15g，丹参15g，鸡血藤15g，麦冬10g，天花粉15g，苍术10g，白蒺藜10g）及养血解毒方（当归15g，生地黄15g，丹参15g，鸡血藤15g，麦冬10g，玄参15g，天花粉15g，土茯苓30g，白花蛇舌草30g，草河车9g，苍术10g，白蒺藜10g），制剂室负责质量控制，按照人剂量换算为小鼠用量后，制备水煎剂。

实验将BALB/c小鼠50只随机分为空白组、模型组、甲氨蝶呤组、养血组和养血解毒组，每组10只，以背部涂抹咪喹莫特的方式诱导银屑病样模型。动态观察皮损发展并进行银屑病面积和严重程度指数（PASI）评分；皮肤水/油测试笔检测小鼠背部皮肤水/油含量；HE 染色观察皮损病理改变并检测表皮厚度；免疫组化法检测皮损表皮中增殖细胞核抗原（PCNA）和真皮中 CD3⁺T 淋巴细胞表达；PCR 法检测皮损中 IL-17mRNA、IL-23mRNA 和 IL-1β mRNA 相对含量。

结果

1. 养血方与养血解毒方对银屑病样小鼠背部皮损作用的动态观察

小鼠背部皮肤变化动态观察显示，与空白组小鼠皮肤光滑、柔软，无鳞屑、红斑相比，背部涂抹咪喹莫特后，小鼠皮肤逐渐变红并形成红斑，并有白色鳞屑长出，鳞屑黏着不易脱落，随着涂抹天数的增加，鳞屑增多，红斑变大，颜色加深，且皮肤不断增厚，浸润严重，小鼠出现搔抓行为，与临床银屑病患者皮损表现类似；与模型组相比，用药组小鼠鳞屑明显变薄、减少，鳞屑厚度减轻，红斑色浅面积小，皮肤增厚程度轻，浸润不明显，皮损症状均有所缓解；与养血组相比，养血解毒组皮损处白色鳞屑稀少，皮肤较光滑、柔软，浸润轻。见图 1。

对小鼠背部皮损情况进行 PASI 评分，背部涂抹咪喹莫特小鼠与空白组相比，第 2 天即有鳞屑、浸润和红斑表现，随着涂抹天数的增加，鳞屑、浸润、红斑及总分都呈现上升趋势，提示皮损不断加重。其中第 3~4 天鳞屑增加程度最大，浸润在第 3~5 天增加程度明显，红斑在第 2~3 天和第 4~5 天增加明显；与模型组相比，用药组皮损鳞屑、浸润、红斑评分及总分均明显减少，上升趋势缓慢；与养血组相比，养血解毒组皮损处鳞屑增加缓慢，红斑出现时间晚、面积小、颜色浅。见图 2。

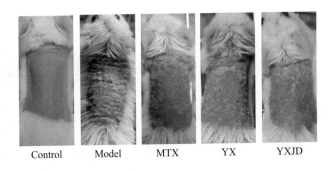

| Control | Model | MTX | YX | YXJD |

图 1　养血方及养血解毒方对银屑病样小鼠造模后第 7 天小鼠背部皮肤皮损作用的表现

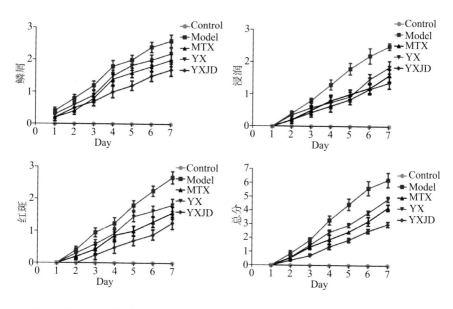

图 2　养血方及养血解毒方对银屑病样小鼠造模第 1 天至第 7 天 PASI 评分的作用

2. 养血方与养血解毒方对银屑病样小鼠皮肤水分 / 油分含量的作用

造模前皮肤水分 / 油分检测结果显示，造模前各组小鼠背部皮肤水分 / 油分无差异（$P>0.05$）。造模第 7 天，与空白组相比，模型组背部皮肤干燥、水分丢失严重（$P<0.05$），油分含量明显减少（$P<0.05$）；与模型组相比，用药组中，养血解毒组小鼠皮肤干燥程度低，水分 / 油分含量高（$P<0.05$）。见图 3。

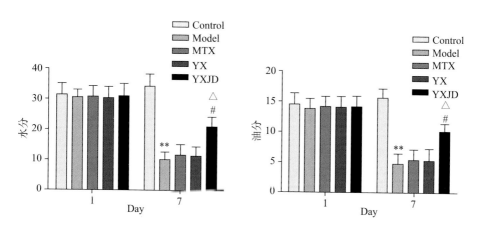

图 3　养血方及养血解毒方对银屑病样小鼠第 1 天与第 7 天小鼠背部皮肤水分 / 油分作用的检测

与空白组比较：*$P<0.05$；**$P<0.01$。与模型组比较：#$P<0.05$；##$P<0.01$；

与养血组比较：△ $P<0.05$；△△ $P<0.01$

3.养血方与养血解毒方对银屑病样小鼠皮损病理改变及表皮厚度的作用

显微镜下观察 HE 染色结果，与空白组表皮薄、细胞浸润稀少相比，模型组表皮规则增生明显，棘层肥厚，表皮同时存在角化不全与角化过度，角质层存在蓄积大量中性粒细胞和变性表皮细胞的 Munro 微脓肿，真皮层炎性细胞浸润明显，皮损病理特点表现与银屑病患者类似；应用养血方与养血解毒方后，真皮层炎性细胞数目减少，表皮增生减轻，皮损组织的病理表现有所改善，而养血解毒组对表皮增生改善更明显。见图 4。

使用 IPP6.0 软件测量 HE 染色后各组表皮垂直厚度，模型组明显高于空白组（$P<0.01$）；养血组与养血解毒组低于模型组（$P<0.05$）；养血解毒组比养血组低，且差异有统计学意义（$P<0.05$）。见图 5。

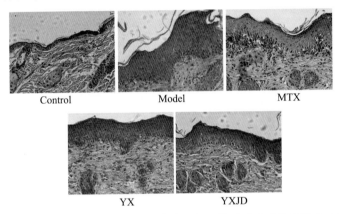

Control   Model   MTX

YX   YXJD

图 4　养血方及养血解毒方对银屑病样小鼠皮损组织作用的病理学观察（HE，×400）

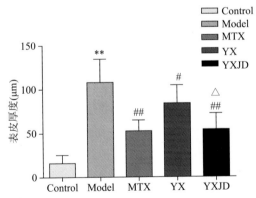

图 5　养血方及养血解毒方对银屑病样小鼠表皮垂直厚度作用的测量

与空白组比较：*$P<0.05$；**$P<0.01$。与模型组比较：#$P<0.05$；##$P<0.01$；

与养血组比较：△ $P<0.05$；△△ $P<0.01$

4. 养血方与养血解毒方对银屑病样小鼠皮损表皮 PCNA 表达的作用

免疫组化结果显示，空白组表皮 PCNA 正常表达，于基底层呈线性分布，棘层较少甚至无表达，模型组表达量明显增多，广布于表皮层，显微镜 400×视野下 PCNA 表达量统计显示，模型组表皮 PCNA 表达量明显高于空白组（$P<0.05$），养血组与养血解毒组 PCNA 表达量低于模型组（$P<0.05$），养血解毒组与养血组比较，PCNA 含量明显降低（$P<0.05$）。见图 6、图 7。

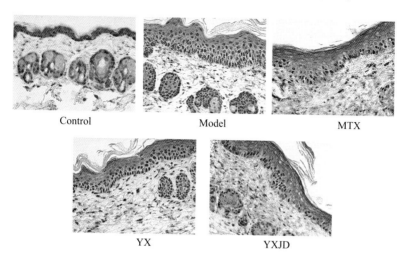

图 6　养血方及养血解毒方对银屑病样小鼠皮损 PCNA 表达作用的观察（IHC，×400）

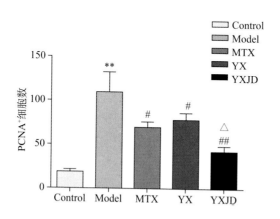

图 7　养血方及养血解毒方对银屑病样小鼠皮损 PCNA 表达量作用的统计（IHC，×400）

与空白组比较：*$P<0.05$；**$P<0.01$。与模型组比较：#$P<0.05$；##$P<0.01$；

与养血组比较：△ $P<0.05$；△△ $P<0.01$

5. 养血方与养血解毒方对银屑病样小鼠皮损真皮 CD3 表达的作用

免疫组化结果显示，空白组皮损真皮层 CD3⁺T 细胞表达水平低，零星分布，模型组分布较多，显微镜 400× 视野下 CD3⁺T 细胞表达量统计显示，模型组明显高于空白组（$P<0.05$），养血组与养血解毒组 CD3⁺T 细胞表达量均低于模型组（$P<0.05$）。养血解毒组表达量明显低于养血组（$P<0.05$）。见图 8，图 9。

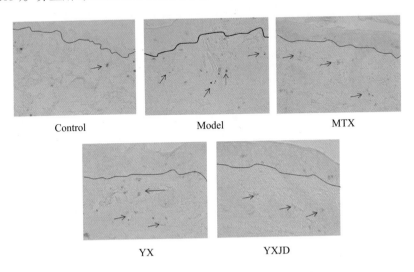

图 8　养血方及养血解毒方对银屑病样小鼠皮损中 CD3⁺T 细胞浸润作用的观察（IHC，×400）

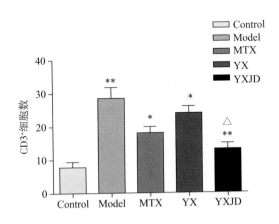

图 9　养血方及养血解毒方对银屑病样小鼠皮损中 CD3⁺T 细胞浸润作用的统计
（IHC，×400）

与空白组比较：$*P<0.05$；$**P<0.01$。与模型组比较：$\#P<0.05$；$\#\#P<0.01$；

与养血组比较：$\triangle\ P<0.05$；$\triangle\triangle\ P<0.01$

6. 养血方与养血解毒方对银屑病样小鼠皮损中 IL-17mRNA、IL-23mRNA 和 IL-1β mRNA 相对表达量的作用

PCR 结果显示，模型组皮损中 IL-17mRNA、IL-23mRNA 和 IL-1β mRNA 相对表达量均显著高于空白组（*P*<0.01），应用养血方与养血解毒方后，三种细胞因子 mRNA 的相对表达较模型组均明显降低（*P*<0.05），养血解毒方组三种细胞因子 mRNA 相对表达量降低的程度高于养血组（*P*<0.05）。见图 10。

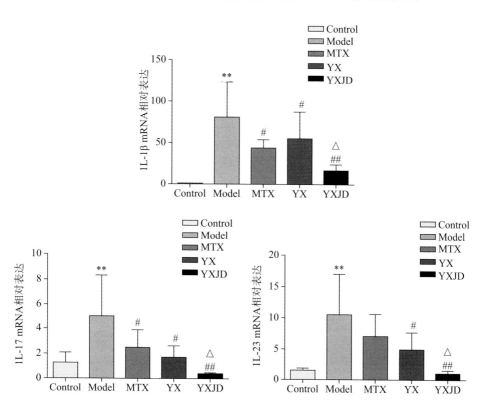

图 10 养血方及养血解毒方对银屑病样小鼠皮损中对 IL-17、IL-23 和 IL-1β mRNA 表达水平的作用

与空白组比较 :*P<0.05；**P<0.01。与模型组比较 :#P<0.05；##P<0.01；

与养血组比较 :△ P<0.05；△△ P<0.01

结论

养血方与养血解毒方对咪喹莫特诱导的银屑病样小鼠模型皮损均有缓解作用，降低 T 细胞活化相关因子含量，减轻免疫反应，是养血方与养血解毒方的作用机制之一；同时养血解毒方效果优于养血方，明确了养血解毒方中解毒药

物组成的作用，为临床提供了理论依据。

讨论

银屑病俗称"牛皮癣"，特征性损害为银白色鳞屑、红斑等，是临床常见的慢性炎症性皮肤疾病，其病情反复迁延，皮损、鳞屑和瘙痒等症状使患者承受着巨大的心理负担，同时面临体力活动、认知功能和生活质量等方面的降低。银屑病的发病原因复杂多样，主要是由遗传易感性和多种环境刺激下引起的皮肤中异常免疫应答所驱动，患者体内以 T 细胞为代表的免疫细胞常呈高度活化状态，抑制细胞增殖及其下游细胞因子的分泌可有效缓解银屑病，过去 20 年的研究也明确了 IL–23/IL–17–T 细胞轴在银屑病发病机制中的中心作用。其中，辅助 T 细胞 17（Th17）作为与自身免疫性疾病发病相关性极强的 T 细胞亚群，在银屑病的发病中发挥重要作用。与其相关的细胞因子 IL–17 和 IL–23 水平与疾病的严重程度与转归密切相关。

IL–23 主要由活化的树突状细胞分泌，是银屑病发病的独立危险因素之一，小鼠真皮注射 IL–23 可诱导角质细胞过度增殖、皮肤炎症反应和银屑病样皮损。同时作为促 Th17 细胞因子，IL–23 具有使记忆 T 细胞分泌 IL–17，促进 Th17 细胞分化、增殖的作用，银屑病患者的外周血中存在着 IL–23 和 Th17 类细胞因子的升高，在银屑病患者皮损处，IL–23mRNA 和 IL–17mRNA 大量存在，明显高于正常皮肤。IL–1β 由 T 细胞活化产生，在银屑病发生发展的多个环节中发挥重要作用，已有研究表明 IL–1β 表达程度与皮损严重程度有关。

目前广泛应用的银屑病研究模型为咪喹莫特诱导的小鼠模型，可快速诱导出与人类银屑病相似的皮肤表现。咪喹莫特为治疗尖锐湿疣的临床药物，作用在于促进皮肤炎症因子产生而发挥抗病毒功效。在模型建立过程中，咪喹莫特通过激活 Toll 样受体，激活 T 淋巴细胞，诱导小鼠皮肤出现银屑病样改变，在临床特征、组织病理和发病分子学特征方面，与人类银屑病发病机制极为相似，操作简单、重复性好，同时存在 T 细胞高度活化的状态，可用于阐明银屑病发病机制和验证药物的疗效。

中医学历代医家对银屑病的病因病机多论述为血虚燥热，皮肤失养，并总结出以血热、血燥与血瘀为主的内在病因，可知"血分"为银屑病研究的切入点。外邪或内伤等致病因素入侵，蕴久化热，热入营血，热邪蒸津灼血，血瘀血滞，瘀久成毒，毒损血络，进一步灼伤营血，化燥生风，导致肌肤失养，因此血分蕴毒体现了银屑病的实质病机，而血燥与毒热又贯穿了银屑病的始终，临床治疗遵循从血论治，采用具有养血和解毒功效的中药对血燥证银屑病具有较好疗效。养血解毒方是北京中医医院临床治疗银屑病的有效方剂，由当归、生地黄、丹参、鸡血藤、麦冬、玄参、天花粉、土茯苓、白花蛇舌草等组成，其中土茯苓和鸡血藤为君药，土茯苓甘淡平，凉血解毒利湿，鸡血藤温苦甘，养血活血通络；当归、生地黄、丹参养血活血，板蓝根、白花蛇舌草清热解毒，玄参、麦冬、天花粉清热养阴，全方共奏养营血、清毒热之效。为了进一步研究养血解毒方的作用机制，对其组成进行深入探索，以利于临床用药优化，我们将养血解毒方筛选出养血类药物组成养血方，由当归、生地黄、丹参、鸡血藤、麦冬、天花粉等组成。

本次研究中，对银屑病样小鼠皮损发展动态观察显示，模型组小鼠背部涂抹咪喹莫特后逐渐出现白色鳞屑、红色斑点和皮肤增厚，并随着涂抹天数的增加，鳞屑逐渐增大，红斑面积增加、颜色变深，甚至有出血点，皮肤浸润肥厚严重，且皮损干燥程度严重，小鼠搔抓行为增多，符合临床银屑病患者的表现。同时，HE 染色观察皮损病理表现发现，模型组表皮细胞过度增殖与角化不全大量存在，表皮厚度增加。应用养血方与养血解毒方后，对小鼠皮损症状均有改善作用，从鳞屑表现，红斑颜色、面积，皮肤增厚程度来看，养血解毒方效果优于养血方，鳞屑薄且少，皮损表现较光滑、柔软，红斑色浅、面积小，浸润程度更轻。临床常用 PASI 评分评估药物对银屑病的疗效作用，根据 PASI 评分标准对小鼠进行评分的结果显示，模型组皮损积分呈现逐步上升的趋势，且从第 3 天开始，疾病的发展速度加快，皮损加重的程度更大，开始出现银屑病发展的高峰期。应用养血方与养血解毒方后，两者都可以降低小鼠鳞屑、浸润和红斑的积分，皮损发展趋势均比模型组缓慢且症状轻；养血解毒方与养血方比较，其疾病严重程度更低，同时在降低疾病发展速度、减轻皮损加重程度上，养血解毒方优于养血方。HE 染色显示，养血方与养血解毒方均可以减少表皮厚度，对角质细胞的过度增殖和角化不全有抑制作用，其中，养血解毒方对减轻表皮厚度的程度明显大于养血方。

皮肤是人体的第一道防线，对维持人体内环境的稳态以及抵御外界有害因素的损伤有着不可或缺的作用，完整的皮肤屏障是皮肤发挥物理和化学屏障功能的先次条件，它可为机体隔离外界有害因素，抵抗机体所受的侵袭和损伤，同时防止体内营养物质、水分的丢失。对于炎症性皮肤疾病，表皮屏障功能破坏会导致表皮的增生、炎性细胞浸润增加，局部炎症反应更加剧烈，银屑病患者皮损长期炎症反应及物理搔抓会导致皮肤表皮屏障功能严重降低。表皮水分、油脂含量是反应表皮屏障功能的重要指标。实验中皮肤水分/油分含量检测结果显示，养血解毒方可以降低水分/油分散失的水平，对维护表皮屏障功能、减少经皮水分丢失程度有作用，而养血方与模型组比较无差异。表明养血解毒方以土茯苓、板蓝根、白花蛇舌草为代表的解毒类药物对皮肤屏障功能的恢复具有重要作用。

　　角质细胞的异常增殖与活化作为银屑病皮损主要病理表现，是引起表皮异常增厚的重要原因，PCNA 是反映细胞增殖情况的指标。免疫组化法检测皮损表皮层细胞活跃程度发现，模型组 PCNA 含量明显高于空白组，皮损表皮层细胞活跃程度高，大量存在细胞的过度增殖，养血方与养血解毒方应用后可以抑制表皮细胞增殖，将表皮细胞增殖局限于基底层，而养血解毒组与养血组比较，养血解毒组在调节表皮细胞分化方面优于养血组。

　　T 淋巴细胞异常活化和浸润导致的过度免疫反应是银屑病典型特征。免疫组化法检测真皮层 T 细胞浸润情况发现，与空白组相比，模型组皮损真皮层 CD3$^+$T 细胞浸润明显；养血方与养血解毒方应用后可以减少真皮层 CD3$^+$T 淋巴细胞浸润，而养血解毒组与养血组比较，养血解毒组在抑制真皮层 T 细胞浸润方面均优于养血组，表明养血方与养血解毒方均可以抑制 T 细胞增殖，减轻小鼠皮肤免疫反应，达到缓解症状的目的，而养血解毒方效果优于养血方。

　　基于文献与前期研究基础，我们明确皮损炎症相关因子 IL-23、IL-17 和 IL-1β 处于免疫信号通路下游，可作用于角质细胞、内皮细胞等介导皮肤炎症反应，促进银屑病样皮损的形成。采用 PCR 法检测银屑病样小鼠皮损中 IL-17mRNA、IL-23mRNA 和 IL-1βmRNA 结果发现，模型组 IL-17mRNA、IL-23mRNA 和 IL-1βmRNA 相对表达量均明显上升，这与我们前期研究及文献报道一致。养血组与养血解毒组能够降低 IL-17mRNA、IL-23mRNA 和 IL-1βmRNA 相对表达量，其中养血解毒组 IL-1βmRNA 的相对表达量低于养血组。这表明养血解毒方与养血方对 Th17 细胞通路具有明显的抑制作用，而养血解毒方的作用更明显。

　　本次研究中，我们通过建立咪喹莫特诱导的银屑病样小鼠模型，观察到养血方与养血解毒方对小鼠皮损的缓解作用，并对作用机制进行探讨后发现，养血方与养血解毒方可通过减少 T 细胞浸润，抑制 Th17 通路，减轻免疫反应，降低皮损内相关炎症细胞与炎症因子水平达到治疗目的。养血解毒方在治疗银屑病小鼠方面效果更佳、作用更全面，在阻断 IL-17/IL-23-T 细胞轴炎症反应时，养血解毒方中养血类药物与解毒类药物起到了协同作用，同时，养血解毒方可改善银屑病表皮屏障功能，而养血方不具备此作用。解毒类药物单独发挥此作用，或养血药物与解毒药物配伍发挥作用，仍待进一步探索其具体作用机制。以上研究为中医药临床治疗提供了基础理论依据，并为方剂的优化提供了方向。

（蒙玉娇　实验参与者：李宁飞　翟春艳　刘正荣　李雪）

附录 2

活血及活血解毒方对咪喹莫特诱导的
银屑病样小鼠模型的干预作用

银屑病，是皮肤科的常见病和多发病，该病具有顽固性和复发性的特点，可持续终生。虽不危及患者生命，但会给患者心理、生理及社会生活带来极大的负面影响。因其顽固且难治，已成为国内外皮肤病领域重点研究和防治的疾病之一。银屑病在世界范围内患病率为 0.1%~3%。银屑病病程反复，顽固难愈，多种疾病混杂的特点与中医理论中的"久病入络"相符合。《灵枢·百病始生》中提出"阳络伤则血外溢"，指出阳络损伤可出现体表黏膜、皮肤的溃疡及出血，这与银屑病的点状出血现象相似。亦如叶天士所说"初为气结在经，久则血伤入络"，而赵炳南老先生的从血论治银屑病的思想也与络病理论的活血通络法相契合。

络病学说和银屑病的现代研究揭示了二者之间存在的密切联系。络病学说认为，络病是多种疑难疾病共同的发病环节，络病大多起病隐匿，发病缓慢，病情缠绵，难以速愈，而银屑病本身的特点也正符合络病的特点。虽然银屑病病因和发病机制尚未完全明确，但已有研究证实银屑病与糖尿病、心血管疾病、外周血管疾病的患病率等密切相关，且银屑病的严重程度与上述共病的发生密切相关。"银屑病前进状态"是一个病理生理学上的概念，它描述了由于银屑病潜在的全身炎症反应而导致代谢性和心血管疾病发生发展的疾病模型。炎症性皮肤疾病产生的大量促炎细胞因子和趋化因子不仅导致了皮损的发生，也造成了全身微循环障碍，这种现象即所谓的"银屑病前进状态"。而银屑病血络瘀阻产生的血瘀证日久而导致的一系列共病与这种状态密不可分，因此我们猜想如果能阻断炎症因子的分泌，便可以减缓银屑病的发展，改善血瘀证的临床症状，更进一步或许能阻止各种共病的产生。

最新研究通过咪喹莫特诱导的 Vsir$^{-/-}$ 缺陷转基因小鼠发现 IL-17/IL-23 轴在银屑病的发病机制中的重要作用。大量研究发现 Th17 细胞在银屑病发病中起着重要作用，其分泌的细胞因子 IL-17、IL-22 等，参与了银屑病的免疫发病过程。研究发现 IL-1β 可诱导正常人皮肤表达银屑病样的免疫病理表型，提示 IL-1β 与银屑病皮损的形成有密切关系。另有研究结果表明，IL-1β 在银屑病皮损区表达呈现显著增高，说明 IL-1β 参与了银屑病的皮损形成。在银屑病血瘀证患者中，IL-17、IL-22、IL-6 的表达明显升高，患者外周血中 IL-17 水平也高于正常对照组。IL-23 诱导小鼠皮肤可引起 IL-17 高表达，产生类似人银屑病的皮损症状。迄今为止，在银屑病疾病的治疗中已经批准了 3 种 IL-17 通路拮抗剂（secukinumab、ixekizumab 和 brodalumab）用于银屑病的治疗。也有最新临床研究报道 IL-23 抑制剂（tildrakizumab、guselkumab 以及 risankizumab）对于中重度银屑病治疗的有效性。而Ⅲ期临床试验已经证实这些抑制剂在治疗中重度银屑病尤其是斑块型银屑病和银屑病关节炎中的高效性、耐受性以及安全性。因此，我们认为在银屑病发病过程中，Th17 细胞及其细胞因子起到了重要作用。

咪喹莫特诱导小鼠银屑病样皮损模型是银屑病的经典动物模型之一。我们前期研究发现，咪喹莫特诱导的小鼠模型可模拟银屑病的发病过程，包括角质形成细胞的过度增殖、淋巴细胞的异常浸润和血管内皮细胞的扩张增生，可在病理组织水平上模拟银屑病特征。例如，表皮增殖导致的指状下沿、角化不全和角化过度、微脓肿的增多、T 淋巴细胞尤其是 Th17 细胞的炎症浸润和细胞因子的释放。

现代医学认为银屑病红斑、筛状出血主要由微血管生成异常、内皮细胞增生、血管通透性增加所致。银屑病病位在血，血分病变的基础可能与微血管的异常生成有关。针对血管异常生成的调控可能是中医学"从血论治"治疗银屑病的主要作用环节之一。微血管的变化是银屑病发病最早、消失最晚的病理学特点。正常的真皮毛细血管袢呈动脉端毛细血管外观，而银屑病皮损血管袢为静脉毛细血管袢所取代，形成血管内皮细胞裂隙。且除此结构改变外，电镜下亦显示静脉端毛细血管增多。这些改变极大地增强了毛细血管通透性，为血浆白蛋白、大分子 IgG，炎细胞及红细胞等的渗出提供了良好的病理基础。而皮损好转时，静脉端毛细血管则逐渐变回了动脉端毛细血管结构。银屑病出现刮去鳞屑后的红色半透明薄膜以及刮去薄膜后出现的点状出血现象即为毛细血管扭曲扩张的反映。微血管的改变是银屑病重要的病理基础，这种改变可影响局部组织的生化代谢及免疫学异常，在促发局部皮肤修复的同时，也增强了在正常情况下被抑制的易患病性。

活血解毒方是由北京中医医院参考赵炳南老先生宝贵经验，联合北京地区的多家医院，在深入研究血瘀证的基础上，达成专家共识，形成银屑病血瘀证的优化方案——活血解毒方。活血解毒方的方药组成有当归、莪术、丹参、鸡血藤、桃仁、玄参、威灵仙、桂枝、苍术、鬼箭羽、白花蛇舌草、拳参。本方虽然药味较少，但中药复方成分复杂，相互作用较多，为研究药物的临床疗效带来了阻碍。因此，我们舍弃其中 2 味解毒中药成为活血方，与活血解毒方对比，以探究其作用靶点。活血方的方药组成有当归、莪术、丹参、鸡血藤、桃仁、玄参、威灵仙、桂枝、苍术、鬼箭羽。相比活血解毒方，去除了解毒中药白花蛇舌草以及拳参。活血解毒方选方精当，药少力专，方中桃仁、鬼箭羽、鸡血藤可活血散瘀、通经活络，桂枝、莪术活血理气，威灵仙祛湿通络，当归、丹参养血润肤，苍术、拳参、玄参祛湿解毒，白花蛇舌草可清热解毒、活血止痛。诸药合用，活血化瘀力强，兼有清解热毒之功。现代药理研究显示，莪术具有抗炎、抗菌作用，桃仁、鸡血藤等中药具有扩张血管、改善微循环及血流动力学、调整免疫功能，并能调节皮肤组织细胞代谢等多方面的作用，从而改善银屑病患者的免疫调节紊乱的状态；改善微循环障碍，从而促进银屑病皮损正常分化，纠正角质形成细胞角化过度。

实验中发现，模型组小鼠皮损的水分和油分含量较正常对照组显著降低，活血方组小鼠的皮肤水分和油分含量都有所上升，说明活血方可改善银屑病样模型的皮损屏障功能，保持皮肤组织中水分和油分含量，起到中药活血通络润肤的作用。同时，实验中发现活血及活血解毒方均可使 PCNA、CD3[+] 细胞表达量减少，降低 IL-17、IL-22 的分泌，抑制皮损的炎症反应。提示活血解毒方的作用机制可能通过抑制 T 淋巴细胞尤其是 Th17 细胞表达，降低 IL-17、IL-22 的分泌从而抑制炎症反应。有学者通过实验发现，拳参中的某些成分具有抗菌作用，重楼总皂苷可对多发性创伤模型大鼠血清 TNF-α，IL-1β 以及 IL-6 等前炎症因子水平的上升进行有效控制，进而致使全身或者局部的炎症损害得到有效的缓解。另有实验通过研究对各浓度重楼总皂苷的灭菌效果发现其对巨噬细胞释放 TNF-α 及 IL-1β 具有非常显著的抑制效果。白花蛇舌草也具有显著抗炎作用。但活血解毒方组 IL-1β 的表达反而升高，这可能与解毒中药与其他药之间的相互作用使得其功能被抑制有关。那么这些解毒中药的作用是否与其各自主要成分的抗炎抑菌作用有关？其作用是否是通过抑制 T 淋巴细胞的数量和功能来实现的？药物直接的相互作用究竟是导致了治疗效果的增强还是减弱？如何通过抑制促炎因子的分泌来改善血管微循环进而阻止"银屑病前进状态"引起的继发共病？这也是我们今后将要深入研究的重点。

综上所述，应用活血及活血解毒方干预咪喹莫特诱导的 BALB/c 小鼠的银屑病样皮损，皮肤症状得以明显缓解；皮肤屏障功能有所恢复；组织形态变化趋于正常，表皮角质形成细胞增殖减缓，角化不全的细胞减少；炎症浸润程度降低；Th17 类细胞因子表达降低，由此推测活血解毒方的作用机制可能在于降低Th17 细胞的分泌，从而抑制角质形成细胞的异常增殖与活化，达到治疗银屑病的作用。其中，活血方及活血解毒方的活血作用可能与保持皮肤组织中水分和油分含量，改善银屑病皮损屏障功能有关；解毒作用可能与抑制 T 淋巴细胞表达，降低 IL-17、IL-22 的分泌有关。活血方在改善皮损表皮厚度以及皮肤屏障功能方面优于活血解毒方，而抑制 T 淋巴细胞表达方面则活血解毒方优于活血方。本研究为临床使用活血及活血解毒方治疗银屑病提供理论依据，为今后进一步研究提供证据与方向。

结果

1. 活血及活血解毒方对缓解咪喹莫特诱导的小鼠银屑病样皮损改变

观察各组小鼠背部皮肤可见：与正常对照组相比，模型组皮肤出现红斑、鳞屑和浸润，产生类似银屑病样皮损。随着药物作用的持续，模型组皮损从第2-3 天开始出现，随着时间的推移，皮损日益严重，红斑由淡粉色斑点变为大面积暗红色斑块、鳞屑增多增厚、皮肤浸润明显。活血方组、活血解毒方组、甲氨蝶呤组皮损与模型组相比同期的皮损症状均明显减轻，皮肤较光滑，鳞屑较少，红斑色浅，浸润增厚较轻，结果见图 11。依据 PASI 评分标准绘制趋势线可观察到，皮损变化过程与趋势线相似：正常对照组小鼠红斑、鳞屑及增厚程度趋势线始终平稳在 0 左右；IMQ 组小鼠鳞屑、红斑、浸润积分持续增加，至 7 d 左右到达高峰；MTX 组、活血及活血解毒方组鳞屑、浸润、红斑积分均低于 IMQ组，且活血解毒方组鳞屑、浸润积分较活血方组更低，而活血方组在前 4 天红斑积分明显低于活血解毒方组，见图 12。

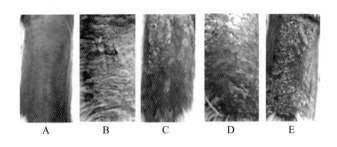

图 11　各组小鼠第 7 天皮损大体表现

　　图中正常对照组（A）：皮肤光滑，无红斑、鳞屑、浸润；模型组（B）：皮损肥厚、浸润明显，红斑呈暗红色，鳞屑较多。甲氨蝶呤组（C）：红斑、鳞屑、浸润均轻于模型组。活血方组（D）：红斑、鳞屑、浸润均比模型组较轻，而较之活血解毒方重。活血解毒方组（E）：红斑、鳞屑、浸润均比模型组较轻。

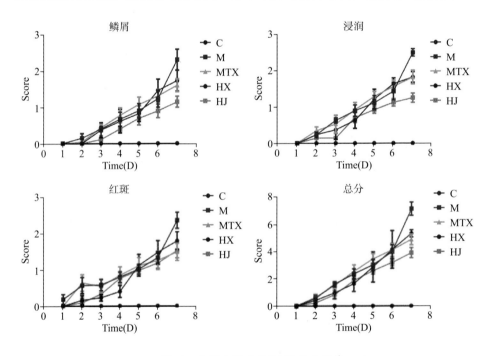

图 12　各组小鼠皮损 PASI 评分趋势

　　正常对照组小鼠红斑、鳞屑及增厚程度趋势线始终平稳在 0 左右；IMQ 组小鼠鳞屑、红斑、浸润积分持续增加，至 7 d 左右到达高峰；MTX 组、活血及活血解毒方组鳞屑、浸润、红斑积分均低于 IMQ 组，且活血解毒方组鳞屑、浸润积分较活血方组更低，而活血方组在前 4 天红斑积分明显低于活血解毒方组。

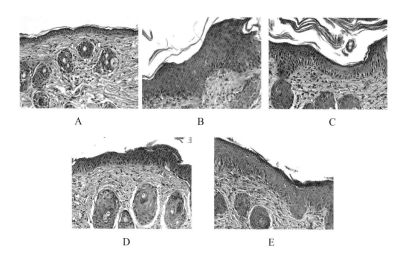

图 13　各组小鼠第 7 天皮损组织学改变（HE，×400）

A：正常对照组；B：模型组；C：甲氨蝶呤组；D：活血方组；E：活血解毒方组

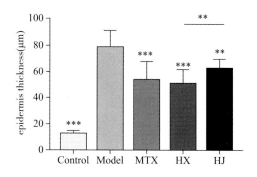

图 14　各组小鼠第 7 天表皮层厚度比较（μm）

*P<0.05；**P<0.01；***P<0.001vs model group

HE 染色后观察第 7 天小鼠皮肤显示：正常对照组皮肤表皮层薄，仅 2~3 层，真皮炎症细胞稀疏。模型组表皮增生明显，表皮层达到 8~10 层，伴有角化不全，表皮棘细胞层增厚，基底细胞核有丝分裂旺盛，表皮可见 Munro 微脓肿，形成类似银屑病样的皮损。活血解毒方组皮损中表皮层较模型组薄，约 3~5 层，角化不全的细胞明显减少，表皮层厚度明显低于模型组，见图 13、图 14。活血方组的作用与活血解毒方相似。通过测量表皮层的垂直厚度发现：模型组表皮层增厚明显，约为正常对照组小鼠表皮厚度的 4~5 倍，活血方组表皮增厚程度低，与模型组比较有显著差异（$P < 0.01$），活血解毒方组表皮增厚程度与活血方组相似。

2. 活血方可改善咪喹莫特诱导的BALB/c小鼠银屑病样皮损表皮屏障功能异常

根据检测结果发现模型组小鼠皮肤的水分与油分含量均明显低于正常对照组，而活血方组小鼠皮损明显改善，油分与水分含量均较模型组升高，差异有统计学意义。甲氨蝶呤组皮肤的油分与水分含量与模型组比较无统计学意义，见图15。

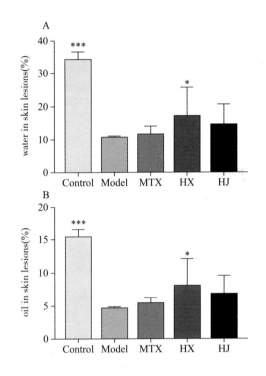

图 15　各组小鼠皮肤第 7 天油分与水分含量比较（%）

*P<0.05；**P<0.01；***P<0.001 vs model group

3. 活血及活血解毒方显著抑制咪喹莫特诱导的BALB/c小鼠银屑病样皮损角质形成细胞增殖分化异常

PCNA 阳性表达位于表皮基底细胞。正常对照组小鼠皮肤仅基底层细胞增殖明显，约 1~2 层，呈线状排列；模型组阳性细胞层数明显增多，达到 5~6 层，而活血解毒方组着色细胞表达少于模型组，约有 2~3 层，接近甲氨蝶呤组，见图 16，与模型组相比 $P < 0.001$，统计结果见图 17。

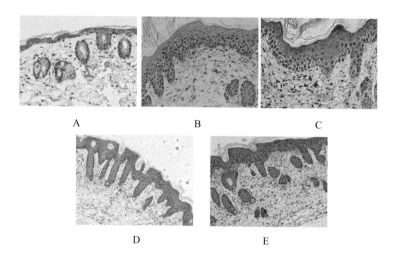

图 16　各组小鼠治疗 7 天皮损 PCNA 表达（IHC，×400）

A：正常对照组；B：模型组；C：甲氨蝶呤组；D：活血方组；E：活血解毒方组

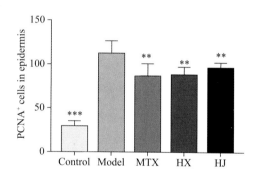

图 17　各组小鼠第 7 天表皮皮损高倍镜视野 PCNA 表达个数

$*P<0.05$；$**P<0.01$；$***P<0.001$ vs model group

4. 活血解毒方显著抑制咪喹莫特诱导的 BALB/c 小鼠银屑病样皮损 CD3⁺T 细胞的表达

免疫组化染色显示：正常对照组小鼠皮肤 CD3⁺T 细胞的表达水平低于模型组，二者有显著性差异（$P<0.001$），活血方组、活血解毒方组、甲氨蝶呤组小鼠皮肤 CD3⁺T 细胞的表达水平低于模型组，差异有统计学意义（$P<0.001$）。见图 18、图 19。

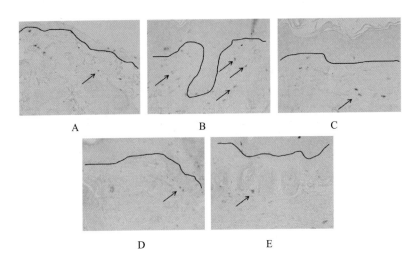

图18　各组小鼠治疗7天皮损CD3$^+$表达（IHC，×400）

A：正常对照组；B：模型组；C：甲氨蝶呤组；D：活血方组；E：活血解毒方组

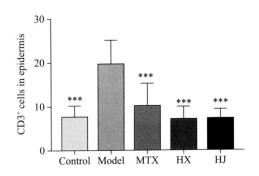

图19　各组小鼠第7天表皮皮损高倍镜视野CD3$^+$表达个数

*$P<0.05$；**$P<0.01$；***$P<0.001$ vs model group

5. 活血及活血解毒方显著抑制咪喹莫特诱导的BALB/c小鼠银屑病样皮损中Th17类细胞因子的分泌

经咪喹莫特诱导的BALB/c小鼠银屑病样皮损中IL-1β、IL-17、IL-23的相对表达量均高于正常对照组，而活血解毒方组小鼠皮损中IL-23、IL-17的相对表达量均有所降低，而IL-1β相对表达量升高，活血方组的IL-17相对表达量有所降低，见图20。

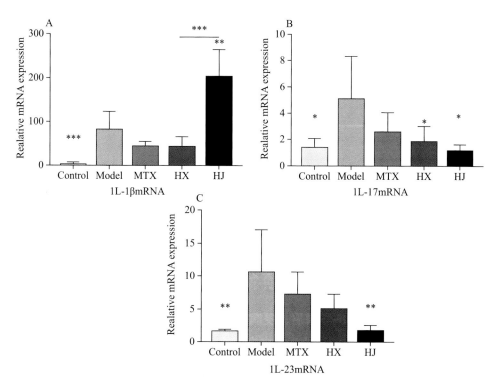

图 20　各组小鼠第 7 天皮损 IL-1β、IL-17、IL-23 的相对表达量

A：IL-1β 的相对表达量；B：IL-17 的相对表达量；C：IL-23 的相对表达量

（李宁飞　实验参与者：蒙玉娇　翟春艳　刘正荣　李雪）

附录 3

解毒药与凉血药配伍通过 IL-23/IL-17 轴提升对咪喹莫特诱导的银屑病样小鼠模型的干预作用

银屑病是一种常见的以鳞屑、浸润、红斑为主要临床表现的慢性炎症性皮肤病。中医称之为"白疕",认为"内有蕴热,郁于血分"是其基本病机,主张"从血论治",治法主要为"清热凉血",代表方剂为凉血汤。首都医科大学附属北京中医医院及北京市中医研究所在其基础上提出"血分蕴毒"的理论,认为血分蕴热、由热生毒、毒损血络是银屑病的重要病机,并以此提出优化方凉血解毒汤。临床研究表明,凉血解毒汤在寻常型银屑病的治疗中效果良好,有效率为92.1%。但其作用机制尤其配伍解毒类中药在其中发挥的作用尚不十分明确。

目前学术界普遍认为,不同亚群的T淋巴细胞、树突状细胞以及中性粒细胞等在不同程度上参与了银屑病的病理生理过程,而IL-23/IL-17轴在银屑病的发病和病程进展中起关键作用。因此,本实验通过咪喹莫特诱导小鼠银屑病样皮损来观察凉血解毒汤与凉血汤是否可以通过抑制IL-23/IL-17轴,下调IL-17、IL-23、IL-1β等相关细胞因子分泌水平,从而起到治疗银屑病的作用,并进一步对比凉血解毒汤与凉血汤的各项指标,来探究解毒药的配伍应用在银屑病中的作用机制。

凉血汤是首都医科大学附属北京中医医院协定处方,组成为:生槐花15g,生地黄15g,赤芍10g,牡丹皮10g,白茅根30g,防风10g,白鲜皮10g;凉血解毒汤是在参考赵炳南老先生宝贵经验并深入研究银屑病病机的基础上,形成的银屑病优化方,组成为:土茯苓30g,紫草10g,白花蛇舌草30g,草河车9g,

板蓝根 15g, 生槐花 15g, 生地黄 15g, 赤芍 10g, 牡丹皮 10g, 白茅根 30g, 防风 10g, 白鲜皮 10g。中药材统一由首都医科大学附属北京中医医院中药房提供。按照成人标准体重（60kg）并根据人与动物间药物剂量换算比例，计算小鼠灌胃所用的临床等药量，以中药常规煎服法制备水煎剂。

实验将 BALB/c 小鼠 55 只随机分为空白组、模型组、甲氨蝶呤组、养血组和养血解毒组，每组 11 只，背部涂抹咪喹莫特的方式诱导银屑病样模型。动态观察皮损发展并进行银屑病面积和严重程度指数（PASI）评分；皮肤水 / 油测试笔检测小鼠背部皮肤水 / 油含量；HE 染色观察皮损病理改变并检测表皮厚度；免疫组化法检测皮损表皮中增殖细胞核抗原（PCNA）和真皮中 CD3⁺T 淋巴细胞表达；PCR 法检测皮损中 IL-17mRNA、IL-23mRNA 和 IL-1β mRNA 相对含量。

结果

1. 凉血解毒汤与凉血汤对咪喹莫特诱导的银屑病样模型小鼠皮损的影响

观察各组小鼠皮损变化，对照组小鼠背部皮肤始终光滑粉嫩，除颈部有少量褶皱外，无鳞屑、红斑及浸润现象；模型组小鼠皮肤从第 2~3 天开始出现浸润褶皱及淡粉色斑点，并附有少量鳞屑，随着时间的推移，皮损逐渐严重，直至第 7 天达到高峰，皮肤变厚变硬，鳞屑增多增厚呈片状，脱落后多见筛状出血点，红斑由淡粉色变成暗红色，并融合成凸起的斑块，形成典型的银屑病样皮损。与模型组小鼠相比，凉血汤组、凉血解毒汤组及甲氨蝶呤组小鼠同期鳞屑浸润红斑症状明显减轻，其中凉血解毒汤组小鼠的鳞屑浸润症状总体较凉血汤组及 MTX 组改善明显，PASI 评分也呈现上述趋势，见图 21、图 22。

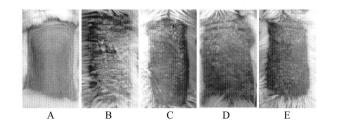

图 21　各组小鼠第 7 天皮损表现

A: 对照组（Control）；B: 模型组（Model）；C: 凉血解毒汤组（LXJD）；D: 凉血汤组（LX）；
E: 甲氨蝶呤组（MTX）

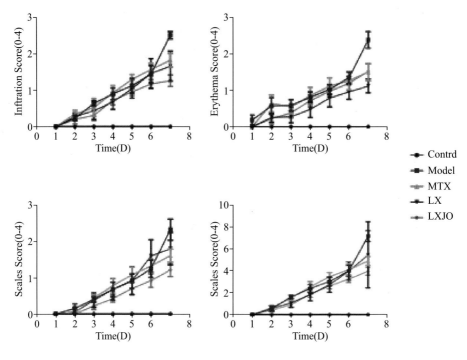

图 22　各组小鼠 1~7 天皮损 PASI 评分趋势

A：浸润评分；B：红斑评分；C：鳞屑评分；D：总评分

2. 凉血汤与凉血解毒汤对咪喹莫特诱导的银屑病样模型小鼠表皮屏障功能的影响

分别于第 1 天造模前和第 7 天取每组 8 只小鼠检测其皮肤的水分与油分含量，结果显示第 1 天各组小鼠无明显差异，治疗 7 天后，与对照组小鼠相比，模型组小鼠皮肤中水分、油分含量明显较低；凉血解毒汤组小鼠皮损油分与水分含量较模型组有所改善；而甲氨蝶呤组与凉血汤组无明显改变。详见表 1。

表 1　各组小鼠皮肤 7 天油分与水分含量比较（%. mean ± SD. n = 8）

Group	1d Oil（%）	7d Oil（%）	1d Water（%）	7d Water（%）
Control	14.14 ± 0.66	15.39 ± 1.01***	31.50 ± 1.44	34.26 ± 2.30***
Model	13.56 ± 0.68	4.54 ± 0.05	30.26 ± 1.52	10.23 ± 0.12
LX	13.67 ± 0.67	6.60 ± 2.83	30.50 ± 1.47	13.58 ± 6.93
LXJD	14.40 ± 0.72	7.75 ± 1.21*	32.08 ± 1.52	16.98 ± 2.74*
MTX	13.95 ± 0.39	5.23 ± 1.00	31.11 ± 0.86	11.66 ± 2.25

*$P < 0.05$；**$P < 0.01$；***$P < 0.001$ vs model。

3. 凉血解毒汤与凉血汤对咪喹莫特诱导的银屑病样模型小鼠皮损组织形态学变化的影响

（1）经 HE 染色，光镜下观察第 7 天各组小鼠皮损组织形态：对照组小鼠皮损表皮层相对较薄，真皮层较为紧密。模型组与其相比，表皮增生明显并伴有角化不全，可见 Munro 微脓肿，形成银屑病样皮损。凉血汤组、凉血解毒汤组及 MTX 组较模型组有不同程度的缓解，其中凉血解毒汤组优于凉血汤组及 MTX 组，角化不全细胞明显减少，炎性细胞浸润程度更低。见图 23。

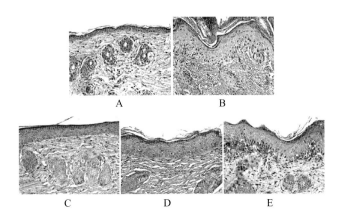

图 23　各组小鼠 7 天皮损组织学改变（HE，×400）

A: 对照组（Control）；B: 模型组（Model）；C: 凉血解毒汤组（LXJD）；D: 凉血汤组（LX）；
E: 甲氨蝶呤组（MTX）

（2）通过 IPP 测量表皮层的垂直厚度：模型组表皮层较对照组明显增厚约 3~4 倍，凉血汤组与凉血解毒汤组增厚程度较模型组显著降低，其中凉血解毒汤组优于凉血汤组，与甲氨蝶呤组相似，见图 24。

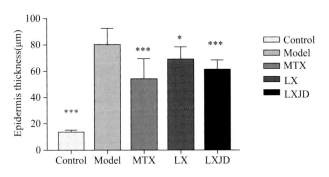

图 24　各组小鼠 7 天表皮层厚度比较（μm/mean±SD/n=11）

$*P<0.05$；$**P<0.01$；$***P<0.001$ vs model

4. 凉血汤与凉血解毒汤抑制咪喹莫特诱导的银屑病样模型小鼠皮损中 PCNA 的表达

（1）免疫组化染色观察各组小鼠表皮基底细胞的 PCNA 阳性表达：对照组小鼠表皮仅基底层细胞有增殖迹象，约 1~2 层，呈散在的点状或连续的线状排列；模型组表皮基底层细胞增殖明显，多达 5~6 层，而凉血解毒汤组阳性细胞表达较模型组有所降低，约 2~3 层，凉血汤组与甲氨蝶呤组相似，约 3~4 层，结果见图 25

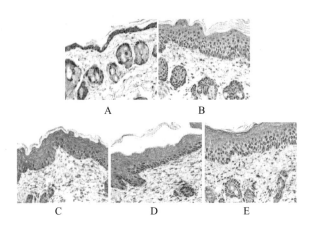

图 25　各组小鼠 7 天皮损中 PCNA 表达（IHC，×400）

A：对照组（Control）；B：模型组（Model）；C：凉血解毒汤组（LXJD）；D：凉血汤组（LX）；
E：甲氨蝶呤组（MTX）

（2）通过 IPP 测量表皮层基底部的 PCNA 阳性个数，每组小鼠各取 6 个标本，每个标本各取 5 个视野，结果显示与前一致，详见表 2。

表 2　各组小鼠 7 天表皮皮损 PCNA 表达个数（IHC，400×）（个 /mean ± SD/n=6）

Group	The number of PCNA
Control	31.0 ± 3.355***
Model	112.1 ± 5.951
LXJD	68.0 ± 6.552**
LX	88.11 ± 4.539*
MTX	86.71 ± 6.761*

*$P<0.05$；**$P<0.01$；***$P<0.001$ vs model。

5. 凉血汤与凉血解毒汤抑制咪喹莫特诱导的银屑病样模型小鼠皮损中 CD3+T 细胞的表达

（1）免疫组化染色观察各组小鼠真皮层细胞 CD3 阳性表达：对照组小鼠皮肤真皮层中细胞 CD3 阳性表达较少；模型组小鼠免疫组化染色可见表皮和真皮层均散在分布较多的棕色或棕黄色颗粒沉积，与正常对照组小鼠相比，二者有显著差异；凉血汤组、凉血解毒汤组及甲氨蝶呤组小鼠皮损组织中 CD3+T 细胞阳性表达水平均低于模型组，其中以凉血解毒汤组最为明显。见图 26。

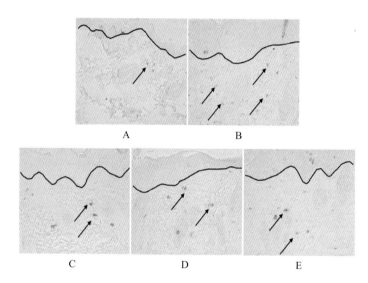

图 26　各组小鼠 7 天皮损中 CD3 表达（IHC，×400）

A: 对照组（Control）；B: 模型组（Model）；C: 凉血解毒汤组（LXJD）；D: 凉血汤组（LX）；

E: 甲氨蝶呤组（MTX）

（2）通过 IPP 测量表皮层基底部的 CD3 阳性个数，每组小鼠各取 3 个标本，每个标本各取 3 个视野，结果显示与前一致，详见表 3。

表 3　各组小鼠 7 天表皮皮损 CD3 表达个数（IHC，400×）（个 /mean±SD/n=6）

Group	The number of CD3
Control	6,111±1.392**
Model	23.110±1.937
LXJD	10.670±0.193**
LX	7.778±1.094**
MTX	10.670±0.694**

*$P<0.05$；**$P<0.01$；***$P<0.001$ vs model。

6. 凉血汤与凉血解毒汤对咪喹莫特诱导的银屑病样模型小鼠皮损中相关细胞因子分泌的影响

经咪喹莫特诱导的银屑病样模型小鼠皮损中 IL-17、IL-23、IL-1β 的相对表达量均高于正常对照组，而凉血解毒汤可明显减少其分泌，凉血汤仅对 IL-1β 具有较明显的抑制作用，对 IL-17 及 IL-23 相对表达量的影响与模型组相比无统计学意义，详见图 27。

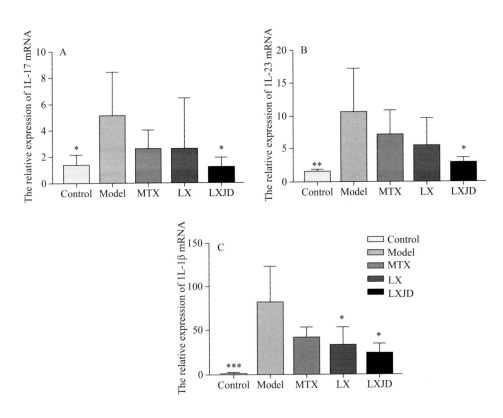

图 27　各组小鼠 7 天皮损中 IL-17、IL-23、IL-1β 相对表达量（n=6）

A：IL-17 的相对表达量；B：IL-23 的相对表达量；C：IL-1β 的相对表达量

$*P<0.05$；$**P<0.01$；$***P<0.001$ vs model

讨论

银屑病是常见的慢性炎症增生性皮肤病，病程长、易复发。在中医临床治疗中以"清热凉血"为主，其代表方剂凉血汤为北京中医医院赵炳南老先生的经验方，方药组成为生槐花、生地黄、赤芍、牡丹皮、白茅根、白鲜皮、防风等 7 味凉血中药。北京中医医院在参考老先生宝贵经验的同时，深入研究了银屑病病机，协定增加土茯苓、紫草、白花蛇舌草、草河车及板蓝根等 5 味解毒中药，共同配伍形成银屑病的优化方凉血解毒汤。

本实验结果显示，凉血解毒汤与凉血汤均可降低皮损 PASI 评分及表皮厚度，同时减少 PCNA 及 CD3 阳性表达个数，减少并下调 IL-1β mRNA 相对表达量，但凉血解毒汤在改善咪喹莫特诱导的银屑病样皮损、抑制角质形成细胞增殖分化以及减轻炎性浸润等方面，明显较凉血汤更为优化，且在一定程度上还可改善皮肤屏障功能，并抑制 IL-17、IL-23 mRNA 在皮损中的表达。因此推测，凉血汤可通过抑制 IL-1β 的分泌，进而减少炎性浸润，改善咪喹莫特诱导的银屑病样炎症皮损；而凉血解毒汤可通过增加配伍解毒药提升其干预作用，其中解毒药的作用靶点可能在 IL-23 / IL-17 炎症轴。

目前研究表明 IL-23/IL-17 轴在银屑病发病中起着重要作用。临床上靶向白细胞介素 23/ 白细胞介素 17 轴的全人源性和人源化单克隆抗体在治疗中重度斑块状银屑病及银屑病性关节炎上疗效显著，应用 IL-17 拮抗剂 secukinumab 治疗中重度斑块状银屑病，显著疗效达到 PASI90/100，并对 PASI75 有良好的维持疗效。那么，解毒药在银屑病中的作用机制是否与其有内在联系呢？

北京中医医院及北京市中医研究所提出的"血分蕴毒"理论中，首次将"毒"分为外来之毒如细菌、病毒等，及内生之毒如肌体代谢废物堆积的渗出物、毒性氧自由基和过度的炎性反应介质等，而银屑病的病理学基础与局部炎性反应有密切关系，这提示的中药解毒功效与现代医学抗炎作用有内在联系的推论与本实验结果相吻合。诸多现代研究也证实了这个观点，如白花蛇舌草主要成分白花蛇舌草总黄酮可通过 NF-kB 和 MAPK 信号通路抑制 LPS 诱导的巨噬细胞中的炎症反应，同时可增强机体的免疫功能；土茯苓的主要成分落新妇苷可通过 JAK3/STAT3 信号通路抑制 Th17 细胞的分化，进而改善咪喹莫特诱导的银屑病样模型小鼠皮损；板蓝根提取液对多种炎症均有抗炎抑制作用，如二甲苯导致的小鼠耳肿胀、角叉菜胶导致的大鼠足跖肿和大鼠棉球肉芽组织增生，以及醋酸导致的小鼠毛细血管通透性增加等；草河车提取物可显著抑制丙酸杆菌；紫草主要成分紫草素可降低血清中 Th17 细胞相关炎症因子 IL-17、IL-17F、肿瘤坏死因子（TNF-α）、IL-6、IL-22 等表达水平，从而改善银屑病样皮损及其组织病理变化；而其他常见的解毒类中药如玄参，其主要化学成分 Scropolioside A 可作为抗炎剂用于治疗皮肤迟发型超敏反应，其不仅能有效降低一氧化氮合成酶2（NOS-2）与COX-2等促炎症反应酶表达，还可通过抑制NF-κB减少IL-1β、IL-2、IL-4、TNF-α以及干扰素γ（INF-γ）等炎症因子的表达，从而使T细胞的周期停滞于S期，最终使淋巴细胞的生理与病理作用减弱。

综上所述，解毒药与凉血药配伍可提升对咪喹莫特诱导的银屑病模型小鼠皮损的干预作用。凉血解毒汤在改善皮肤屏障功能，改善皮损组织形态变化、减缓表皮角质形成细胞增殖、减少角化不全细胞及降低炎症浸润程度等方面，明显优于单纯的凉血汤，而优势药物解毒类中药的功效与抗炎作用有内在联系，其在银屑病治疗中的作用靶点可能在IL-23／IL-17炎症轴。本研究结果不仅表明解毒药在银屑病的治疗中发挥了至关重要的作用，并且反向为银屑病"血分蕴毒"的病因病机理论提供了依据。然而，对于解毒药与凉血药配伍是如何多靶点、多角度地通过调节免疫反应发挥治疗银屑病的机制，仍有待于进行深入研究。

（赵京霞　翟春艳　实验参与者：李宁飞　蒙玉娇　李雪）

参考书目

[1] 隋·巢元方.诸病源候论 [M].北京：人民卫生出版社，1955.

[2] 清·祁坤.外科大成 [M].上海：上海卫生出版社，1957.

[3] 宋·王怀隐.太平圣惠方 [M].北京：人民卫生出版社，1958.

[4] 清·萧晓亭.疯门全书 [M].上海：上海科技卫生出版社，1959.

[5] 宋·赵佶.圣济总录 [M].北京：人民卫生出版社，1962.

[6] 清·吴谦.外科心法要诀 [M].北京：人民卫生出版社，1973.

[7] 清·吴谦.医宗金鉴 [M].北京：人民卫生出版社，1973.

[8] 北京中医医院.赵炳南临床经验集 [M].北京：人民卫生出版社，1975.

[9] 中医科学院广安门医院.朱仁康临床经验集 [M].北京：人民卫生出版社，1979.

[10] 徐宜厚.皮肤病中医诊疗简编 [M].长沙：湖北人民出版社，1980.

[11] 张宗祥.本草简要方 [M].上海：上海书店，1985.

[12] 李博.皮科便览 [M].北京：中医古籍出版社，1986.

[13] 明·王肯堂.证治准绳 [M].北京：人民卫生出版社，1993.

[14] 徐宜厚.皮肤病中医诊疗学 [M].北京：人民卫生出版社，1997.

[15] 施曼绮.银屑病中西医治疗学 [M].北京：中国医药科技出版社，1997.

[16] 李林.实用中医皮肤病学 [M].北京：中医古籍出版社，1998.

[17] 金起凤，周德英.中医皮肤病学 [M].北京：中国医药科技出版社，2001.

[18] 郑筱萸.中药新药临床研究指导原则：试行 [M].北京：中国医药科技出版社，2002.

[19] 尚志钧.《本草拾遗》辑释 [M].合肥：安徽科学技术出版社，2002.

[20] 邓丙戌.银屑病 [M].北京：科学技术文献出版社，2003.

[21] 张强，武凤兰.药剂学 [M].北京：北京大学医学出版社，2005.

[22] 王刚，张开明.银屑病 [M].北京：人民卫生出版社，2005.

[23] 宋·杨士瀛.仁斋直指方论 [M].上海：第二军医大学出版社，2006.

[24] 中华医学会.临床诊疗指南—皮肤病与性病分册 [M].北京：人民卫生出版社，2006.

[25] 李曰庆.中医外科学 [M].2 版.北京：中国中医药出版社，2007.

[26] 瞿幸.中医皮肤性病学 [M].北京：中国中医药出版社，2009.

[27] 国家药典委员会.中华人民共和国药典 [M].北京：中国医药科技出版社，2010.

[28] 高学敏.中药学 [M].北京：中国中医药出版社，2012.

[29] 王国强 . 全国中草药汇编 [M]. 北京 : 人民卫生出版社，2014.

[30] 赵炳南，张志礼 . 简明中医皮肤病学 [M]. 北京：中国中医药出版社，2014.

[31] 刘清泉，信彬 . 名医馆丛刊——赵炳南验方十一讲 [M]. 北京：北京科学技术出版社，

2016.

[32] 赵辨 . 中国临床皮肤病学 [M].2 版 . 南京 : 江苏科学技术出版社，2017.